首都医科大学附属北京友谊医院

妇科疾病
病例精解

刘 芸 陈 瑛 郝增平 / 主编

科学技术文献出版社
SCIENTIFIC AND TECHNICAL DOCUMENTATION PRESS
·北京·

图书在版编目（CIP）数据

首都医科大学附属北京友谊医院妇科疾病病例精解／刘芸，陈瑛，郝增平主编．—北京：科学技术文献出版社，2019.11（2022.7重印）

ISBN 978-7-5189-6099-6

Ⅰ.①首… Ⅱ.①刘… ②陈… ③郝… Ⅲ.①妇产科病—病案—分析 Ⅳ.①R71

中国版本图书馆 CIP 数据核字（2019）第 202390 号

首都医科大学附属北京友谊医院妇科疾病病例精解

策划编辑:袁婴婴　责任编辑:李　丹　袁婴婴　赵鹏生　责任校对:张吲哚　责任出版:张志平

出　版　者	科学技术文献出版社	
地　　　址	北京市复兴路 15 号　邮编 100038	
编　务　部	（010）58882938，58882087（传真）	
发　行　部	（010）58882868，58882870（传真）	
邮　购　部	（010）58882873	
官 方 网 址	www.stdp.com.cn	
发　行　者	科学技术文献出版社发行　全国各地新华书店经销	
印　刷　者	北京虎彩文化传播有限公司	
版　　　次	2019 年 11 月第 1 版　2022 年 7 月第 3 次印刷	
开　　　本	787×1092　1/16	
字　　　数	211 千	
印　　　张	18.25	
书　　　号	ISBN 978-7-5189-6099-6	
定　　　价	118.00 元	

编　委　会

主 编 简 介

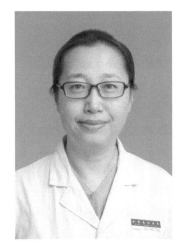

　　刘芸，医学博士，主任医师，副教授，硕士研究生导师，首都医科大学附属北京友谊医院妇科副主任。从事妇科工作 25 年，在妇科恶性肿瘤、妇科内镜手术诊疗、盆底功能障碍性疾病，以及子宫内膜异位症诊疗方面经验丰富。

　　担任国家卫计委四级内镜培训基地导师，指导培训短期及长期内镜医师千余人次，具有极为丰富的内镜培训经验。近年来，主持申请亚洲太平洋地区妇科内镜微创协会培训基地工作，同时主持并参与多项国家级、省部级课题，发表多篇 SCI 论文。

　　兼任中国医师协会内镜医师分会委员，中国医师协会妇产科分会委员，中国医师协会内镜分会内镜诊疗质量管理与控制专业委员会委员，中国妇幼保健协会生育保健专业委员会委员，中国康复医学会生殖健康专业委员会委员，中国整形美容协会科技创新与器官整复分会理事。

陈瑛，医学博士，主任医师，副教授，硕士研究生导师。毕业于北京协和医学院妇科内分泌专业，从事临床妇科内分泌的临床及基础工作。先后主持多项国家自然科学基金项目和北京市优秀人才项目，编写妇产科专著 10 余部，发表论文 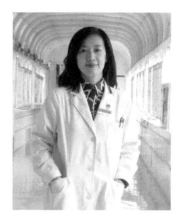 30 余篇，以第一作者发表 SCI 论文 4 篇，并在多家报纸和杂志中发表多篇科普教育文章。

　　兼任中国妇幼保健协会妇科内分泌专业委员会妇幼健康指导学组副组长，中华预防医学会妇女保健分会更年期保健学组委员，中国妇幼保健协会妇科内分泌专业委员会委员等。

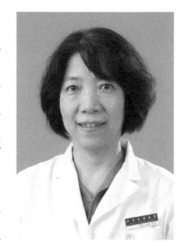

　　郝增平，主任医师，副教授，硕士研究生导师，首都医科大学附属北京友谊医院妇产科主任。2002—2003 年曾赴美国学习，从事妇产科临床、教学及科研工作 32 年。目前从事妇科专业和妇科微创技术工作，在妇科肿瘤、妇科疑难疾病、老年妇科疾患、子宫内膜异位症及妇科炎症等诊治方面积累了丰富的临床工作经验。承担并参加了多项科研课题，在核心期刊发表多篇论文。

　　兼任中国医师学会妇产科医师分会委员，北京医学会妇产科学分会委员，北京医学会中西医结合学会妇产科分会常委，北京医学会妇科肿瘤学分会委员，北京妇产学会常委，中国老年医学和老年学会妇科分会委员，中国医师学会微无创医学专业委员会子宫肌瘤专业委员会委员，中国医师学会妇产科分会加速康复外科分会委员，北京市住院医师规范化培训委员会委员等。

前　言

　　由首都医科大学附属北京友谊医院妇科医生总结多年临床经验并参阅国内外相关文献撰写的《首都医科大学附属北京友谊医院妇科疾病病例精解》一书，重点阐述了妇科疾病常见病例及疑难罕见病例的病因、发病机制、病理特点、诊断方法、治疗措施及最新临床进展。妇科医生运用缜密的临床思维抽丝剥茧，对病例进行了全面和深入地分析，是妇科住院医师、主治医师学习妇科疾病诊疗规范的实战性书籍，同时也是高级职称医务工作者的参考用书。病例中有诊治成功的喜悦，也有困境中的坚毅果敢，更有从实践中学习和进步的体会和感悟，其有助于妇科医生增加经验，拓宽视野，提高对疾病的诊断和治疗水平。本书来自于临床，资料可靠，数据真实，每一个病例背后都是一个故事，除了医生精湛的技术和高效的团队合作外，也离不开患者的理解与信任。

　　在此感谢所有的编者，感谢他们在繁忙的临床及科研、教学工作中辛勤的付出。同时也感谢科学技术文献出版社的领导和编辑人员对本书的大力支持。由于医学信息日新月异，本书中的观点难免与最新进展有所不符，且编写过程时间匆忙，编者水平所限，难免出现纰漏之处，欢迎读者提出宝贵意见。

陈　瑛

2019 年 9 月

目　录

经典病例

疑难病例

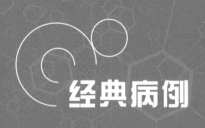

经典病例

001 取环致子宫穿孔并发肠穿孔一例

病历摘要

　　患者，女，56岁，因"下腹痛9小时余"就诊。患者自然绝经8年余，入院当日于外院9:30行取环术，术中探查宫腔，未探及明显节育器，停止手术。术后给予患者0.9%生理盐水250ml＋缩宫素10U促进宫缩，甲磺酸左氧氟沙星片0.2g抗感染治疗，后患者离院。11:00患者自觉全腹隐痛，无腹泻、肛门坠胀感，无恶心、呕吐；患者少量饮水后，12:00诉腹痛明显加重伴肛门坠涨感，无恶心、呕吐，无高热、寒战；14:35腹痛持续存在并加重，外院查体下腹压痛（＋），反跳痛及肌紧张不明显，给予缩宫素促进子宫收缩及甲磺酸左氧氟沙星片抗感染处理，急查血常规回报血红蛋白

（hemoglobin，Hb）124g/L（余具体不详），B超示：宫内环，盆腔游离液。腹部X线检查未见异常（未见报告单），考虑"腹膜炎、子宫穿孔、腹腔内出血、肠穿孔不除外"转入我院，急诊查体生命体征平稳，血压110/70mmHg，心率80次/分，全腹压痛（＋），反跳痛（＋），肌紧张明显。

【检查及治疗】 腹部X线检查提示部分肠管积气伴不典型气液平，妇科B超检查提示盆腔液性暗区（4.5cm×8.0cm×6.0cm），宫腔内可见节育器，请外科会诊，考虑腹腔内出血，子宫穿孔，肠梗阻（肠损伤可能），急诊收入我科。患者入院后完善相关检查，20:45行开腹探查术，术中见腹腔内墨绿色腹腔液1500ml，见肠内容物漂浮。探查：子宫萎缩，子宫前壁右侧膀胱腹膜反折上1cm处可见长约1cm破裂口，有活动性出血，余处子宫表面未见破口，子宫表面可见炎性渗出物，双侧附件外观未见异常，排垫肠管，保护切口，自子宫前壁破口探针探查宫腔，于宫底偏左侧可触及异物感，直角钳自子宫破口处钳夹取出完整金属圆环一枚并给予子宫修补。请外科医生上台，探查发现距回盲部30cm处小肠壁有一直径约1cm破损，有肠内容物流出，行小肠修补。术后给予胃肠减压、禁食水、抗感染、肠外营养治疗。术后7天开始进食，术后9天拔除腹腔引流管、腹部伤口换药。患者最后Ⅱ型/甲级愈合，术后10天痊愈出院。

病例分析

（1）绝经后子宫萎缩，子宫肌层薄弱，且节育环易发生包裹、嵌顿、移位、变形、断裂等，导致取环时并发症发生率明显增加。子宫穿孔是绝经后取环术较常见的并发症之一，发生概率为

0.05%～0.88%。常见原因：手术操作不够轻柔而用力粗暴、畸形子宫、感染、妊娠子宫、子宫瘢痕、内膜恶性病变等。

（2）该例患者既往行剖宫产术，未经阴道分娩，宫颈无扩张史，且绝经时间较长，子宫、宫颈已明显萎缩，宫腔操作时难以进入宫腔，属于高危手术。

（3）在临床工作中应重视整合其他系统疾病相关知识，提高临床诊疗水平。因此，对于绝经多年的女性取环，术前应进行常规超声或 X 线摄片检查，了解节育环位置及形状；术前充分行宫颈预处理，软化宫颈后再行取环术，手术过程中若存在宫颈粘连，探查宫腔困难的患者，必要时在超声引导下行手术。

（4）手术过程中，如发现宫腔器械进入宫腔有"落空"感、宫腔深度明显超出妇科检查或所探宫腔深度，考虑子宫穿孔或可疑穿孔，立即停止操作，及时复查超声或腹部平片，严密观察患者情况，做到早期诊断，及时治疗。如果损伤发生后立即发现，应尽早探查手术治疗，较小的小肠损伤可以在镜下缝合，遵循外科肠修补原则，避免肠管狭窄；如果发生较大或多处小肠损伤，可能需要切除部分小肠，并行肠吻合术。一般来讲，小肠损伤的修补或者吻合预后较好。此患者外院取环术后迅速出现腹部体征及时就诊转诊至我院，开腹手术及时，探查彻底，发现损伤修补确切，预后良好。

病例点评

该例患者为绝经后多年女性，且宫内节育器放置多年，在取环手术中应严格遵循手术操作规范，轻柔操作，必要时超声监护或宫腔镜下取器可减少子宫损伤的风险。该例患者外院取环过程中未探及宫内节育器,与术前辅助检查不一致,术中应考虑到子宫穿孔可能,应积极完善相关检查,尽早发现问题,解决问题,减少对患者的损伤。

(林　青　张　凯　杨汝薇　全紫薇)

002 卵巢子宫内膜异位囊肿一例

病历摘要

患者，女，25 岁，未婚，孕 0 产 0，因"继发性痛经 10 年加重 7 年余，发现盆腔包块 4 个月"入院，患者既往月经规律，近 10余年出现痛经，为持续性，无恶心、呕吐及发热等不适，月经前 2天疼痛尤其显著，无需服药可自行缓解，VAS 疼痛评分 2 分。近 7年来痛经逐渐加重，影响日常活动及工作，需口服止痛药方能缓解，VAS 疼痛评分 6 分，4 个月前体检提示左侧卵巢囊肿，直径约5cm，2 个月前复查 B 超提示左侧附件区非纯囊性占位，大小约8.1cm×7.2cm×7.5cm，内透声差，呈密集点样回声（图 1-1）。CA125：94.10U/ml。

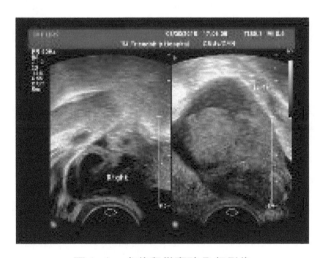

图 1-1 术前卵巢囊肿 B 超影像

【入院妇科检查】外阴已婚未产型，阴道通畅，宫颈光滑，无举痛触痛及摇摆痛，子宫平位，正常大小，质中，无压痛，活动欠佳，子宫后方可触及一个直径 7cm 的囊肿，压痛阳性。

【入院诊断】左侧卵巢巧克力囊肿？左侧卵巢畸胎瘤？左侧输卵管卵巢囊肿？

【治疗】患者为年轻女性，左侧附件区肿物持续存在，直径约8cm，有手术指征，故行全麻下腹腔镜下左侧卵巢囊肿核出术，术中见盆腔内腹膜、子宫表面、肠管大网膜表面弥漫性巧克力样黏稠物质，腹膜表面可见含铁血黄素沉着，子宫表面可见浆膜下肌瘤，直径约2cm，左侧卵巢囊肿直径约8cm，包裹于左侧阔韧带后叶及乙状结肠间，左侧卵巢囊肿表面可见一破口，破口周围布满巧克力样黏稠物质，左侧输卵管及右侧附件外观正常，肠管与子宫后壁下段粘连，将道格拉斯窝半封闭，直肠前方、子宫后方布满巧克力样黏稠物质，并与腹膜、周围组织浸渍，术中诊断：盆腔子宫内膜异位症［Ⅲ期，ASRM修正子宫内膜异位症分期评分（1997年）40分］，左侧卵巢巧克力囊肿破裂，故行腹腔镜下左侧卵巢囊肿核出＋左侧卵巢成形术。术后病理提示左侧卵巢子宫内膜样囊肿。术后给予促性腺激素释放激素治疗，定期复查妇科超声，目前卵巢囊肿未复发。

病例分析

子宫内膜异位症（以下简称"内异症"）是指子宫内膜组织（腺体和间质）在子宫腔被覆内膜及子宫以外的部位出现、生长、浸润，继而引发疼痛、不孕及结节或包块等。内异症是生育年龄妇女的多发病、常见病。内异症病变广泛、形态多样，极具侵袭性和复发性，具有性激素依赖的特点。尽管没有准确的流行病学人群发病率，目前保守地估计内异症在生育年龄妇女中的发病率高达10%～15%，在不孕症妇女中高达40%～50%，其中8%～12%为深部浸润型内异症（deep infiltrating endometriosis，DIE）。其发病机制以 Sampson 经血逆流种植为主导理论，逆流至盆腔的子宫内膜需经黏附、侵袭、血管性形成等过程得以种植、生长、发生病变；在位内膜的特质起决定作用，即"在位内膜决定论"；其他发病机制包括体腔上皮化生、血管及淋巴转移学说，以及干细胞理论等。相关基因的表达和调控异常、免疫炎症反应及性激素受体表达异常等与内异症的发生密切相关。内异症有家族聚集性。一级亲属中有内异症患者的妇女发生内异症的风险升高 7～10 倍。内异症在患者的不同年龄阶段临床表现重点不同。在年轻的生育期患者中主要表现为以痛经为主的各种疼痛，以及卵巢子宫内膜异位囊肿；在有生育要求的患者中不孕是更为突出的矛盾；在绝经期患者中恶变是需要警惕的问题。

内异症分型如下：

（1）腹膜型内异症或腹膜内异症：指盆腔腹膜的各种内异症种植病灶，主要包括红色病变（早期病变）、棕色病变（典型病变）及白色病变（陈旧性病变）。

（2）卵巢型内异症或卵巢子宫内膜异位囊肿：根据子宫内膜异位囊肿的大小和粘连情况又分为Ⅰ型和Ⅱ型。Ⅰ型：囊肿直径多＜2cm，囊壁多有粘连、层次不清，手术不易剥离。Ⅱ型：又分为A、B、C 3 种亚型。ⅡA，卵巢表面小的内异症种植病灶合并生理性囊肿，如黄体囊肿或滤泡囊肿，手术易剥离；ⅡB，卵巢囊肿壁有轻度浸润，层次较清楚，手术较易剥离；ⅡC，囊肿有明显浸润或多房，体积较大，手术不易剥离。

（3）深部浸润型内异症（DIE）：指病灶浸润深度≥5mm，包括位于宫骶韧带直肠子宫陷凹、阴道穹隆、阴道直肠隔、直肠或者结肠壁的内异症病灶，也可以侵犯至膀胱壁和输尿管。

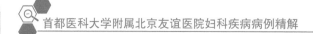

（4）其他部位的内异症：包括瘢痕内异症（腹壁切口及会阴切口）及其他少见的远处内异症，如肺、胸膜等部位的内异症。

内异症的临床症状具有多样性：①最典型的临床症状是盆腔疼痛，70%～80%的患者有不同程度的盆腔疼痛，包括痛经、慢性盆腔痛（CPP）、性交痛、肛门坠痛等。痛经常是继发性的，呈进行性加重。②临床表现中也可有月经异常。③妇科检查典型的体征是宫骶韧带痛性结节及附件粘连包块。④侵犯特殊器官的内异症常伴有其他症状：肠道内异症常有消化道症状，如便频、便秘、便血、排便痛或肠痉挛，严重时可出现肠梗阻。膀胱内异症常出现尿频、尿急、尿痛甚至血尿。输尿管内异症常发病隐匿，多以输尿管扩张或肾积水就诊，甚至出现肾萎缩、肾功能丧失。在盆腔子宫内膜异位症患者中，泌尿道 DIE 发生率可达 6%，可累及膀胱或输尿管，输尿管内异症的分布具有不对称性。有文献报道，如果仅考虑单侧输尿管病变，则左侧者占 64%；如果双侧输尿管及肾受累，可有高血压症状。⑤不孕：40%～50%的患者合并不孕。⑥盆腔结节及包块：17%～44%的患者合并盆腔包块（子宫内膜异位囊肿）。⑦其他表现：肺及胸膜内异症可出现经期咯血及气胸。剖宫产术后腹壁切口、会阴切口内异症表现为瘢痕部位结节、与月经期密切相关的疼痛。

内异症治疗措施应个体化：①青少年内异症重在痛经的药物治疗；②年轻患者的初治手术，要更加规范、全面，要注重卵巢功能的保护，术后的长期管理、减少复发更为关键；③不孕的患者，术前强调生育力的评估，辅助生殖技术的治疗更重于手术；④复发的患者，综合治疗更好，反复的手术反而会造成卵巢功能下降，以及各种手术并发症的发生；⑤围绝经期及绝经期的患者需要警惕恶变的问题，手术应以减少复发、防止恶变为主要目的。目前手术的风

笔记

险性和术后患者的生命质量也逐渐引起学者们的注意，尤其是肠道 DIE，应该阐明手术并不适于所有的 DIE 患者。手术总的趋势是更理性、更人性化，更强调手术风险的最小化和患者获益的最大化。同时，也建议对困难的 DIE 手术由经验丰富的专科医生接诊，并强调多学科团队合作的必要性。对于以疼痛为主要症状的 DIE 患者，目前也有了更多的药物治疗选择，包括促性腺激素释放激素激动剂（GnRH-a）、左炔诺孕酮宫内节育系统，以及近年来在国外获准上市的地诺孕素等。

对于子宫内膜异位症相关疼痛，2018 年法国指南推荐激素治疗此疼痛的一线药物为口服雌孕激素联合避孕药或置入左炔诺孕酮宫内节育系统，二线药物为低剂量孕激素避孕药，GnRH-a 联合反向添加治疗和地诺孕素。对于青少年，如果没有药物禁忌证，推荐雌孕激素联合避孕药和低剂量孕激素避孕药作为一线治疗方式。不推荐使用 GnRH-a 类药物（因其会造成骨质丢失），尤其禁用于年龄小于 16 岁的青少年。

对于合并不孕、卵巢子宫内膜异位囊肿、复发的内异症的治疗，最大限度地保护患者生育力、改善生育是治疗的核心。

采取药物治疗或手术治疗基于如下考虑：①患者对治疗达到效果的预期值；②是否有近期妊娠计划；③治疗的有效性和不良反应；④疼痛的类型和程度；⑤子宫内膜异位病灶的部位和严重度。例如，对于卵巢子宫内膜异位囊肿，建议行腹腔镜下卵巢囊肿切除术，同时建议积极探查并治疗盆腔其他子宫内膜异位病灶；对于 DIE 的处理比较困难，应由有经验的医生操作。术中首先要分离粘连，看清输尿管走行或者分离输尿管，直肠子宫陷凹粘连者要打开直肠子宫陷凹。根据 DIE 侵犯的部位进行切除，尽可能切净病灶（如宫骶韧带结节、阴道壁病灶）。输尿管梗阻及积水可能是内异症的粘连环压迫或者侵犯造成的，手术可切除粘连环及异位病灶，解除梗阻，并尽可能保留输尿管的血运及输尿管管腔的完整性，如输尿管肌层受累明显或异位病灶已造成输尿管的完全堵塞，则可切除受累的输尿管，再进行输尿管端端吻合或输尿管膀胱吻合。膀胱内异症以施行病灶切除术为主，应特别注意病灶与输尿管开口的关系，术后保持尿管持续开放 10～14 天。如果内异症病灶位于膀胱三角区靠近输尿管，可以考虑较为保守的膀胱镜下病灶电切术。手术切除病灶有时会造成输尿管开口的功能受损，术后出现尿液反流甚至膀胱漏。DIE 侵犯至结直肠，何种手术为首选目前尚无定论。

目前尚无证据证实术前系统性单一激素治疗可以预防手术并发症，减少子宫内膜异位症的复发风险。如果无术后短期怀孕计划，推荐术后辅助激素治疗，以期减少子宫内膜异位症相关疼痛的复发并改善患者的生活质量。口服避孕药或左炔诺孕酮宫内节育系统是一线药物。不建议术后使用选择性的孕激素受体调节剂，不建议使用芳香化酶抑制剂、选择性孕激素受体调节剂、选择性雌激素受体调节剂、TNF-α 抑制剂治疗子宫内膜异位症相关疼痛。

不孕的治疗原则：

（1）对于内异症合并不孕患者首先按照不孕的诊疗路径进行全面的不孕症检查，排除其他不孕因素。

（2）单纯药物治疗对自然妊娠无效。

（3）腹腔镜是首选的手术治疗方式。手术需要评估内异症的类型、分期及内异症生育指数（endometriosis fertility index，EFI）评分，可评估内异症病变的严重程度并评估不孕的预后，根据 EFI 评分给予患者生育指导。

（4）年轻、轻中度内异症、EFI 评分高者，术后可期待自然妊娠 6 个月，并给予生育指导；EFI 评分低、有高危因素者（年龄在

35 岁以上、不孕年限超过 3 年，尤其是原发性不孕者；重度内异症、盆腔粘连、病灶切除不彻底者；输卵管不通者）应积极行辅助生殖技术助孕。助孕前应使用 GnRH-a 预处理，通常应用 3~6 个月。

（5）复发型内异症或卵巢储备功能下降者，建议首选辅助生殖技术治疗。

病例点评

（1）患者为年轻未孕女性，以逐渐加重的痛经为其主诉，卵巢囊肿伴 CA125 升高，结合 B 超检查结果，考虑为卵巢子宫内膜异位囊肿可能性大，术中探查证实此诊断。

（2）患者为年轻女性，卵巢子宫内膜异位囊肿，行子宫内膜异位囊肿核出为其恰当的手术方式。同时，术后辅助 GnRH-a 治疗是可行的辅助治疗方法，可减少其复发。

（郝增平　金　影　郝　敏　蒋沫怡）

003 异位妊娠一例

病历摘要

患者，女，36 岁，孕 4 产 1，因"停经 2 个月，阴道出血 20 天，下腹痛 2 天"入院。患者既往月经规律，周期 7/30 天，末次月经是 2018 年 1 月 25 日。患者于 2018 年 3 月 5 日开始阴道少量出血，量少，色暗红，2 天前出现下腹坠痛，急诊超声提示右侧卵巢与子宫之间可见一中低回声团，大小约 2.9cm×2.2cm，边界清，周边可见血流信号（图 1-2），子宫直肠窝见不规则液性暗区深约 2.6cm，提示右侧附件区中低回声团，首先考虑异位妊娠。

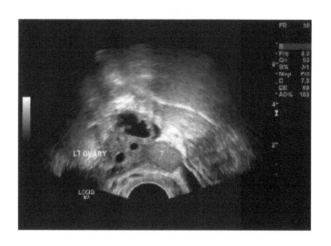

图 1-2　术前腹部 B 超影像

【检查】血 β-hCG 8690.57mIU/ml，Hb 95g/L。后穹隆穿刺抽出不凝血约 1ml。查体：体温 36.8℃，脉搏 75 次/分，呼吸 20 次/分，血压 101/74mmHg，一般情况好，心肺未及异常，腹软，无压痛、无反跳痛及肌紧张，少量阴道出血。妇科查体见外阴：已婚型；阴道：通畅，无血液，后穹隆无触痛；宫颈：光，无举痛及摇摆痛；子宫：前位，略大，无压痛。附件：双侧附件区未及包块，无压痛。

【入院诊断】右侧输卵管妊娠（流产型?）。

【治疗】患者为已婚已育女性，有停经史，腹痛伴阴道出血，β-hCG 8690.57mIU/ml，B超提示右侧卵巢与子宫之间有一中低回声团，大小约2.9cm×2.2cm，后穹隆穿刺抽出不凝血，有手术指征。患者现生命体征平稳，充分术前准备后行清宫术，宫腔内刮出少量蜕膜组织，未见绒毛组织，继而行腹腔镜探查手术，腹腔镜下见：盆腔陈旧性积血约100ml，子宫正常大小，右侧输卵管壶腹部膨大约4cm×3cm×3cm，表面紫蓝色，伞端可见血块附着，周围无粘连，右侧卵巢外观正常，左侧附件外观正常，左侧卵巢表面可触及一直径2~3cm囊肿，似黄体囊肿，子宫后方、骶韧带与结肠粘连将道格拉斯窝封闭。术中诊断：右侧输卵管壶腹部妊娠（流产型），盆腔炎性疾病后遗症。故行腹腔镜下右侧输卵管切除术。病理结果：（宫腔刮出物）子宫内膜组织呈分泌期改变，右侧输卵管内可见凝血和绒毛。患者术后恢复好，术后24小时血β-hCG为3020.57mIU/ml，于术后第7天出院，出院后每周门诊随访复查血β-hCG至正常。

病例分析

异位妊娠（ectopic pregnancy，EP）是指种植于子宫体腔以外的妊娠，最常见的为输卵管妊娠。根据美国疾病控制与预防中心的数据，异位妊娠发生率约占所有妊娠的2%。输卵管妊娠破裂导致的死亡人数占所有妊娠相关死亡人数的2.7%，是导致失血相关性死亡的首要原因。在因阴道流血和（或）腹痛至急诊就诊的早孕妇

笔记

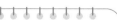

女中，异位妊娠者最高可占18%。

异位妊娠的发病原因：①妇科炎症：临床治疗中发现，妇科炎症是造成异位妊娠的主要因素，包括盆腔炎、附件炎、输卵管炎等均会在不同程度提升异位妊娠发病比例。妇科炎症作用于患者输卵管之上，从而导致输卵管阻塞，孕卵无法回到子宫着床，导致其在宫外着床并发育。②异位妊娠史：异位妊娠极易反复，既往有过1次异位妊娠病史的女性，其重复异位妊娠的概率约是10%。有过2次以上者风险增加25%以上。造成这一现象的原因一般为首次异位妊娠采用保守治疗模式或原有疾病因素未去除，导致患者再次异位妊娠。③辅助生育技术：接受辅助生殖技术受孕的妇女中，有输卵管因素不孕和多胚胎移植者异位妊娠风险增加。④其他原因：输卵管损伤史、盆腔炎性疾病史、盆腔或输卵管手术史、不孕症病史、吸烟史、年龄>35岁等。

异位妊娠的临床特点：

（1）症状：①停经：输卵管壶腹部及峡部妊娠一般停经6～8周，但有约25%的患者无明显停经史。②阴道流血：常表现为短暂停经后出现不规则流血，量少，点滴状，色暗红或深褐色，部分患者阴道流血量较多。③腹痛：输卵管妊娠未破裂时，可有患侧下腹隐痛或胀痛，输卵管妊娠破裂时，患者突感患侧下腹部撕裂样剧痛，疼痛为持续性或阵发性。④晕厥和休克：患者可出现面色苍白，四肢厥冷，脉搏快而细弱，血压下降等。

（2）体征：①腹部体征：患侧压痛、反跳痛、肌紧张，出血较多时腹膨隆，全腹压痛、反跳痛，移动性浊音阳性。②盆腔体征：妇科检查后穹隆饱满、触痛，宫颈举痛明显，子宫略增大、变软，子宫后方或患侧附件扪及压痛性包块，边界多不清楚。

（3）辅助检查：①B型超声检查：宫旁一侧见边界不清、回声不均的混合性包块，如见包块内有妊娠囊、胚芽及原始心管搏动，为输卵管妊娠的直接证据。经腹部超声诊断宫内孕囊需要血清 β-hCG >6500IU/L，敏感性 77%，而经阴道超声只需 >1000IU/L 即可，并且敏感性高达 88%。若 β-hCG >1500IU/L，而经阴道超声未见宫内孕囊，则应高度警惕异位妊娠可能。输卵管妊娠超声诊断标准为：附件区回声不均，团块邻近卵巢，且可独立活动，准确率约 57.9%；"双环征"，即宫腔外妊娠囊周围可见环状高回声，准确率约 20.4%；宫腔外妊娠囊内可见伴或不伴胎心活动的胎芽，准确率约 13.2%，间接征象可有盆腔游离液体、输卵管积血、腹腔积血等。此外，黄体对于寻找异位妊娠囊具有指示意义，70%~85% 的异位妊娠患者黄体和妊娠囊在同一侧，若没有直接发现妊娠囊，可首先尝试寻找黄体，继而找到异位妊娠囊。而经阴道超声所见不均匀回声团块可代表异位妊娠早期阶段（成长为可见孕囊之前）或已破裂的孕囊，鉴别则有赖于 β-hCG 水平，高水平 β-hCG 伴上升趋势者通常为异位妊娠早期阶段，反之，则为破裂孕囊（内含有活性滋养层组织）。另子宫内膜变化情况，对于鉴别诊断宫内早孕和异位妊娠可能具有积极作用。有研究认为，对于血 β-hCG 水平 <1500IU/L 的患者，当宫内未见孕囊，阴道超声检查子宫内膜厚度小于 9mm 时，应警惕异位妊娠可能；也有研究认为，如子宫内膜厚度小于 10mm 时，其预测异位妊娠的灵敏度和特异度均较好。但是，我们仍应注意，异位妊娠和宫内早孕患者的子宫内膜厚度存在较大的组间重叠，因此其对预测异位妊娠有重要参考价值但并非唯一指标和最重要指标。②激素分析：β-hCG 是反映妊娠的良好指标，正常妊娠时胚泡着床后（为排卵后 8~9 天，或者月经周期 28 天者的第 23 天）即可检测，β-hCG 阳性，有提示意义，妊娠早期血清 β-hCG 水平约每 2 天（1.2~2.2 天）增长 1 倍，8~10 周达峰

值，持续约 10 天后迅速下降，而异位妊娠患者血清 β-hCG 水平常低于正常妊娠孕周，且多不具备早期增倍模式。48 小时上升幅度常 <66%。而后期血清 β-hCG 下降 <50% 时，亦提示异位妊娠或妊娠异常。此外，β-hCG 平台期提前也需警惕异位妊娠可能；β-hCG 阴性，也不能完全除外异位妊娠。有研究显示，血清孕酮对异位妊娠有重要诊断价值，仅次于血 β-hCG。多数研究显示，血清孕酮 ≥79.5nmol/L（25.44ng/L）时正常宫内早孕的可能性 >98%，而当其 ≤15.9nmol/L（5.088ng/L）时正常宫内早孕的可能性降至 0.16%。孕酮水平降低伴 β-hCG 异常升高常有助于无法存活妊娠的诊断。破裂型异位妊娠患者血清孕酮水平常高于未破裂型者，其中血清孕酮水平 >24.3nmol/L（7.8ng/L）时，常提示保守治疗预后欠佳。③腹腔穿刺：经阴道后穹隆穿刺，抽出不凝血支持腹腔内出血的诊断。④腹腔镜检查：适用于输卵管妊娠未流产或未破裂时的早期确诊及治疗。⑤子宫内膜病理检查：诊断性刮宫见到蜕膜而无绒毛时可排除宫内妊娠。

异位妊娠的治疗及随访：

（1）期待治疗：适用于以下几种情况：①病情稳定，无明显症状；②输卵管妊娠包块直径 <3cm，无胎心活动，腹腔内无出血或 <100ml；③血 β-hCG <1000IU/L 且呈下降趋势者。期待疗法成功率平均为 68%。观察中，若发现患者血 β-hCG 水平下降不明显或又升高者，或患者出现内出血症状应及时改行药物治疗或手术治疗。

（2）药物治疗：药物治疗的种类包括甲氨蝶呤（MTX）、米非司酮、中药、前列腺素类、放线菌素 D、高渗葡萄糖、氯化钾等，其中以 MTX 的应用最为广泛。近年来有关米非司酮的应用也逐渐增多，高渗葡萄糖及氯化钾主要适用于宫内、外同时妊娠的异位妊娠治疗，宫内、外同时妊娠主要是试管婴儿后的并发症，异位妊娠局部使用高渗葡萄糖可使宫内妊娠继续存活，但对一般的异位妊娠高渗葡萄糖局部注射使用成功率不如 MTX。药物治疗适用于有生育要求的年轻妇女，特别是对侧输卵管已切除或有明显病变者。

1）MTX：MTX 抑制二氢叶酸还原酶，干扰二氢叶酸还原为四氢叶酸，使 DNA 合成受阻。此外，MTX 还干扰丝氨酸及蛋氨酸等氨基酸的生物合成过程。人体内 MTX 排泄途径为肾脏。机体最大耐受剂量为 80 ~ 90mg/m²，如有叶酸解救，最大耐受剂量可达 900 ~ 30 000mg/m²。MTX 治疗异位妊娠的作用主要表现在抑制细胞型滋养细胞的增生，进而影响中间型及合体型滋养细胞的形成。该药物并不增加再次妊娠的自然流产率、胎儿畸形率及再次滋养叶细胞疾病的发生率。因此，在遗传学上，MTX 是一种安全的抗代谢药。决定采取这种治疗时应具备以下条件。①一般情况良好，无活动性腹腔内出血；②输卵管肿块小于 35 ~ 40mm；③低血清 hCG 水平（理想者低于 1500U/L，最高可至 5000U/L）；④超声未见胚胎原始心管搏动；⑤肝、肾功能及血红细胞、白细胞、血小板计数正常；⑥无 MTX 使用禁忌证。MTX 的化疗方案包括全身性方案及局部性方案，全身性方案有经口服、静脉注射及肌内注射给药方案；局部性方案是指在腹腔镜或超声引导下异位妊娠病灶内局部注射的给药方案。超声引导下局部注射 MTX 方案治疗异位妊娠的成功率为 70% ~ 95%，β-hCG 消失时间为 26.5 ~ 35 天，患侧输卵管复通率达 81 ~ 90%，远期宫内妊娠率为 48%，再次异位妊娠率为 10%。超声下局部注射 MTX 剂量一般按体重（1mg/kg）计算。腹腔镜下局部注射 MTX 剂量为 5 ~ 100mg，由于腹腔镜下局部注射 MTX 方案仍需手术来完成，已失去非手术治疗的意义，故超声引导下局部注射方案已成为异位妊娠化疗中局部方案的首选方法。全身性 MTX

给药方案以往采用多剂量方法，单剂量方案因具有成功率高且使用方便等特点，已成为 MTX 化疗的标准方案，该方案的 MTX 用量即按体重（1mg/kg）或体表面积（50mg/m^2）计算，给药途径为肌内注射，不用甲酰四氢叶酸解救。该方案成功率为 78% ~ 96%，β-hCG 消失时间为 23 ~ 35.5 天，患侧输卵管复通率达 78%，远期宫内妊娠率为 65%，再次异位妊娠率为 13%。MTX 治疗过程中，应注意 MTX 的药物效应：1/3 ~ 1/2 患者在 MTX 治疗后 1 周左右，腹痛症状加剧，24 ~ 48 小时后可自然缓解，非甾体类镇痛药治疗有效，其应与异位妊娠破裂鉴别；MTX 治疗后第 4 天，约 86% 患者 β-hCG 呈一过性升高，有时持续升高达 2 周，但其中 86% 患者可自然吸收，应与 MTX 治疗后持续性异位妊娠鉴别；MTX 治疗后超声随诊发现，56% 异位妊娠包块在消失前其体积可稍增大，血管可更加丰富，但该现象并不说明 MTX 治疗失败；超声上包块消失的时间与血 β-hCG 消失的时间并不相关，MTX 治疗后超声随诊并无必要。MTX 作为细胞周期特异性的抗代谢药，对正常组织及病变组织的杀伤并无选择性。其化疗并发症程度取决于该方案的用药剂量及用药时间。其不良反应主要表现在消化系统和造血系统，如恶心、呕吐、腹泻、白细胞减少等。MTX 用药后的 β-hCG 监测至关重要，回顾文献，过去认为用药后第 4 天或第 7 天 hCG 下降 >15% 是全球公认的预测 MTX 治疗成功的方案，但近 5 年研究发现，用药后第 4 天 hCG 下降水平对于评估是否治疗成功有重要意义，也有文章认为直接监测第 7 天 hCG，而不监测第 4 天 hCG 所得出的阳性预测值也很高，可以减少费用的同时也不会遗漏需要二次治疗的患者。目前第 3 版 8 年制《妇产科学》建议，如第 7 天血 β-hCG 下降 >15%，但 ≤25%，超声检查无变化，可考虑再次用药，如血 β-hCG 下降 <15%，症状不缓解或反而加重，或有内出血，应考虑手术治疗。

2）米非司酮：米非司酮是受体水平孕激素拮抗剂，米非司酮用于早孕的终止时，可以竞争抑制蜕膜组织中的孕酮受体，局部孕酮作用降低，颗粒细胞释放松弛素，导致网状纤维溶解，使胚囊易于剥脱。米非司酮还使绒毛及蜕膜细胞动力学发生明显变化，它能阻断 G_0、G_1 期的滋养层细胞向 S 期转化，从而抑制其增生，其抑制绒毛细胞增生的作用强于蜕膜组织。总之，米非司酮抗早孕主要是它的抗孕酮作用使蜕膜、绒毛组织变性，促使促黄体生成素（LH）下降，黄体溶解，使依赖于黄体的胚囊坏死，导致流产。关于米非司酮治疗异位妊娠作用机制的研究目前尚未有报道，推测与其抗早孕的机制相似。米非司酮用于异位妊娠的治疗尚在摸索阶段，国外单独使用米非司酮治疗异位妊娠报道不多，主要是与 MTX 联用，在 MTX 单剂量（$50mg/m^2$）的基础上，加用米非司酮 600mg 单次口服，治愈率达 96.7%。国内关于米非司酮治疗宫外孕的报道较多，大多使用的方案是单用米非司酮总量 $300 \sim 600mg$，分 $3 \sim 4$ 天口服，治愈率达 95%，但在患者的选择上一般为血 β-hCG 水平较低、盆腔包块直径 <5cm、无胎心搏动者。

（3）手术治疗：异位妊娠手术治疗的入路有开腹途径和腹腔镜途径两种；手术方式有根治性方式和保守性方式两种。根治性术式一般为输卵管切除术，保守性术式包括伞端妊娠产物排出术、壶腹部妊娠线性切开术及峡部妊娠节段性切除术。输卵管妊娠的发生部位以壶腹部最为多见（$75\% \sim 80\%$），故最常用的保守性术式为输卵管壶腹部线性切开术。腹腔镜手术因其具有安全、易行、术后恢复快、盆腔粘连少等优点，越来越为广大妇科医生接受并作为治疗异位妊娠的首选手术疗法；而对保守性手术或根治性手术方式的选择往往建立在术中对病灶的范围、对侧输卵管、异位妊娠史，以及对于未来生育能力要求的评估上。输卵管开窗术后易发生滋养细胞

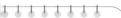
组织残存导致持续性异位妊娠，因此，术中需谨慎操作：①洗净所有血块，破碎组织，尽可能扩大面积冲洗腹腔；②如为腹腔镜手术，尽可能缩小膀胱截石位的角度，以避免滋养细胞残存在上腹腔；③小心取出滋养细胞组织或输卵管，确保无滋养细胞组织残留。术后应密切监测血 hCG 水平，术后 3~7 天，如 hCG 值下降不显著，应考虑加用 MTX 治疗。国外有 RCT 及多中心随机对照试验均认为根治性手术与保守性手术术后受孕率无明显差别，但输卵管切除术后发生持续性异位妊娠比例低至 < 1%（输卵管开窗术为 7%）。因此，对侧输卵管正常的异位妊娠患者，可行患侧输卵管切除术。

病例点评

（1）患者停经后阴道出血伴腹痛，血 β-hCG 升高，B 超宫内空虚，右侧卵巢与子宫间占位，异位妊娠可能性大。同时患者内出血，手术探查指征明确。

（2）术中仔细操作，术后寻找绒毛，必要时术中辅助药物治疗，术后 β-hCG 监测均是治疗成功的关键。

（郝增平　金　影　郝　敏　蒋沫怡）

笔记

004. 陈旧性会阴Ⅳ度裂伤一例

病历摘要

患者，女，36岁，已婚已育，主诉"阴道内有粪便排出8个月"。患者既往月经7天/30～37天，量中，无痛经，9个月前经阴道分娩一女婴，出生体重3610g，会阴后联合Ⅳ度裂伤，直肠黏膜裂伤约0.8cm。给予缝合直肠、阴道壁及肛门括约肌。术后患者诉阴道内有粪便排出，持续至今，无大便稀溏、黏液脓血便、腹泻等其他大便改变。2周前就诊于我院妇科门诊。

【妇科检查】阴道通畅，无异常分泌物，处女膜缘5点处可见一瘘口，直径0.5cm，与直肠相通，周围无红肿及硬结。宫颈光滑，子宫前位，正常大小，质中，活动好，无压痛。双侧附件未见异常。

【治疗】患者入院后完善相关检查，在腰硬联合麻醉下行直肠阴道瘘修补术＋阴道Ⅳ度裂伤缝合术。患者取膀胱截石位，麻醉满意后，常规消毒、铺巾，再次消毒阴道及直肠，碘伏液冲洗瘘管，查瘘口位于处女膜缘5点上方1cm处，探针探入瘘管探知其肛管侧开口位于肛缘上方2cm处，瘘管长度为1cm。局部注射生理盐水20ml水垫，沿探针指示自会阴体全层切开直至完全敞开瘘管，去除瘢痕组织，分离直肠黏膜、肌层及阴道黏膜间隙，3-0薇乔可吸收线间断缝合直肠黏膜，线结打在肠腔内，3-0 PDS线端端褥式缝合肛门内括约肌4针，3-0 PDS线全层重叠加固缝合肛门外括约肌2针，1-0可吸收线间断缝合肛提肌2针，1-0可吸收线连续缝合阴道黏膜至黑白交界，间断缝合会阴皮肤，术毕会阴体高度 3.5cm。手术顺利，术中出血约 20ml，术毕导尿，尿色清，术后患者安返病房。术后给予抗感染、补液对症治疗，术后第 6 天出院。

【出院诊断】 低位直肠阴道瘘，会阴Ⅳ度裂伤修补术后。

病例分析

1. 直肠阴道瘘的分型

其病因多种多样，主要分为先天性和后天性两种。

（1）先天性：相对少见，往往合并直肠肛门的畸形，治疗难度大，临床上以后天性占绝大多数。不同病因引起的直肠阴道瘘特点不同，需根据病因完善个体化检查。

（2）后天性：①产道损伤是引起直肠阴道瘘最常见的原因，Ⅲ～Ⅳ度会阴裂伤和不正确的会阴侧切术是最主要的两个危险因素，因此，产伤导致的直肠阴道瘘常合并肛门括约肌的损伤。②炎性肠病（尤其是克罗恩病）也是引起直肠阴道瘘的常见病因，炎性肠病是否处于活动期及是否合并直肠炎是影响手术成败的关键因素。因此，对已知或者可疑的炎性肠病患者，建议行术前全结肠镜检查，从而使外科医生可以对患者的肠道功能进行充分评估。③肛门直肠和妇科恶性肿瘤的手术及放射性治疗同样可以引起直肠阴道瘘，对于这类患者术前需行组织活检、血液学和影像学检查等全面评估，明确是否有肿瘤复发的迹象，明确有无手术修补的价值。

2. 解剖学评估

解剖学评估应包括：①瘘口距肛缘和阴道口的距离；②瘘管的

数目；③瘘口的直径大小；④是否合并直肠阴道隔和会阴体的活动性炎性反应或脓肿；⑤直肠的顺应性及邻近直肠黏膜的健康情况；⑥肛周结构的完整性和肛门括约肌的功能。体格检查可初步评估会阴体的厚度及有无瘢痕，阴道直肠双合诊可触摸窦道、凹陷、周围组织的顺应性，以及估计肛门括约肌张力。

3. 手术时机的选择

手术时机的选择是手术成功的关键。先天性直肠阴道瘘的患儿常常合并泌尿生殖系统和直肠肛门的畸形，若出生后无明显排便障碍，应注意加强护理，积极预防泌尿生殖系统感染，待患儿 3～5 岁时再行手术治疗，不但有利于手术操作，也增加了手术安全性。新鲜的手术创伤或外伤所引起的直肠阴道瘘原则上应立即进行修补。肛周感染或炎性疾病引起的直肠阴道瘘，由于周围组织充血水肿，很难找到直肠阴道之间的正确层面，不适合立即手术修补，应改善患者的肠功能，同时加强抗感染、坐浴和护理来积极控制炎性反应。有文献报道，对于直肠阴道瘘同时合并直肠阴道隔脓肿的患者，可以采用引流挂线的方式充分引流深部间隙的脓肿，为最终的根治性手术创造条件。一般通过 3～6 个月的保守治疗，等瘘口周围的组织水肿、炎性反应消退后再进行修补。

4. 手术方式选择

直肠阴道瘘的手术入路和手术方式多种多样，主要分为两大类。一类是局部手术，包括经肛门、阴道、会阴或者骶尾的手术入路，主要适用于中低位直肠阴道瘘；另外一类是经腹的手术，主要适用于高位直肠阴道瘘。具体选择何种手术方式主要取决于瘘口位置及周围组织的解剖特点、肛门括约肌的完整性，以及之前的手术修补史等。

经会阴入路的会阴直肠切开术对于合并肛门括约肌损伤的低位直肠阴道瘘有独特的优势。会阴直肠瘘管切开术的要点是将直肠阴道瘘转变为Ⅳ度会阴裂伤，之后逐层缝合裂伤。该术式最大的优点是手术视野开阔，手术径路表浅直达，可以充分进入瘘管和括约肌缺损处，从而进行充分的括约肌折叠和会阴体重建。修补瘘口的基本原则为充分切除瘘口周围的纤维瘢痕组织、充分游离瘘口周围的阴道壁和直肠壁，以及采用无张力的分层缝合，这样才能最大可能地获得手术修补成功。

5. 围手术期的管理

在直肠阴道瘘的治疗方案中，围手术期管理的重要性常常被很多医生忽视。尽管有很多研究对结直肠手术肠道准备的益处提出过疑问，如 Cochrane 数据库对 2005 年的研究进行回顾性分析，发现肠道准备组在术后感染率和并发症方面相对于非肠道准备组并没有优势，但外科医生仍希望在无粪便污染的情况下进行手术修补。我院术前 3 天给予无渣半流质饮食，术前 1 天给予流食，手术前晚及手术前清洁灌肠消毒阴道，因为此为污染手术，故术前 30 分钟及术后常规静脉应用抗生素预防感染。直肠阴道瘘术后的管理至关重要。过早排便使术后早期直肠处于高压高张状态，不利于修补后瘘孔的愈合。我院术后给予流食及无渣半流食 5 天，适当静脉或口服补充能量，同时应用抗酸保护胃黏膜，应用抑制肠蠕动的药物推迟术后成形粪便的排出，使直肠保持空虚的状态。早期患者应尽量保持卧床，留置导尿，避免剧烈活动，减少对手术区域的牵拉。术后应便后会阴擦洗，局部消毒换药，防止切口感染和血肿的发生。此外保证患者术后良好的营养支持和电解质平衡，术后 3 个月内应避免性生活和便秘的发生。

📋 病例点评

　　该患者为陈旧性会阴Ⅳ度裂伤修补术后伤口愈合不良导致的继发性直肠阴道瘘，为单发瘘管，距离处女膜缘上方1cm处为瘘管的阴道侧开口，距离肛缘2cm处为瘘管的直肠侧开口，选择经会阴入路的阴道直肠切开术，为妇科医生熟悉的路径，手术视野开阔，可以充分去除瘢痕组织，解剖层次清晰，准确分层缝合，手术效果确切。

（张　超　刘　芸　李　郴）

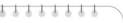

005　附件扭转一例

病历摘要

患者，女，14岁，未婚未育，否认性生活史，主诉"下腹痛2周，加重2天"。患者既往月经不规律，7~8天/45天，患者2周前（体育课）活动后出现右下腹持续性绞痛，休息后好转，间断活动后右下腹痛，未就诊。入院2天前出现无明显诱因右下腹痛加重，伴恶心、呕吐2次，呕吐物为胃内容物，自服"胃舒颗粒"后稍缓解，入院当日间断腹痛，腹痛加重4小时就诊，伴出汗、呕吐，轻微头晕、乏力，无肛门坠胀感，无头痛、心慌、晕厥，无尿频、尿急、尿痛，无排气、排便困难。外院血常规：白细胞计数（WBC）13.70×10⁹/L，中性粒细胞百分比（Neu%）68.0%，血红蛋白（Hb）112g/L，血小板计数（PLT）369×10⁹/L。超声示脐旁右侧腹囊实性肿物（右侧卵巢畸胎瘤扭转？），左侧卵巢内中强回声团（畸胎瘤？），子宫前方囊肿（左侧附件区系膜囊肿？），后就诊于我院急诊。

【入院查体】患者腹软，右下腹压痛（＋），无反跳痛、肌紧张。肛查：子宫：前位，常大，质中，活动好，压痛（－）。附件：子宫右上方可触及一直径约15cm囊实性肿物，边界清，右宫角压痛明显；左侧附件区触诊不满意。尿hCG（－），妇科超声示（图1-3）：子宫前方见大小约8.9cm×8.2cm×7.7cm，囊性占位，脐旁偏右侧腹可见大小约12.1cm×11.7cm×9.8cm，囊实性占位，内可见附壁中高回声团，范围约8.2cm×7.2cm，卵巢囊肿蒂扭转？

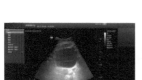
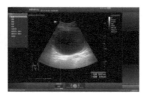
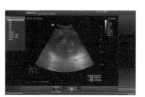

子宫前方占位　　　　　脐旁占位(一)　　　　　脐旁占位(二)

图 1-3　超声检查结果

【治疗】急诊入院行开腹探查术，术中探查见：腹腔内游离淡血性液体约 300ml，子宫前位，偏小，于子宫前方可探及左侧附件，见左侧输卵管系膜囊肿直径 8cm，卵巢增约 5cm×4cm×4cm，左侧附件蒂扭转 2 周，血运正常。于右上腹可触及右侧附件，右侧卵巢被直径约 16cm 囊肿取代，蒂扭转 3 周，右侧卵巢及右输卵管肿胀并呈紫蓝色。行左侧卵巢复位 + 左侧卵巢囊肿核出术 + 左侧输卵管系膜囊肿核出术 + 右侧附件切除术。

台下剖视标本：左侧输卵管系膜囊肿直径 8cm，剖开见其内为无色透明液体，囊内壁光滑。左侧卵巢增约 5cm×4cm×4cm，剖开见其内为油脂样物，可见头节直径约 2cm 及少量毛发。右侧卵巢被直径约 16cm 囊肿取代，其内为淡黄色透明液体，约 400ml，剖开见其内包含两个囊肿，直径均 5cm，其内为油脂及毛发，囊内外壁光滑。

术后病理：（右侧附件）输卵管长 12cm，直径 0.7cm；卵巢被一囊肿取代，直径 15cm，内含油脂毛发及头节。符合：卵巢囊性成熟性畸胎瘤，输卵管未见著变。（左输卵管系膜囊肿）单房性浆液性囊腺瘤（直径 8.5cm）。（左侧卵巢囊肿）已剖囊肿一个，直径 5cm，壁厚 0.1cm，囊内见一结节，直径 2cm。符合：卵巢囊性成熟性畸胎瘤（图 1-4）。（腹水涂片）血性背景中，可见少量淋巴细胞、巨噬细胞及中性粒细胞，未见肿瘤细胞。

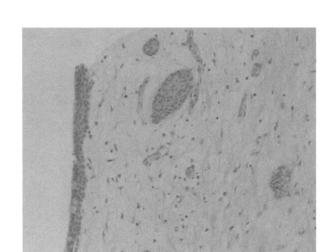

图 1-4 术后病理

【出院诊断】右侧卵巢（畸胎瘤）蒂扭转，左侧卵巢畸胎瘤及左侧输卵管系膜囊肿蒂扭转，肥胖症。

病例分析

1. 附件扭转的诊断要点

（1）病史特点：附件扭转常表现为急性单侧下腹痛，疼痛呈间歇性或持续性。回顾病史，60%～70%患者在确诊附件扭转前最常见症状是持续数个月频繁、间歇性腹痛，亦可伴有恶心、呕吐等胃肠道症状。由于组织缺血坏死，约10%患者伴有发热症状，经综合排查方得以诊断。

（2）体格检查：60%～90%成人及20%～36%儿童可触及下腹部肿块。腹膜刺激征却罕有发生（3%～27%）。鉴别诊断应包括未扭转的盆腔囊肿或肿瘤、盆腔炎、异位妊娠、阑尾炎、肠道憩室炎和尿石症。

（3）实验室检查：20%～56%附件扭转患者，外周血常规检查

提示白细胞不断升高，但这一指标缺乏特异性。伴组织坏死者，C
反应蛋白（C reactive protein，CRP）水平升高，但也是非特异性标
志物。研究发现，白细胞介素 – 6（IL – 6）可能是诊断附件扭转更
有希望的炎性标志物，有望帮助鉴别右下腹疼痛的阑尾炎与附件扭
转。感染标志物 CD64 升高在阑尾炎患者中也有较高的比例。动物
实验也已证实附件扭转时 D – 二聚体升高。上述标志物可能有助于
评估具有下腹痛的年轻女性是否存在附件扭转。

（4）影像学检查：超声是目前最常用的影像学检查手段。附件
扭转后超声表现：卵巢增大和多普勒血流减少或缺失。一般而言，
缺血幅度与扭转严重程度一致。如果附件扭转暂时自行复位或仅为
部分扭转或动脉灌注未受波及时，则可能表现正常血流信号。经腹
彩色多普勒超声检查（color Doppler ultrasound，CDU）具有 19% ～
34% 阳性预测值（positive predictive value，PPV），以及 96.3% ～
99.5% 阴性预测值，而经阴道超声 PPV 可达 94%，两者联合检测
具有极高的诊断价值，但经阴道超声不适用于儿童及青少年。由于
CT 和 MRI 都不能用于评估卵巢的血流灌注，而且费用较 CDU 昂
贵，故不宜作为可疑附件扭转的首选辅助检查。尽管如此，MRI 和
CT 可有助于排除其他导致下腹痛的病因。

2. 附件扭转的高危因素

扭转的附件具有侧别倾向，右侧附件扭转多于左侧（占
66%）。附件扭转后，静脉回流首先受阻，其次是动脉血供受损，
尽管如此，仍有 8% ～ 18% 扭转附件没有任何缺血性改变。依据病
变的性质，大多数系良性的卵巢肿块或输卵管、卵巢旁囊肿，25%
系良性功能性卵巢囊肿，30% 为良性畸胎瘤。恶性病变少有出现，
在成人附件扭转中，恶性肿瘤仅占 3%，儿童病例占 0 ～ 6%。需要
警惕的是，个别文献报道绝经后附件扭转患者发现恶性肿瘤的概率

达 22%。不伴有病理组织学改变的附件扭转，原因多与解剖学异常有关，如先天性卵巢韧带过长和骨盆漏斗韧带松弛。妊娠也是附件扭转不容忽视的原因，早孕期、有促排卵史的孕妇发生附件扭转的风险最高（孕早期 55%，中期 34%，晚期 11%）。

3. 手术时机

2017 年 2 月，加拿大妇产科医师协会（the society of obstetricians and gynecologists of Canada，SOGC），颁布第 341 号临床实践指南，亦即《儿童、青少年和成年人附件扭转的诊治临床实践指南》，指南发布 4 项声明如下。

（1）彩色与非彩色多普勒血流显像是任何可疑附件扭转的可选择的成像方式（Ⅱ-2）。

（2）腹腔镜探查是附件扭转的首选手术方法（Ⅱ-2）。

（3）扭转后，即使探查时卵巢已经明显缺血坏死，也应以彩色多普勒血流信号提示为依据（Ⅱ-2）。

（4）在儿童、青少年和成年人，扭转后恶变的风险非常低（Ⅱ-2）。在此基础上细化，并提出了八点具体建议：①在患有急性腹痛的女性患者中，应考虑附件扭转的可能（Ⅱ-2B）。②彩色多普勒血流量减少、卵巢总体积增加都可提示可疑附件扭转，但手术与否不应仅仅取决于超声检查结果（Ⅱ-2B）。③扭转后的血栓栓塞事件的理论风险毫无根据，不应排除保守治疗（Ⅱ-2B）。④医生快速诊断可以减小可疑扭转卵巢的创伤和缺血，并应尽快进行手术（Ⅱ-2B）。⑤若确诊扭转，即使卵巢蓝黑色变，也应进行保守的卵巢扭转手术，包括扭转归位伴或不伴囊肿剥除术；以往观点认为，复位后的保守治疗或可增加血栓事件发生率，而卵巢切除术则去除了血栓栓塞的诱因。研究证实，附件扭转保守治疗并不增加血栓事件发生率。目前，多数研究建议，即便卵巢出现坏死，也应复位，待血流再灌注后行卵巢囊壁剥除术。基于以上证据，指南建议：扭转后的血栓栓塞事件的理论风险毫无根据，不应该排除保守治疗。⑥为避免进一步损伤卵巢，可考虑延期进行囊肿剥除术（Ⅱ-2B）；卵巢极度水肿时，有学者建议延迟卵巢囊肿剥除术以预防长期的卵巢功能障碍。一项回顾性研究发现，因扭转导致组织水肿易碎，此时行卵巢囊肿剥除术有可能进一步破坏卵巢功能。建议仅进行卵巢复位，卵巢囊肿剥除术推迟 6~8 周后。⑦绝经后女性患者，应着重考虑附件切除术而非卵巢囊肿剥除术（Ⅱ-2B）。⑧在先天性卵巢韧带过长、反复扭转者或无明确扭转原因的情况下，可考虑卵巢固定术（Ⅲ-C）。

📋 病例点评

该例患者由于病史较长，右侧卵巢囊肿经回复扭转后仍无血运恢复，且囊肿过大，保留正常卵巢组织困难，故很遗憾地选择了右侧附件切除术，幸而左侧卵巢血运正常，术中行囊肿剔除术，正常卵巢组织得以保留。因此对于年轻女性，在怀疑附件扭转时尽快手术对预后至关重要。年轻女性定期体检及在出现腹部症状后及时就诊也是必要的。

（张　超　刘　芸　李　郴）

31

006 盆腔脏器脱垂一例

病历摘要

患者，女，56岁，已婚已育，孕7产1，自然分娩1胎，因"自觉阴道脱出物1年"就诊，患者既往月经规律，近2年月经不规律，2~4个月/次，量偏大伴血块。1年前蹦跳后出现阴道脱出一大小约1cm肿物，可自行还纳，进行性加重，2个月前开始出现下腹部隐痛，阴道脱出肿物增大至10cm左右，屏气、咳嗽、排便时加重，可自行还纳，无尿痛、尿频、尿失禁、排尿困难，无腹痛、腹胀，无恶心、呕吐，无里急后重等不适。就诊于我院妇科门诊。

【入院查体】阴道通畅，前壁部分膨出，后壁完全膨出。宫颈：直径2cm，均呈溃烂样表现，触血阳性，脱出于阴道口外。子宫：子宫萎缩，宫体全部脱出于阴道外口。附件：双侧附件区未触及明显异常。POP-Q评分如表1-1所示。

表1-1 POP-Q评分

指示点	范围（cm）	指示点	范围（cm）	指示点	范围（cm）
Aa	-1.5	Ba	+3.0	C	+5.0
gh	4	pb	3.5	tvl	9
Ap	+1.5	Bp	+3	D	+3.0

注：gh：阴裂长度，pb：会阴长度；tvl：阴道总长度。

【诊断】盆腔脏器脱垂（POP-QⅢ度），子宫脱垂Ⅲ度，阴道前壁膨出Ⅲ度，阴道后壁膨出Ⅲ度，多发性子宫肌瘤，宫腔镜术后，子宫颈息肉摘除术后。

【治疗】患者入院后完善各项化验检查及术前准备，行阴式全子宫切除 + 双侧骶韧带高位悬吊术 + 阴道前后壁修补术，术后 5 天恢复良好出院。

病例分析

盆腔器官脱垂（pelvic organ prolapse，POP）是中老年女性的常见疾病，可一种或几种器官同时脱垂，主要包括阴道前后壁脱垂和子宫或穹隆脱垂，同时可伴有膀胱、直肠和小肠膨出。POP-Q 分期已成为国内外应用最广泛的盆腔器官脱垂评价体系，POP-Q 分期如图 1–5 所示。POP-Q 评估指示点及范围、POP-Q 分期标准如表 1–2 和表 1–3 所示。

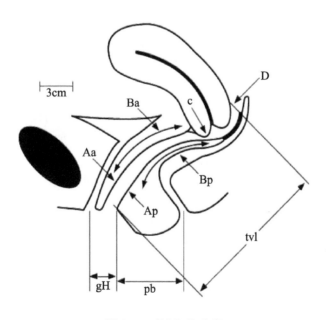

图 1–5　POP-Q 分期

表 1-2　POP-Q 评估指示点及范围

参照点	解剖描述	正常范围（cm）
Aa	阴道前壁中线距处女膜缘 3cm 处，对应"膀胱尿道皱褶"处	−3
Ba	阴道前穹隆的反褶或阴道残端（子宫切除者）距离 Aa 点最远处	−3
Ap	阴道后壁中线距处女膜缘 3cm 处	−3
Bp	阴道后穹隆的反褶或阴道残端（子宫切除者）距离 Ap 点最远处	−3
C	子宫完整者，代表宫颈外口最远处；子宫切除者则相当于阴道残端	− tvl ~ − (tvl − 2)
D	阴道后穹隆或直肠子宫凹陷的位置，解剖学上相当于宫骶韧带附着于宫颈水平处；对子宫切除术后无宫颈者，D 点无法测量。D 点用于鉴别宫颈延长	− tvl ~ − (tvl − 2)
gh	尿道外口到阴唇后联合中点的距离	
pb	阴唇后联合到肛门开口中点的距离	
tvl	当 C、D 点在正常位置时，阴道顶部至处女膜缘的总长度	

表 1-3　POP-Q 分期标准

POP-Q 分期	具体标准	
	解剖描述	定位描述
0	无脱垂	Aa、Ap、Ba、Bp 均在 − 3cm 处，C 点或 D 点位置在 − tvl ~ − (tvl − 2) cm
I	范围大于 0 级，脱垂的最远端在处女膜缘内侧，距处女膜缘 <1cm	脱垂的最远端定位于 < −1cm
II	脱垂的最远端在处女膜缘内侧或外侧，距处女膜缘 1cm 以内	脱垂的最远端定位于 −1 ~1cm
III	脱垂的最远端在处女膜缘外侧，距处女膜缘 >1cm，但 < (tvl − 2) cm	脱垂的最远端定位于 1cm ~ (tvl − 2) cm
IV	全部脱出，脱垂的最远端超过处女膜缘 > (tvl − 2) cm	脱垂的最远端定位于 > (阴道全长 − 2) cm

（1）POP-Q评分的优势：评价手术的疗效主要包括两个方面，即解剖学复位和功能恢复。对于术后解剖学复位的评价，POP-Q评分与传统的分期比较具有更大的优势。POP-Q分期具有客观、细致、良好的可靠性和重复性等优点。通过手术前后POP-Q评分的比较，可以量化评估盆腔脏器脱垂纠正程度，同时便于动态观察术后远期状态，从而评价手术效果，指导临床治疗选择。对多种手术方式进行横向比较，有助于评价手术的成功率、复发率及功能恢复情况。

（2）POP-Q评分的缺陷：①对于旁缺陷的诊断不足：POP-Q评分注重前、中、后盆腔缺项的划分，并对脱垂的程度量化到厘米。这是较其他分度标准优越之处，但其没有关注到阴道旁缺陷。阴道前壁的脱垂有3种类型：横向缺陷、中央型缺陷及旁缺陷。中央型缺陷及旁缺陷临床上较常见，但从现有的POP-Q评分中我们无法获得关于旁缺陷类型的信息。②POP-Q分期标准划分不完全切合临床：按照其标准，任何位点只要略小于正常即超出0期，据此仅有24%的成年女性为POP-Q 0期。经阴道分娩女性，前尿道段（Aa）大多会有不同程度的下移，为−3cm者罕见，但患者无不适症状，临床无需干预。因此，POP-Q分期对于正常者的标准过于严格。此外，对于顶端脱垂Ⅰ期范围过大：由于C点正常位置约为−7cm，而<−1cm均为Ⅰ期，因此，POP-Q系统对于顶端脱垂程度的分期过于宽松，目前临床上多将C点大于−4cm者视为正常人群，视介于−4cm与−1cm者为Ⅰ期。③Aa点与Ba点是否可能单独评价：按照POP-Q评分的定义，Ba应≥Aa点。如上所述，经产妇尿道下移较为常见，因此，如果Aa为0，Ba也至少为0，而是否有膀胱膨出难以界定。④D点的定义：Bump等人将D点定义为后穹隆或宫骶韧带在宫颈部位的附着点。宫骶韧带分为深部和浅部，而后穹隆

与宫骶韧带在宫颈部位的附着点不能重合。目前多数学者认为 D 点定义为宫骶韧带浅部附着点更合理,这样 C 点与 D 点差才能反映宫颈的长度,于临床更有意义,但测量起来有一定难度。术前手检难以明确宫骶韧带附着点。⑤阴道轴向:阴道的轴向与阴道功能相关,对于手术效果的评价和(或)患者术后性生活感受有意义,但 POP-Q 分期并未涵盖阴道轴向,所以,需要辩证地看待 POP-Q 评分的临床意义。

(3)不同类型 POP 的手术方式及适应证、各自优缺点:盆腔器官脱垂有症状且影响生活质量非手术治疗无效的患者,可以考虑手术治疗。POP 的手术治疗方式包括多种的阴式及开腹、腹腔镜等手术方式。脱垂的部位和严重程度、临床体征(排尿、排便、性功能等功能障碍的存在)、患者自身的身体状况、患者意愿,以及术者的技术都是选择治疗方式时需要认真考虑的因素。阴式全子宫切除术和阴道顶端悬吊术,同时行阴道前后壁修补对于大多数存在子宫、阴道前后壁脱垂的患者都是有效的治疗方式。在手术治疗 POP 术后的解剖、功能及术后并发症等方面,宫骶韧带高位悬吊术(high uterosacral ligament suspension,HUS),与经阴道骶棘韧带固定术(vaginal sacrospinous ligament fixation,SSLF)均有效。Silva 等人对 72 例 HUS 术后 5.1 年的手术效果进行分析,顶端的解剖学成功率达到 97.2%。最近的研究结果表明,983 例经阴道 HUS 术后 6 年的总体复发率低于 256 例腹腔镜阴道残端骶骨固定术(sacral colpopexy,SC)和 142 例机器人腹腔镜 SC(分别为 43%、57% 和 49%),患者自觉阴道膨出感的发生率也低于其他两组(分别为 34%、49% 和 44%),HUS 术后脱垂最远端平齐或超出处女膜的发生率和再次手术率分别为 34% 和 14%。HUS 的并发症及处理:并发症主要是输尿管损伤,占有一定比例。输尿管紧邻骶韧带,且输尿管个体差异大，是 HUS 常见的副损伤，多为 HUS 缝合时造成，缝合时尽量向后内侧骶骨方向进针，可远离输尿管；宫骶韧带悬吊需达到坐骨棘水平，子宫缝合固定水平主要在宫颈环的纤维组织上，要避免输尿管成角和折叠。有学者主张术后常规行膀胱镜检查，也有人认为在缝合宫骶韧带前先把盆腔边缘至宫颈水平的输尿管游离出来，这样可以避免输尿管的扭曲梗阻。其次是肠损伤，约占 0.5%。另外有下肢静脉和子宫动脉损伤。SSLF 是经阴道将宫骶韧带缝合固定在骶棘韧带上，从而将子宫（阴道断端）提升到坐骨棘水平及以上，成功率为 85%~90%。其优点包括：①由于骶棘韧带位于正常穹隆的位置，能保留阴道功能；②能保持阴道位于肛提肌板上的水平轴向，维持阴道正常解剖位置；③性生活满意；④不需游离阴道黏膜，局部创伤小；⑤作用效果相对持久可靠，因为骶棘韧带无弹性，不会因牵拉而延长导致复发。目前经阴道途径应用较多，其优点是通过触诊能直接辨认骶棘韧带，并可同时进行其他修补。其手术适应证包括：①中重度子宫脱垂、阴道前后壁膨出或穹隆膨出患者；②阴道后壁较大缺陷者；③对于寻找骶韧带困难且阴道完全膨出者。尽管其术式被认为是经典术式之一，但是该术式仍存在一定的并发症。因为该手术多是盲穿，骶棘韧带位置较深，周围有直肠和丰富的血管、神经，因此，缝合时易造成神经血管损伤、肠瘘、血肿。此术式由于改变了阴道轴向而易导致性交痛、盆腔痛、感染、新发尿失禁等。在处理阴道后壁脱垂时，使用合成网片或生物移植材料的手术中并没有改善预后。在处理阴道前壁脱垂时，使用合成聚丙烯网片与自体组织前壁相比，能够提高解剖和主观治愈率，但是一些疾病发病率也会增加。经阴道后路悬吊带术（posterior intravaginal slingplasty，P-IVS）是 1997 年由澳大利亚 Petros 首次报道，并取得令人满意的效果。该术式创伤少、安全、有效，

笔记

总体治愈率为91%，术后24小时就能出院，术中无需输血。并发症主要有直肠损伤、血肿、感染、悬吊带排异反应等，发生率很低。de Tayrac等人报道，应用网片经闭孔途径的成功率为91.6%。Maher等人分析了40项、共计3773例妇女的随机对照研究显示，传统阴道前壁膨出修补术与聚丙烯网片放置于阴道前壁的复发率相比，相对危险度（RR）值为2.14（95% CI：1.23~3.74），与有穿过闭孔的固定带的聚丙烯网片植入的复发率相比，RR值为3.55（95% CI：2.29~5.51）。有文献报道，网片侵蚀发生率为8.3%~30.3%。国外文献报道，Perigee系统的网片暴率为1.5%~7.1%。赖秋英等人报道，使用Perigee网片系统进行盆底重建手术治疗患者中，恢复性生活的23例患者中有3例出现新发性交痛，占13%（3/23），但程度轻，均不影响性生活。已经证实经腹腔镜骶骨阴道固定术是有效的治疗POP的方式。这项手术操作包括将合成网片或生物移植材料放置于阴道顶端与骶骨前面的纵韧带之间，其适应证包括阴道长度缩短、腹腔内病变或存在POP复发的高危因素（如年龄<60岁、Ⅲ~Ⅳ度脱垂、身体质量指数>26）。对于存在会引起合成网片相关并发症的高危人群（如长期吸烟者），可以考虑应用生物移植材料的骶骨固定术。保留子宫的手术方式包括子宫固定术（子宫悬吊）和Le Fort阴道封闭术。患者可能因为保留生育功能、保持身体完整性、维持性生活满意度等原因要求保留子宫，可以通过经腹或腹腔镜（应用机器人或不用）的方式缩短子宫骶韧带。有文献报道，单纯应用腹腔镜HUS（laparoscopic HUS，LHUS）治疗子宫脱垂的成功率（79%~100%）。国外对子宫颈长度>5cm者不倾向于行LHUS。孙之星等人报道，生育期的子宫脱垂患者伴有子宫颈延长，行子宫颈截除术，对维持LHUS的手术效果有利，平均随诊超过3年，主、客观治愈率均为100%，术后性功能评分平均为（38±6）分，较术前平均提高12分，很好地保护了生育期患者的性功能。阴道封闭性手术，对于年龄≥70岁、有严重的内科合并症、后续无性生活要求的脱垂患者是首选手术治疗方式。阴道封闭术的客观和主观治愈率高（分别为98%、90%），临床复发率低。

病例点评

该病例为子宫脱垂Ⅲ度，伴阴道前后壁脱垂Ⅱ～Ⅲ度，首选术式为阴式全子宫切除术+阴道前后壁修补术。对于阴道顶端脱垂可选择双侧骶韧带高位悬吊术或阴道残端骶骨固定术，具有最好的解剖复位，手术的创伤小，术后疗效确定。但是对于术者的要求较高，需要经过专业培训的有经验的医生完成。

（张 超 刘 芸 李 郴）

007 葡萄胎一例

病历摘要

患者，女，32 岁，因"停经 70 天，恶心、呕吐半月余"于 2018 年 5 月 2 日入院。患者既往月经规律，4～5 天/33～35 天，量少，痛经（－），末次月经是 2018 年 2 月 21 日，量、色如同既往。患者 20 多天前尿妊娠试验（＋），伴恶心、呕吐，5 次/日，伴食欲减退，就诊于外院，行妇科彩超提示宫内异常回声，建议转上级医院就诊。10 天前就诊于我院，查血 hCG：281 400mIU/ml，行妇科彩超提示宫腔内充满大小不等蜂窝状无回声，周边见暗区，未见血流信号，提示葡萄胎？当时因患者个人原因未入院。后入院当日因恶心、呕吐逐渐加重，每日十几次，呕吐物为胃内容物，无呕血，自觉腹胀，无腹痛，无阴道出血，无发热，尿量无减少，约每日 1000ml，近 1 个月体重减轻 2kg。急诊收入院。

【既往史】既往体健，无慢性病，孕 2 产 1，3 年前自然分娩一活婴，体健。

【入院查体】体温 36.8℃，脉搏 86 次/分，呼吸 18 次/分，血压 110/70mmHg，一般情况好，神志清，精神好，行动无异常，双手无震颤，心肺听诊无异常。外阴：发育正常，已婚型。阴道：通畅，未见异常分泌物。宫颈：光滑，轻度糜烂，宫口闭，无接触性出血，无举痛、摇摆痛。子宫：前位，质软，增大，如孕 18 周，无压痛。附件：双侧附件区未触及明显异常。

【辅助检查】血 hCG（2018 年 4 月 23 日）：281 400mIU/ml。超声提示子宫前位，宫体大小 7.9cm×8.3cm×7.1cm，规则，肌层回

声不均匀，宫腔内充满大小不等蜂窝状无回声，周边可见暗区，未见血流信号，宫颈及双侧附件未见异常，提示葡萄胎？部分性？尿常规尿酮体（＋）、电解质血钠 134.1mmol/L、血常规、肝肾功能、甲状腺功能、心电图及胸片检查均未见异常。

【入院诊断】完全性葡萄胎？低钠血症。

【治疗】入院后纠正电解质紊乱及尿酮体，2018 年 5 月 2 日超声引导下行清宫术。探针探宫腔深 15.0cm，扩宫口至 8.5 号，8 号吸管负压 500mmHg 吸引 1 周，7 号吸管负压 400mmHg 吸引 1 周，吸出大量水泡样物质、蜕膜样组织及血块，约 600ml，小号刮勺遍刮宫腔 1 周，可闻及肌声，术后探宫腔深 10.5cm。手术顺利，病理退变之胎盘绒毛及子宫蜕膜组织，部分绒毛水肿；免疫组化：P57（绒毛间质及细胞滋养层阴性），P63（部分＋），Inhinbin（部分阳性），Ki-67（部分阳性），符合完全性葡萄胎改变。术后第 7 天，血 hCG 17 395mIU/ml，妇科彩超提示宫腔分离，内为暗区，宽约 0.8cm，内漂浮多个絮状高回声，未见血流信号，可疑宫腔内葡萄胎残留，2018 年 5 月 10 日行二次清宫术，探针探宫腔深 8.5cm，扩宫口至 8.5 号，8 号吸管负压 500mmHg 吸引 1 周，7 号吸管负压 400mmHg 吸引 1 周，吸出中量蜕膜样组织及血块，小号刮勺遍刮宫腔 1 周，可闻及肌声，术后探宫腔深 8.5cm。第二次病理：子宫内膜组织呈增生期改变，伴纤维组织增生，凝血组织内见少量核大深染细胞，考虑为胎盘滋养叶细胞。第二次清宫术后第 4 天，人绒毛膜促性腺激素（β-hCG）4733mIU/ml，复查超声宫腔无残留，术后第 10 天血 β-hCG 1531mIU/ml，术后 6 周降至完全正常。

【出院诊断】完全性葡萄胎。

病例分析

葡萄胎（hydatidiform mole，HM）分为完全性葡萄胎（complete hydatidiform mole，CHM）及部分性葡萄胎（partial hydatidiformmole，PHM）。文献报道有 18% ~ 29% CHM 及 1% ~ 5% PHM 患者会进展为妊娠滋养细胞瘤（gestational trophoblastic neoplasia，GTN）。

HM 的发生有着明显的地域性差异。北美洲、欧洲、澳大利亚和新西兰，HM 的发病率为 0.57/1000 ~ 1.1/1000 次妊娠，在中国、日本和东南亚，发病率为 1/1000 ~ 2/1000 次妊娠。有研究显示，亚裔人口的发病率高于欧美 3 ~ 10 倍，种族差异可能是导致 HM 发病率增加的原因。HM 好发于青少年及高龄女性妊娠，与 21 ~ 35 岁女性相比，>35 岁和 <21 岁的女性发生 HM 的风险增加 1.9 倍，而 >40 岁的女性发生 HM 风险增加 7.5 倍。据研究报道，有自然流产史的女性更易发生 HM，较无流产史的女性增加 2 ~ 3 倍；而且营养状况亦与 HM 的发病相关，饮食中缺乏维生素 A 及前体胡萝卜素和动物脂肪者发生 HM 的概率显著升高。

HM 最常见的临床症状是阴道出血，80% ~ 90% 发生在妊娠 6 ~ 16 周。其他临床症状和体征还包括：呕吐（发生率8%）、子宫大于停经孕周（发生率28%）、卵巢黄素化囊肿（发生率15%）及早中孕期出现妊娠期高血压疾病（发生率1%）。随着早期超声检查和 hCG 的测定，HM 的诊断越来越早。妊娠剧吐、大的卵巢黄素化囊肿、早发型子痫前期、甲状腺功能亢进、血栓栓塞、脑转移和肺转移的神经系统和呼吸系统症状已少见。在 CHM 和 PHM 的诊断中，超声检查有重要作用，CHM 的弥漫性绒毛水肿在超声影像下表现为典型的落雪征，不见胚胎；若超声可见妊娠囊的横径与前后径之比超过1.5或胎盘中囊腔，则需考虑PHM。正常妊娠中，血清hCG测定呈双峰曲线，妊娠8～10周达高峰，中位数多在100 000IU/L以下，最高值可达200 000IU/L，然后迅速下降，34周时又略上升呈小高峰，分娩后3周转为正常。HM患者血清hCG测定值往往远高于正常妊娠，且持续不降。CHM中，hCG水平通常在100 000IU/L以上，而PHM中，仅10%患者的hCG水平在100 000IU/L以上。该患者停经40多天超声即发现宫内异常回声，期间检查血hCG明显升高，达281 400mIU/ml，考虑葡萄胎，但是由于依从性差，并未继续就诊，直到恶心及呕吐加重再次就诊，查体子宫已明显大于孕周，增加了清宫手术的风险。

（1）组织学特点：CHM的典型特点为肉眼可见大小不一的水泡状物，其间有纤细的纤维素相连、弥漫性绒毛水肿及滋养细胞增生，并伴有间质细胞过多和核碎裂，该滋养细胞可显示核多形性。PHM可见部分绒毛呈水泡状，合并正常妊娠的产物，如孕囊、胚胎、胎儿、胎儿红细胞或胎盘也可能存在。而且绒毛大小及水肿程度不一，局限性滋养细胞增生，绒毛呈显著扇贝样轮廓、间质内可见滋养细胞包涵体。该患者术中吸出大量水泡样物质、蜕膜组织及血块，约600ml，符合完全性葡萄胎的表现。HM还需与水肿性流产（hydropic abortus，HA）鉴别，绒毛间质水肿、滋养细胞极性增生的疾病临床表现与HM相似，但这些疾病管理和预后差别大。P57是一种母系表达的父系印迹基因，位于11号染色体上。由于CHM是由父系DNA组成，细胞滋养层和绒毛间质细胞中P57核染色不可见；而PHM含有母体的DNA，P57为阳性；HA为双亲二倍体，含有母系基因成分，P57亦为阳性，具体如表1-4所示。

表 1-4 CHM、PHM、HA 的鉴别要点

	CHM	PHM	HA
染色体核型	孤雄二倍体	双雄三倍体	双亲二倍体
进展为 GTN	18%~29%	1%~5%	无
病理	弥漫型绒毛水肿	水肿绒毛更小，数目更少	绒毛间质轻度水肿
组织细胞	水肿绒毛间质内中央池形成，环绕以明显增生的滋养细胞	水肿绒毛轮廓不规则，扇贝样，滋养细胞增生不如 CHM 明显	滋养细胞增生不明显
胎儿有核红细胞	不见	可见	可见
父系或母系来源	由父系的 DNA 组成	含母系 DNA	含母系 DNA
P57	阴性	阳性	阳性

（2）治疗：先全面评估患者是否有休克、贫血、妊娠期高血压疾病、甲状腺功能亢进等合并症，出现时应先对症处理，稳定病情；进行全面的体格检查；影像学检查包括胸片或肺 CT，评估肺部是否出现转移结节，实验室检查血尿常规、血型、电解质、血β-hCG、肝肾功能及甲状腺功能等。清宫术是首选的治疗方法。术前应有输血输液的准备，个别患者应有开腹手术准备。该患者主要表现为子宫异常增大，虽然恶心及呕吐有所加重，但是患者生命体征、电解质及肝肾功能大致正常，而且并无其他器官转移表现，降低了围手术期风险。葡萄胎一旦诊断，应尽快清宫。清宫应有高年资医师操作，术前备血，开放静脉通路、纠正贫血、抗生素使用及纠正电解质紊乱、酸中毒或心衰。吸宫前充分扩张宫颈口，采用大号吸管吸引，一般采用 8 号吸管，待葡萄胎组织大部分吸出，子宫明显缩小后，改用刮匙轻柔刮宫，必要时超声监测下手术。子宫收缩剂不常规使用，如若使用推荐在宫口充分扩张和开始吸宫后使

用，切忌宫口未扩张时使用，易引起滋养细胞转移，甚至导致肺栓塞。子宫 < 12 周者一次清宫，子宫 > 12 周者首次清宫一周后可二次清宫。对于 HM，不建议药物引产，因为子宫强烈收缩，瘤栓可能通过静脉系统导致肿瘤栓塞，且药物引产不全流产风险较高，甚至可能需后续化疗。但是对于中孕期的 PHM 清宫时胎儿部分可能堵塞吸管，可考虑药物引产。单纯子宫切除不能预防葡萄胎发生子宫外转移，子宫切除后 GTN 风险仍然为 3% ~ 5%，因此不作为常规处理的手段。对于年龄接近绝经、无生育要求患者可行全子宫切除术，两侧卵巢可以保留，当子宫 < 14 周时可直接切除子宫，术后必须进行 hCG 的密切随访。关于预防性化疗，虽然预防性化疗可降低 HM 进展为 GTN 的风险，但并非彻底预防恶变，反而造成一种安全的假相，使随访不充分从而可能延迟 GTN 的诊断，造成一定程度的化疗耐药，治愈需更大化疗剂量或更多化疗疗程。因此，预防性化疗应限制在有高危因素和随访困难的完全性葡萄胎患者，但也是非常规。该患者子宫异常增大，如孕 18 周大小，子宫柔软，血供丰富，容易出现子宫穿孔，因此采用超声监视下清宫；而且出血风险大，术前备血，吸净宫腔内容物后催产素静脉点滴促进子宫收缩，减少出血风险。

（3）随访和避孕：正常情况下，HM 清宫后 4 ~ 8 周血 hCG 降至正常，少数 10 ~ 14 周降至正常。国际妇产科联盟建议，HM 患者应每周随访血 hCG 直至正常；此后 6 个月，每月监测 1 次血 hCG，若均正常，再之后 6 个月，每 2 个月监测 1 次。一些指南和文献中指出，若为 PHM，只需随访至血 hCG 正常或正常之后 3 个月。在清宫术后 2 个月内 50% 以上的患者血 hCG 可恢复到正常水平，血 hCG 正常后再次升高的发生率 <1%。HM 患者在血 hCG 水平正常后需严格避孕至少 6 个月，以鉴别持续性滋养细胞疾病（gestational trophoblastic disease，GTD）、GTD 复发及再次妊娠导致的血 hCG 升高。推荐使用避孕套和口服避孕药（combined oral contraceptives，COCs）避孕，不

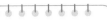

选用宫内节育器,以免混淆子宫出血的原因或造成穿孔。若患者在清宫术后 6 个月内妊娠,持续性滋养细胞疾病与胎儿异常的发生率仍然很低,可继续妊娠。若自然流产或治疗性流产,排出的任何妊娠物均需送病理检查,且妊娠终止后 6~10 周需行血 hCG 测定。

(4) 葡萄胎之后妊娠结局:Vargas 等人对新英格兰滋养细胞疾病中心 1965—2013 年的 2432 例 GTD 之后的妊娠进行随访发现,PHM 后活产率为 75.0%,自然流产率为 17.9%;CHM 后活产率为 75.8%,自然流产率为 18.4%。尽管一次 HM 妊娠史,再次 HM 妊娠的风险增加至 1.4%~2.8%,两次 HM 妊娠史,再次发生 HM 的风险增加至 15%~28%,但是 HM 之后再次妊娠仍可获得良好的预后,不良妊娠结局的发生风险不升高。

病例点评

(1) 完全性葡萄胎,hCG 水平通常在 100 000IU/L 以上,部分性葡萄胎中,仅 10% 的清宫前 hCG 水平在 100 000IU/L 以上,该患者血 hCG 水平在 2×10^5IU/L 以上,停经 10 周,子宫孕 18 周大小,符合葡萄胎临床表现,葡萄胎一经诊断,应尽快清宫,子宫越大,手术风险越大。该患者子宫过大,一次清宫难以完全清除病灶,因此术后 1 周行第二次清宫。

(2) 负压清宫术是首选的治疗方法,在充分扩张宫颈后、清宫中及清宫后的数小时内,为减少出血,可考虑静脉点滴催产素。

(3) 国际妇产科联盟建议,葡萄胎患者应每周随访血 hCG,直至正常;此后 6 个月,每个月监测 1 次血 hCG:若血 hCG 均正常,再之后 6 个月,每 2 个月监测 1 次。

(贺昕红　蔡晓辉　郑一顿)

008 子宫肌瘤一例

病历摘要

患者，女，49岁，因"尿频2年，经量增多伴经期延长3月余"于2018年6月6日入院。患者既往月经规律，5~6天/23天，量中，无血块，无痛经，2年前无明显诱因出现尿频症状，白天1次/2小时，尿量少，3个月前无明显诱因出现月经量增多为平时的2倍，月经期由原来的5~6天延长至7~8天，月经周期无明显改变。2周前超声发现子宫肌瘤，拟行手术治疗入院。患者自发病以来无腹痛、阴道出血，无尿急、尿痛，无腰痛、下腹坠胀感，无头晕、心慌及乏力等不适。

【既往史】2018年5月22日于我院行宫腔镜检查＋分段诊刮术，术中见宫腔深11cm，可见宫腔底部压向宫腔方向，双侧输卵管开口可见，术后病理提示子宫内膜组织呈分泌早期改变。2015年因甲状腺乳头状癌行双侧甲状腺全切术，术后定期服用左甲状腺素钠片（优甲乐）125μg，1次/日，复查甲状腺功能正常。该患者孕3产2，1992年自然分娩一活男婴，2003年行剖宫产一活男婴，术后恢复好，1992年自然流产1次。

【入院查体】外阴：已婚型。阴道：通畅，无异常分泌物。宫颈：光滑，无触血，宫颈举痛、摇摆痛（－）。宫体：前位，增大，如孕12周，表面不平，质中，活动可，宫底部可触及一直径约4cm的质硬肿物，活动欠佳，无压痛。附件：双侧附件区未触及明显异常。

【辅助检查】妇科B超（2018年5月4日）：子宫前位，宫体大小约 8.4cm×7.5cm×7.0cm，不规则，肌层回声不均匀，前后壁见多个低回声结节，最大位于宫底部外凸，大小约 4.3cm×4.1cm，宫底前壁见低回声结节，大小约 4.3cm×3.9cm，凸向宫腔，宫腔线受压变形，内膜厚约 0.9cm，宫颈未见异常，双侧附件区未见异常。超声提示多发性子宫肌瘤。甲状腺彩超：甲状腺切除术后。乳腺彩超：双乳结节，BIRADS－US（乳腺影像报告和数据系统）分级 2～3 级。CA199、CA125、AFP、CEA（2018 年 5 月 4 日，我院）：大致正常。血常规：血红蛋白 107g/L，红细胞压积 33.7%。

【入院诊断】多发性子宫平滑肌瘤，贫血（轻度），双侧乳腺结节，宫腔镜术后，剖宫产术后，双侧甲状腺切除术后。

【治疗】入院后行腹腔镜探查术＋全子宫切除术＋双侧输卵管切除术。术中见：子宫前位，增大如孕 14 周大小，表面不平，前壁与膀胱粘连，双侧附件外观未见异常。术后病理为子宫底、体部浆膜下/肌壁间多发平滑肌瘤。子宫内膜组织呈分泌期改变。宫颈呈慢性炎。双侧输卵管未见显著变化，右侧输卵管系膜见胚胎残余囊肿。术后恢复好，如期出院。

【出院诊断】多发性子宫平滑肌瘤，贫血（轻度），双侧乳腺结节，宫腔镜术后，剖宫产术后，双侧甲状腺切除术后。

病例分析

　　子宫肌瘤是女性生殖系统最常见的良性肿瘤，由平滑肌和结缔组织组成。育龄女性患病率可达 25%，据尸体解剖统计的发病率可达 50% 以上。2017 年我国推出了《子宫肌瘤的诊治中国专家共识》。迄今为止，子宫肌瘤的确切病因尚未明确。高危因素为年龄 >40 岁、初潮年龄小、未生育、晚育、肥胖、多囊卵巢综合征、激素补充治疗、黑色人种及子宫肌瘤家族史等，这些因素均与子宫肌瘤的发病风险增加密切相关。子宫肌瘤的发病机制可能还与遗传易感性、性激素水平和干细胞功能失调有关。子宫肌瘤的大小、数目及生长部位不一致，而使子宫的大小及形态差异很大。按生长部位分为子宫体肌瘤（90%）和子宫颈肌瘤（10%）。根据肌瘤与子宫肌壁的关系，分为肌壁间肌瘤、黏膜下肌瘤、浆膜下肌瘤及阔韧带肌瘤4种。子宫肌瘤的分型可采用国际妇产科联盟（FIGO）子宫肌瘤9型分类方法（图1-6）。

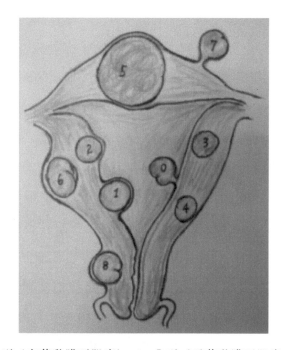

注：0：0型（有蒂黏膜下肌瘤）；1：Ⅰ型（无蒂黏膜下肌瘤，向肌层扩展≤50%）；2：Ⅱ型（无蒂黏膜下肌瘤，向肌层扩展>50%）；3：Ⅲ型（肌壁间肌瘤，位置靠近宫腔，瘤体外缘距子宫浆膜层≥5mm）；4：Ⅳ型（肌壁间肌瘤，位置靠近子宫浆膜层，瘤体外缘距子宫浆膜层<5mm）；5：Ⅴ型（肌瘤贯穿全部子宫肌层）；6：Ⅵ型（肌瘤突向浆膜）；7：Ⅶ型（肌瘤完全位于浆膜下，有蒂）；8：Ⅷ型（其他特殊类型或部位的肌瘤，子宫颈肌瘤）。

图1-6 FIGO子宫肌瘤9型分类方法

临床病理大体观：子宫肌瘤呈实性球形包块，表面光滑，颜色呈灰白色或略带红色，切面平滑肌纵横交织呈旋涡状纹理及编织样结构，压迫周围肌壁纤维形成假包膜。肌瘤长大或多个相融合时，呈不规则形状。镜下观：主要由梭形平滑肌细胞和不等量的纤维结缔组织构成，肌细胞大小均匀，呈长梭形或纺锤形，排列成旋涡状或栅状，细胞核呈长杆状，染色质细小，分布均匀，可见小核仁，有丰富纤细的嗜酸性胞质。极少情况下有一些特殊组织学类型，如富于细胞性、奇异型、核分裂活跃、上皮样平滑肌瘤及静脉内播散性腹膜平滑肌瘤等，这些特殊类型的性质及恶性潜能有待确定。

子宫肌瘤常见的退行性变有玻璃样变、囊性变、红色样变、肉瘤样变性和钙化等。子宫平滑肌瘤恶性病变发生率一般认为<0.50%（0.13%~2.02%）。患者的症状与肌瘤的部位、生长速度及有无变性密切相关。月经改变常见于0~Ⅲ型，表现为经量增多、经期延长、月经周期缩短及淋漓出血；可继发贫血，也可出现阴道分泌物增多或阴道排液；肌瘤较大时可压迫膀胱、直肠或输尿管等出现相应的压迫症状；也可能扪及腹部包块，清晨膀胱充盈时明显。黏膜下肌瘤可引起腹痛，浆膜下肌瘤蒂扭转也可出现急性腹痛，肌瘤红色变性时可出现腹痛伴发热。子宫肌瘤亦可影响宫腔形态、阻塞输卵管开口或者压迫输卵管使之扭曲变形，从而导致不孕。查体表现为子宫增大，呈球形或不规则，单个或多个结节状突起，或与子宫相连的包块，0型黏膜下肌瘤可从宫颈口脱出至阴道，浆膜下肌瘤查体容易与卵巢实性肿物混淆。该患者肌瘤类型为肌壁间子宫肌瘤（Ⅳ型、Ⅴ型及Ⅵ型），影响了宫腔形态，症状为经量增多，经期延长，从而继发贫血，亦表现出了压迫症状，如尿频，查体非常典型，子宫体积明显增大，表面不平。超声检查是诊断子宫肌瘤的最常用方法，具有很高的敏感性和特异性。超声表现为类圆形或椭圆形低回声的实性结节，单发或多发，大多边界清楚，周

围有较清晰的直条状血流，肌瘤实质内可有稀疏或丰富点状、细条状、短线状和小分支血流或无血流信号。子宫腺肌病的超声检查与子宫肌瘤表现不同，显示肌壁弥漫性增厚，回声不均且边界不清。但超声对于小肌瘤（如直径 0.5 cm 以下）的准确定位及计数还存在一定的误差。MRI 检查能发现直径 0.3 cm 的小肌瘤，对于肌瘤的数量、大小及位置能准确辨别，是超声检查的重要补充手段，但费用较高，如果有宫内节育器时会影响对黏膜下肌瘤的诊断。CT 对软组织的分辨能力相对较差，一般不用于子宫肌瘤的常规检查，但能显示有无肿大的淋巴结及肿瘤转移等。该患者超声提示子宫多发低回声结节，边界清楚，符合子宫肌瘤表现。

子宫肌瘤手术适应证：

（1）子宫肌瘤合并月经过多或异常出血甚至导致贫血，或压迫泌尿系统、消化系统、神经系统等出现相关症状，经药物治疗无效。

（2）子宫肌瘤合并不孕。

（3）子宫肌瘤患者准备妊娠时，若肌瘤直径≥4cm 建议剔除。

（4）绝经后未行激素补充治疗但肌瘤仍生长。

子宫肌瘤手术途径：

（1）经腹手术（包括腹腔镜和开腹两种术式）：经腹子宫肌瘤剔除术适用于有生育要求、期望保留子宫者。具体选择腹腔镜还是开腹手术，取决于术者的经验和手术操作技术，以及患者自身的具体条件。对于肌瘤数目较多、直径大（如 >10cm）、特殊部位的肌瘤、盆腔严重粘连手术难度大或可能增加未来妊娠时子宫破裂风险者宜行开腹手术。此外，对于可能存在不能确定恶性潜能的平滑肌肿瘤甚至平滑肌肉瘤者，肌瘤粉碎过程中可能存在肿瘤播散的风险（ⅢB 级证据），应选择开腹手术。无生育要求、不期望保留子宫者

笔记

可行子宫全切除术，对于年轻希望保留子宫者可行子宫次全切除术，术前应注意宫颈癌的筛查，以减少子宫颈残端癌的发生。该患者49岁，无生育要求，不期望保留子宫，行全子宫切除及双侧输卵管切除手术。

（2）宫腔镜手术：适合于0型黏膜下肌瘤；Ⅰ、Ⅱ型黏膜下肌瘤，肌瘤直径≤5.0cm；肌壁间内突肌瘤，肌瘤表面覆盖的肌层≤0.5cm；各类脱入阴道的子宫或子宫颈黏膜下肌瘤；宫腔长度≤12cm；子宫体积<孕8~10周大小，排除子宫内膜及肌瘤恶变。

（3）经阴道手术：可行子宫切除术及子宫肌瘤剔除术。经阴道手术通过人体自然的腔道进行，与开腹手术相比，可保持腹部皮肤及腹壁组织的完整性，减少围手术期并发症，缩短住院时间，减少疼痛，改善生命质量，恢复快及医疗费用低等特点。尤其是对于有肥胖、糖尿病、高血压、肺心病等内科合并症，不能耐受开腹或腹腔镜手术的患者是理想的术式。对合并盆腔器官脱垂的患者，可同时进行盆底修复手术，但经阴道手术视野有局限性。子宫肌瘤是与雌、孕激素相关的肿瘤，可伴子宫内膜的病变，有文献报道，在子宫肌瘤患者中有2.3%合并子宫内膜癌，而不规则阴道出血作为一种症状是子宫肌瘤患者同时合并子宫内膜病变包括子宫内膜癌的一个警示，值得临床医生重视。月经周期规律的女性中有20%女性为无排卵型异常子宫出血，对于围绝经期女性一年排卵次数也降低为3~4次，更有可能存在内膜病变，为了避免忽略子宫内膜病变的存在，需要进行宫腔镜检查。该患者49岁，表现为经期延长、经量增多，也需要先了解子宫内膜是否存在病变，因此，先行宫腔镜检查十分必要。

子宫肌瘤术后处理：术后应注意监测患者的体温、引流、腹部体征及排气的情况。嘱患者术后勤翻身，尽早下床活动，避免下肢深静脉血栓形成。对于术后发热要注意区别吸收热和感染。应根据子宫肌瘤分型指导术后避孕时间，0 型、Ⅰ 型和Ⅶ型避孕 3 个月，Ⅱ～Ⅵ型及Ⅷ型为 6～12 个月。

🏥 病例点评

（1）子宫肌瘤手术途径多种，有经腹、腹腔镜、宫腔镜及经阴道手术。手术方式根据患者年龄及生育要求也有所不同，该患者为 49 岁女性，未绝经，无生育要求，可选择全子宫切除，同时切除双侧输卵管。

（2）子宫肌瘤恶变率非常低，术前症状体征及辅助检查多无特异性，确诊依靠术后病理结果。如果术前可疑恶性，术中尽量避免盆腹腔内肌瘤的旋切播散。

（贺昕红　蔡晓辉　郑一顿）

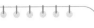

009　输卵管卵巢囊肿一例

病历摘要

患者，女，52岁，因"子宫切除术后7年余，检查发现盆腔肿物半年"于2018年2月26日入院。患者7年前因多发性子宫肌瘤于外院行全子宫切除术，术后未定期复查，4个月前体检发现右侧附件区肿物，B超提示大小约6.7cm×6.4cm×7.9cm，部分结构似呈迂曲管状，囊壁薄，囊内透声可。盆腔CT提示盆腔内右部囊性灶，来源附件可能，卵巢囊肿？查体右侧附件区增厚，无压痛。既往无下腹部胀痛，无腰酸，无腹泻腹痛，无发热，无大小便改变，体重无改变。

【既往史】已婚，孕1产1，1989年行剖宫产一活婴，2010年行腮腺瘤切除术，2011年因多发性子宫肌瘤于外院行开腹全子宫切除术，术后2个多月手术切口形成窦道，行腹壁感染性窦道切开搔刮术，2013年行腹壁切口异物肉芽肿切除术。

【入院查体】下腹正中可见一长约10cm纵行手术瘢痕。外阴：已婚型。阴道：通畅，无异常分泌物。宫颈、宫体缺如。附件：右侧附件区增厚，未触及明确包块，压痛（－），左侧附件区未触及明显异常。

【辅助检查】CA125、CA199、CEA、AFP（2018年1月10日，我院）：均正常。妇科B超（2018年1月4日，我院）：子宫体：缺如；宫颈：缺如，左侧附件区未见异常占位；右侧附件区：见边界清楚的无回声占位，大小约7.8cm×4.8cm×5.6cm。其提示子宫全切术后，右侧附件区囊性占位。腹部盆腔CT平扫＋增强

（2018年1月23日，我院）：盆腔内右部可见类椭圆形低密度影，CT值约11HU；病变密度均匀，边界清楚，最大截面约8.5cm×4.8cm；增强扫描后未见强化。其提示盆腔内右部囊性灶，来源附件可能，卵巢囊肿？

【入院诊断】 盆腔肿物性质待查：右侧卵巢浆液性囊腺瘤？右侧输卵管卵巢囊肿？右侧输卵管积水？剖宫产术后，全子宫切除术后，腹壁感染性窦道切开搔刮术后，腹壁切口异物肉芽肿切除术后，腮腺瘤切除术后，甲状腺功能减退，肥胖症，肝囊肿，脂肪肝。

【治疗】 患者盆腔肿物，既往多次手术史，盆腔粘连严重，常规腹腔镜手术脏器损伤风险大，经全科讨论后拟行开放性腹腔镜探查术，术前先由泌尿科医生行膀胱镜检查＋输尿管导管置入术。脐上缘2.0cm，切开皮肤1.5cm，用两把止血钳交替钳夹下逐层切开腹壁各层至腹膜，以示指或小指伸入腹腔探查，未及粘连情况，将Trocar插入切口，置入腹腔镜术中见：右侧附件区可见直径约8.0cm囊性肿物，表面光滑，肿物1/2部分被肠管及侧盆壁包裹，无法暴露其底部，肠管及大网膜与腹前壁广泛粘连，自脐下3cm直至膀胱广泛大片粘连，面积约20cm×10cm，盆底封闭，阴道断端无法暴露，左侧附件无法探及。行重度盆腔粘连松解术，术中分离部分腹壁与肠管及大网膜粘连，因粘连致密，为避免肠管损伤，分离粘连时切除部分腹膜，逐渐显露右侧盆腔肿物，囊性，质软，肿物与阴道断端、侧盆壁及周围肠管致密粘连，无法辨认右侧附件正常解剖结构，穿刺右侧盆腔肿物，抽吸出清亮液体80ml，提起肿物囊皮，分离周围粘连，显露左侧附件，见左侧卵巢大小约2cm×1.5cm×1.0cm，左侧输卵管外观未见异常。术中诊断：右侧输卵管卵巢囊肿。遂决定行双侧附件切除术，暴露并切断右侧骨盆漏斗

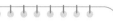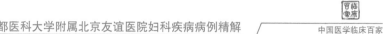

韧带，完全切除盆腔肿物。术中出血少，患者术后恢复好，如期出院。病理结果：右侧输卵管及卵巢结构不清，被一囊肿取代，大小约 $6cm \times 3cm \times 1.5cm$，壁厚 $0.2cm$，内外壁光滑。镜下囊肿壁由卵巢组织、纤维组织及输卵管管壁构成，结合临床符合输卵管卵巢囊肿；左侧输卵管卵巢未见显著变化。

【出院诊断】盆腔炎性疾病后遗症：右侧输卵管卵巢囊肿，剖宫产术后，全子宫切除术后，腹壁感染性窦道切开搔刮术后，腹壁切口异物肉芽肿切除术后，腮腺瘤切除术后，甲状腺功能减退，肥胖症，肝囊肿，脂肪肝。

病例分析

子宫切除术是最常见的妇科手术之一，但是子宫切除术后出现盆腔包块需要再次手术的也不少见。有文献报道，子宫切除术后盆腔包块的发生率高达 50.7%，需要再次手术的患者达 2.7% ~ 2.5%。但是再次手术不仅术中并发症发生率升高，而且容易造成更严重的盆腔粘连。对于子宫切除术后的盆腔包块，诊断较困难，不仅需要全面的鉴别诊断，还需要明确手术指征、手术时机及手术方式。

国外研究发现子宫切除术后的盆腔囊实性包块、CA125 升高及子宫切除术至发现盆腔包块的时间间隔较长是卵巢恶性肿瘤发生的主要危险因素；北京协和医院研究发现子宫切除术后 74% 的盆腔包块为良性，19% 为恶性，良性中最常见的为卵巢子宫内膜异位囊肿。还发现盆腔包块与子宫切除术时的组织病理学类型密切相关。尤其是既往有子宫内膜异位症或子宫腺肌病病史的患者，65% 子宫切除术后会再次发生卵巢子宫内膜异位症，既往多次腹部手术史也是盆腔瘤样病变的主要危险因素，考虑与腹部手术后引起局部粘连和炎症反应有关。该患者既往因子宫肌瘤行全子宫切除术，保留双侧附件，术后未定期复查，术后 7 年发现盆腔包块，单房，囊性，肿瘤标志物正常，入院第一诊断考虑卵巢良性肿瘤可能，因既往多次腹部手术史，且有腹部切口愈合不良病史，亦不排除盆腔炎症性包块，但确诊非常困难，经手术探查，术后病理诊断为盆腔炎性疾病后遗症：右侧输卵管卵巢囊肿。2015 年美国妇产科医师学会（ACOG）推荐，子宫切除术时行保留卵巢的双侧输卵管切除术是预防卵巢癌的最佳选择。新的研究数据显示，子宫切除术时保留卵巢的双侧输卵管切除术的确在预防卵巢癌方面发挥了至关重要的作用，特别是对浆液性卵巢癌，子宫切除同时切除双侧输卵管对于术后盆腔炎性疾病的预防也有益处。

输卵管卵巢囊肿是继发于盆腔炎性病变的一种疾病，发病机制与输卵管炎症波及卵巢有关，炎症导致输卵管和卵巢相互粘连形成包块，或输卵管伞端与卵巢粘连贯通，形成输卵管卵巢脓肿，脓液吸收后形成输卵管卵巢囊肿，需与原发卵巢的真性囊肿相鉴别。临床上患者多有盆腔感染病史，早期可无明显体征，大部分在妇科体检时发现附件区包块而被发现。超声表现为子宫左、右、后方或双侧附件区囊性回声，多形状不规则，部分呈迂曲状或腊肠形，内部为无回声区或内有密集光点反射，部分周边可见部分卵巢组织回声，囊性包块周边血流信号不丰富。盆腔磁共振成像是输卵管卵巢囊肿非常重要的检查方法，在判断囊肿的大小、形态、性质，以及与周围组织的比邻关系方面有独特优势。其磁共振成像表现如下：①病灶位于附件区，单侧或双侧，常合并卵巢其他肿物；②囊肿呈圆形或类圆形，边界清楚；③囊壁薄、均匀，增强扫描大多不强化，若伴感染，则囊壁强化；④绝大部分囊内容物信号呈 T_1WI

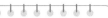

低信号、T_2WI 高信号，少数因含蛋白或出血呈 T_1WI 高信号、T_2WI 高信号，内容物增强扫描不强化；⑤有囊肿一侧的输卵管可见不同程度的扩张，与囊肿相通，输卵管内信号与囊内信号一致。但是由于临床表现无特异性及影像学医生对其影像学特征认识不足，往往导致临床工作中常把此病诊断为卵巢单纯性囊肿、卵巢囊腺瘤或卵巢子宫内膜异位囊肿。结合该患者资料，多次腹部手术且有腹部切口愈合不良病史，有盆腔感染高危因素，且查体时肿物边界不清，影像学表现形状不规则，局部呈迂曲状，应考虑到输卵管卵巢囊肿的可能。

鉴别诊断：①卵巢单纯性囊肿：从发生部位、形态，以及影像学表现都与输卵管卵巢囊肿相似，但前者临床无盆腔炎病史，输卵管无炎症及扩张。②卵巢囊腺瘤：肿物见分隔及内壁结节时，两者易于鉴别；当瘤内成分单纯而无分隔和内壁结节时，两者很难区别，但输卵管卵巢囊肿可见扩张输卵管与卵巢囊肿相通，而卵巢囊腺瘤无此征象。③输卵管积水：该疾病往往有盆腔炎症病史，症状及体征与输卵管卵巢囊肿相似，但磁共振成像提示输卵管呈管状扩张，附件区可显示同侧正常卵巢信号。④卵巢子宫内膜异位囊肿：两种疾病妇科查体时可有相似表现，但临床病史不同，典型的子宫内膜异位囊肿磁共振成像表现因反复出血呈特征性的 T_1WI 高信号，T_2WI 低信号；输卵管卵巢囊肿呈 T_1WI 低信号，T_2WI 亦呈高信号；输卵管卵巢脓肿则表现为 T_1WI 等、低信号，T_2WI 呈高信号。

有腹部手术史的患者，术后形成的盆腹腔粘连包括器官组织之间的粘连、大网膜肠管与腹壁的粘连和两者并存三种情况。腹腔镜手术、腹部横切口手术及腹部纵切口手术后腹腔内粘连的发生率有所不同，分别是 14‰、214‰ 及 531‰，重度粘连分别为 7‰、69‰

及 253‰，特别是纵切口手术，腹腔内粘连特别是肠道粘连的机会明显增加。文献报道，有腹部手术史者脐部肠管粘连占 3%～5%，因此再次手术选择穿刺方法时应考虑这一点。该患者两次腹部手术史，尤其是全子宫切除术后腹部切口愈合不良史，盆腔重度粘连可能性极大。

Garry R. E. 主张将腹腔镜穿刺并发症分为两类：Ⅰ类损伤，是位于正常位置的肠管或血管的损伤；Ⅱ类损伤，是粘连于腹壁的组织器官损伤，其中大网膜或大网膜及肠管损伤为ⅡA，仅有肠管损伤为ⅡB。如何避免穿刺并发症，气腹建立及 Trocar 穿刺的方法极其重要。常规手术时气腹针及第一 Trocar 的穿刺点通常为脐周，但对有腹部手术史者特别是有纵切口手术史的患者，可改变第一穿刺孔位置，选择脐和剑突之间（李－黄点）或者左上腹（Palmer点）；开放式腹腔镜（Hasson 法）适用于有腹部手术史或可疑腹腔有粘连的高危患者，也适用于妊娠期腹腔镜手术。对于腹部手术史患者，原腹部切口下若有肠管或大网膜粘连，粘连面积往往超过切口长度 2～5cm，因此尽可能留出距离来选择穿刺孔，选择直视下开放性建立腹腔镜孔进入腹腔，可避免建立气腹时盲目穿刺引起的血管及肠管损伤等并发症。该患者经腹部小切口手指探查腹腔确定无粘连，再将 Trocar 插入切口，置入腹腔镜；也可应用微小腹腔镜观察腹腔的粘连情况，避开粘连的部位，减少并发症，一般微小腹腔镜自 Palmer 点插入；使用更安全的 Trocar，如在可视 Trocar 的直视下进入腹腔，或选择带保护鞘的 Trocar，螺旋式的进入方式可将腹部各层组织推开而非切开，同时可插入腹腔镜进行直视观察，可有效避免Ⅱ类损伤，但价格较昂贵；避免使用锐性 Trocar 可减少Ⅰ类损伤。

笔记

病例点评

（1）诊断难点：该患者全子宫切除术后 6 年，附件区囊性肿物，无盆腔炎症的症状及体征，入院初步诊断考虑新生卵巢肿瘤的可能较大，输卵管卵巢囊肿、包裹性积液的可能较小，但最后诊断是输卵管卵巢囊肿。

（2）手术难点：两次开腹手术，一次腹壁切口愈合不良行 2 期手术，1 次腹壁切口肉芽形成手术切除，共 4 次腹部手术史，本次手术为患者腹部的第 5 次手术。术前我们要求患者复印既往手术病历，反复研究既往手术记录，特别是开腹手术后腹壁切口肉芽切除手术是否贯通了腹腔，这对本次手术的预估和准备提供了帮助。本次手术采取了开放式腹腔镜，避免了穿刺并发症，手术难点主要是重度盆腔粘连的分离，手术前充分的肠道准备、放置双侧输尿管导管，对手术都有帮助。术中分清解剖关系，尤其和肠管的粘连分离是手术难度最大之处。

（贺昕红　蔡晓辉　郑一顿）

010 绝经期卵巢性索间质肿瘤一例

病历摘要

患者，女，70 岁，主诉"半月前出现阴道淋漓出血，量大时似既往月经量，色鲜红，可自行减少至点滴出血"，补充主诉49 岁自然绝经，绝经后未服激素类药物，无其他不适。既往无内外科病史。既往月经规律，5 天/30 天。孕3 产3，分别自然分娩1 活婴。否认家族肿瘤相关病史。

【入院查体】全身查体：未触及明显异常。妇科查体：外阴已婚已产型，阴道通畅，少量陈旧血性分泌物，无异味，宫颈光滑，无出血及触血。宫体前位，如孕6 周大小，质中，无压痛，活动好。附件区未触及异常占位及压痛。

【辅助检查】血尿常规，肝肾功能，凝血功能均在正常范围。TCT：未见上皮内细胞病变，HPV：66 型阳性。妇科B 超：宫底单层内膜0.5cm，中下段内膜显示不清，宫腔内可见团状不均质回声，范围4.4cm × 1.8cm。右侧卵巢内可见囊性包块，3.9cm × 3.7cm，内可见多发粗大分隔，隔上可见条状血流，RI = 0.44。提示右侧卵巢囊性包块，恶性不除外，内膜增厚，宫腔内凝血块。盆腔MRI：右侧卵巢囊腺癌？宫腔内出血？PET - CT：内膜及右侧卵巢肿瘤中至高等程度代谢摄取，考虑内膜恶性肿瘤及卵巢恶性肿瘤可能。肿瘤标志物：CA125 77.1U/ml，妇科内分泌：E_2 23pg/ml，FSH 30mIU/ml。

【入院诊断】子宫内膜恶性肿瘤？右侧卵巢恶性肿瘤？宫颈HPV 感染（66 型），绝经期。

笔记

【治疗】入院后于全麻下行宫腔镜检查＋宫腔镜下子宫内膜活检＋宫颈内膜活检。术中见：宫颈管形态正常，黏膜色红，未见异常赘生物，黏膜表面覆盖较多坏死组织。宫腔形态正常，双侧输卵管开口可见，子宫内膜厚，表面凹凸不平，色红，未见异型血管，组织较糟脆。探宫深 8.5cm，环状电极分别于子宫前壁及后壁自宫底部至宫颈内口水平切除子宫内膜组织及黏膜下部分肌层，于宫颈管前壁及后壁自宫颈内口水平至宫颈外口切除宫颈黏膜及黏膜下部分肌层。病理回报：部分子宫内膜呈息肉样改变，腺体扩张伴萎缩，其余内膜腺体部分不规则增生，间质纤维化。宫颈组织慢性炎。术后诊断：右侧卵巢恶性肿瘤？子宫内膜增生，慢性宫颈炎，宫颈 HPV 感染（66 型），绝经期。于全麻下行开腹探查术，术中见：腹腔内少量淡粉色腹水，量约 30ml，子宫如孕 6 周大小，表面光滑，右侧卵巢被一直径约 8cm 大小囊实性肿瘤替代，囊性部分壁薄，张力较大，包膜完整，与周围组织无粘连，右侧输卵管走形其上，外观正常，伞端开放。左侧输卵管未见异常，左侧卵巢大小约 2cm×2cm×1cm，外观正常。大网膜未见明显结节，肝区、膈面和余腹膜及肠管表面探查未见明显结节及转移种植病灶。故决定行右侧附件切除术，送病理结果回报：卵巢组织内可见片状肿瘤细胞巢，考虑为颗粒细胞瘤。转行全子宫切除术＋左侧附件切除术＋盆腔淋巴结切除术＋腹主动脉旁淋巴结切除术＋大网膜切除术。

【术后病理】右侧卵巢成人型颗粒细胞瘤，双侧输卵管未见显著变化，子宫内膜部分腺体呈增生性改变，左侧附件未见显著变化，大网膜未见肿瘤，盆腔及腹主动脉旁淋巴结均未见癌转移。腹腔冲洗液，可见退变的间皮细胞及少量排列拥挤的细胞团，倾向为肿瘤细胞。

病例分析

卵巢颗粒细胞肿瘤为卵巢性索间质肿瘤的一种病理类型。卵巢性索间质肿瘤占全部卵巢肿瘤的 4.3% ~ 6%，而其中卵巢颗粒细胞瘤为最常见的病理类型，分为成人型及幼年型。其中成人型占95%，为一种低度恶性肿瘤，高发年龄为 45 ~ 55 岁，由于肿瘤能分泌雌激素，故致使青春期前患者出现性早熟，生育期患者出现月经紊乱，绝经期患者出现绝经后出血。其常合并子宫内膜增生甚至内膜癌。该肿瘤预后多较好，5 年生存率达 80% 以上，但有晚期复发倾向。幼年型罕见，仅占 5%，恶性度极高，主要发生于青少年。

对于有生育要求的局限于一侧附件的颗粒细胞瘤患者，可行保留生育功能的全面分期手术（可选择不切除淋巴结），而对于无生育要求的患者建议行全面分期手术（可选择不切除淋巴结）。术后Ⅰ期低危患者可观察，Ⅰ期高危（肿瘤破裂，ⅠC 期，中低分化）或含异源性成分，可选择观察或以铂类为基础的化疗。对于Ⅱ ~ Ⅳ期患者可行放射治疗或以铂类为基础的化疗。研究表明，颗粒细胞瘤通常引起血清抑制素升高，故术后随访过程中可密切监测血清抑制素水平，对早期发现复发有提示意义。该患者术后病理提示腹水细胞学倾向肿瘤细胞，故考虑为ⅠC 期，考虑患者年龄较大，且颗粒细胞瘤以晚期复发为主，故向患者及其家属交代病情后，其选择暂密切观察随访。

该患者术前行 PET – CT 提示子宫内膜 SUV_{max}/SUV_{mean}：4.8/3.8，延迟扫描 SUV_{max}/SUV_{mean}：5.6/3.2。卵巢肿瘤 SUV_{max}/SUV_{mean}：2.7/1.9，延迟扫描摄取程度大致同前，均为中等强度摄取，结合临床考虑子宫内膜恶性肿瘤，卵巢肿瘤性病变。但术后病理明确内膜仅为单纯性增生，而卵巢则为恶性肿瘤。对于妇科常见三大恶性肿瘤，PET－CT 对于卵巢恶性肿瘤尚有较好的诊断意义，有文献显示，对于卵巢癌的诊断，其敏感性达到 83%～95%，特异性达到 71%～100%。假阳性情况通常出现在良性的卵巢囊腺瘤、畸胎瘤、神经纤维瘤、卵巢子宫内膜异位囊肿、炎症急性期，这些均会增加葡萄糖的摄取代谢率。临床实际应用中，PET－CT 更大的意义在于晚期卵巢癌影像学分期，有文献显示，对于晚期卵巢癌盆腔内病灶，其敏感性为 80.9%，特异性为 93.7%，对于盆腔外病灶（肝脏、肺脏、膈面/腹膜、骨骼、淋巴结）敏感性为 93.5%，特异性为 93.7%，SUV_{max}3～27，平均值为 9.4 ± 5.9。而对于复发性卵巢癌 PET－CT 相比较于其他几种诊断依据亦有着较好的诊断意义，其中 CA125 诊断的敏感性最高，达到 92%，PET－CT 的敏感性最高达到 90%，而 CT 及 MRI 的敏感性为 79% 及 75%，特异性为 84% 及 78%。超声敏感性为 90%～92%，特异性为 53%～61%。而对于诊断子宫内膜恶性肿瘤时，假阳性通常出现在近期宫腔诊刮术后、子宫肌瘤、子宫腺肌病、子宫内膜增生、子宫内膜息肉等情况。临床中观察到健康育龄期女性，在排卵期（晚卵泡期及早黄体期），卵巢及子宫内膜也均会增加摄取率，通常情况下，排卵期子宫内膜 SUV 平均值为 5 ± 3.2，而在增生期及分泌期为 2.5 ± 1.1，绝经后子宫内膜 SUV 值为 1.7 ± 0.7，并且激素治疗并不会明显改变内膜的摄取率。PET－CT 诊断子宫内膜癌时 SUV 平均值为 11.2 ± 5.9，但有文献报道，良性子宫肌瘤 PET－CT 中 SUV 值最高可达 16，所以，PET－CT 辅助子宫内膜癌的诊断价值不及卵巢癌。此外，内膜癌的 PET－CT 无法有效评估肌层浸润深度，因为每个螺旋扫描层面为 4～5mm，精准度不足，而对于淋巴结转移，虽然文献统计对于淋巴结转移特异性可达到 99%，但敏感性则与转移淋巴结直径有明确相关性，≥10mm 的淋巴结敏感性达 93.3%，对 ≤4mm 的淋巴结转移敏感性仅为 16.7%，5～9mm 的淋巴结转移敏感性为 66.7%，所以应用 PET－CT 行内膜癌分期价值稍显不足。而近期有研究表明内膜癌的生物学行为表现侵袭性越高，其摄取率也越高，这或许能成为 PET－CT 在内膜癌领域中应用的另一方向。PET－CT 诊断疾病的敏感性及特异性的程度取决于 SUV 切割值的选取，如果 SUV 以 7.9 为切割值，PET－CT 诊断排除良性肿瘤的敏感性仅为 57%，但特异性可达到 95%。而其中感染是假阳性的最常见的原因之一，有报道在正常的组织中，因感染导致的代谢率增高可达 40%，所以 PET/CT 在临床中的应用范围及价值还需我们谨慎选择，应根据疾病来源综合判读。

病例点评

（1）绝经后出血患者在考虑内膜病变的同时应积极寻找病因，是否由长期雌激素刺激所致，或同时合并具有雌激素分泌功能的肿瘤所致。

（2）PET－CT 对于上皮性卵巢恶性肿瘤的远处转移有较好的特异性及敏感性，然而对于内膜病变或其他病理类型的卵巢恶性肿瘤，由于其影响因素过多，切割值选取困难，导致诊断效力不佳，故在结果判读时应考虑到其假阳性及假阴性可能。

（蔡逸轩　刘　芸）

011　盆腔炎性疾病后遗症急性发作一例

病历摘要

患者，女，53岁，因"发现双侧输卵管积水1年，发热6天"入院。1年前体检超声提示双侧输卵管积水，大小约5cm×3cm×2cm，未诊治。6天前无诱因发热，体温最高39.8℃，查血：白细胞9.53×10⁹/L，中性粒细胞百分比75.7%，CRP 134mg/L。胸部CT提示多发索条影，考虑慢性炎症。妇科查体：后穹隆无触痛，宫颈无举痛，宫体及双侧附件区无压痛。静点盐酸莫西沙星氯化钠注射液3天无好转，3天前出现畏寒，咽部不适，偶有腹胀，尿不尽感。进一步就诊查B超提示双侧输卵管积脓可能，宫内节育器。妇科查体：宫体及双侧附件区压痛明显。

【既往史和家族史】 既往体健。孕1产1，1992年剖宫产一男婴，体健。既往月经规律，4天/30天，量中，无痛经。10年前放置宫内节育器。否认家族肿瘤病史。

【入院查体】 体温38.8℃，心率90次/分，血压130/80mmHg，心肺未触及明显异常，腹软，中上腹无压痛、反跳痛及肌紧张，下腹压痛明显，反跳痛（＋），肌紧张。妇科查体：外阴已婚型；阴道通畅，少量脓性分泌物，无异味，后穹隆触痛（＋）；宫颈光滑，无触血，宫颈举摆痛（±）；宫体前位，如孕6周大小，质中，不活动，压痛明显；双侧附件区可触及巨大包块，直径约10cm，边界不清，与子宫及盆壁关系密切，不活动，压痛明显。

【辅助检查】 呼吸道相关病原体、病毒及肺炎支原体检测均阴性。B超：子宫内膜厚约0.4cm，宫内节育器距宫底2.5cm，左侧附件区见边界清楚的无回声肿物，大小约 9.2cm×8.0cm×5.9cm，部分呈迂曲管状，内部透声差，见较多絮状及点状低回声，壁厚，毛糙，壁上可探及丰富血流信号，右侧附件区见边界清楚的无回声肿物，大小约 14.7cm×8.0cm×7.3cm，部分呈迂曲管状，内部透声差，见较多絮状及点状低回声，壁厚，毛糙，壁上可探及丰富血流信号，提示双侧输卵管积脓，宫内节育器下移。

【入院诊断】 双侧输卵管积脓？宫内节育器下移，剖宫产术后。

【治疗】 入院后给予头孢美唑与甲硝唑联合静脉注射抗感染治疗，次日量血压 80～90/50～60mmHg，心率 90～100 次/分，考虑感染中毒性休克可能，急诊行开腹探查术，术中见：子宫前壁光滑，水肿，充血明显，宫底部和子宫后壁与直肠及大网膜广泛致密粘连，不能显露，右侧输卵管增粗膨大，伞端与侧盆壁及阔韧带后叶致密粘连，遮蔽右侧卵巢，形成大小为 10cm×8cm×8cm 的包块，左侧输卵管增粗膨大，伞端与侧盆壁及阔韧带后叶致密粘连，遮蔽左侧卵巢，形成大小为 10cm×9cm×8cm 的包块，两包块内侧均与直肠致密粘连，子宫直肠陷凹完全封闭。钝锐性分离右侧输卵管与周围组织粘连，分离过程中右侧输卵管伞端打开，见恶臭黄褐色稀薄脓液流出，量约 500ml，同法处理左侧附件，吸净脓液。锐性分离子宫宫底与子宫后壁及直肠表面间致密粘连，分离过程中显露多个脓腔，流出淡黄色脓液量约 200ml，完全分离粘连，显露子宫直肠陷凹。见两侧卵巢正常结构消失，分别留取双侧少许脓腔壁组织行普通细菌培养及厌氧菌培养，遂决定行双侧附件切除术＋取环术。术后病理：双侧附件纤维及部分肌组织，内含多量急慢性炎细胞浸润，另输卵管管壁内见急慢性炎细胞浸润，结合临床符合积脓改变。细菌培养未见明显细菌生长。术后继续给予头孢美唑＋甲硝唑静脉注射抗感染治疗，3 天后体温逐渐下降恢复至正常，后停静脉注射抗生素，继续口服双联抗生素持续至术后 2 周。

病例分析

该例患者既往双侧输卵管积水，为盆腔炎性疾病后遗症，组织结构破坏，防御功能减退，为盆腔炎反复发作的病理学基础，是盆腔炎性疾病急性发作的高危因素。急性盆腔炎诊断最低标准应有宫颈举痛或宫体压痛或附件区压痛，患者发热首诊时，妇科检查并无阳性体征，且患者之后出现畏寒、咽部不适、尿不尽感等不适，不排除呼吸系统感染或泌尿系统感染为诱因，诱发盆腔炎急性发作可能。故对于输卵管积水的患者，即使无急性发作仍建议手术治疗。既往观点认为输卵管系膜中的血供有部分与卵巢血供相同，故有学者认为切除输卵管会影响卵巢储备功能。目前大量文献均表明，切除输卵管并不会对卵巢储备功能产生显著影响，或仅有轻微损伤，但不会使受孕率大幅下降，而对于拟行辅助生育的患者，切除双侧输卵管并不改变体外受精－胚胎移植的成功率与活产率。故对于无生育要求的输卵管积水患者，切除输卵管为适宜的治疗方案。

盆腔炎性疾病急性发作首选药物抗感染治疗，必要时手术治疗，用药应注意早期、足量、足疗程的原则，由于盆腔炎性疾病急性发作时多为混合感染，故经验使用抗生素时应尽可能地覆盖可能的病原体，包括需氧菌、厌氧菌、淋球菌、沙眼衣原体、支原体等，该患者虽早期应用盐酸莫西沙星氯化钠注射液抗感染治疗，但仅为单联用药，非规范抗生素治疗，故入院后我们给予了双联抗感染治疗。盆腔炎性疾病急性发作的手术治疗指征包括：①规范性抗生素治疗无效，48～72小时体温持续不降，感染中毒症状未改善，或包块增大等症状者；②经规范性抗生素治疗2周以上，包块持续存在或增大者；③保守治疗期间脓肿破裂，或出现感染中毒性休克表现者。该患者入院次日在规范性抗生素用药情况下出现精神萎靡，反应淡漠，伴随血压下降，心率上升，休克指数为1.1，感染中毒性休克可能，考虑疾病进展，故给予急诊手术。因既往盆腔炎症导致腹盆腔粘连，容易形成多个腔隙，为保证手术的彻底性，术中应仔细探查所有潜在可能的脓腔，并注意解剖复位，充分冲洗，术后有效引流，并继续抗感染治疗。术中应完善病原学检查，留取标本时应留取新鲜组织成分送培养，且应注意多点送检，增加培养成功率，而留取脓液意义不大。该病例双侧均只留取一块组织送细菌培养，术后细菌培养未见阳性结果，不排除留取组织为较多坏死组织、样本量少导致培养阳性率较低可能。此外，该病例留取标本后仅放入普通细菌培养瓶中，而盆腔脓肿病原体以厌氧菌主导较为多见，故标本暴露于空气中后也会导致培养阳性率低，故建议标本留取后放入普通细菌和厌氧菌培养瓶中可增加培养阳性率。

盆腔炎性疾病是育龄期女性常见的一种疾病，常产生严重的后遗症，如慢性盆腔痛、输卵管性不孕、异位妊娠等，相比较于盆腔炎性疾病的急性发作，其产生的后遗症似乎更加常见也更容易引起我们的重视。有文献报道，急性盆腔炎性疾病的发生率在下降的同时，输卵管原因所引起的不孕的发生率却没有下降，这表明大部分引起并已经产生严重后遗症的盆腔炎性疾病都处于无症状的亚临床状态，而并没有引起我们充分的重视。故相比较于急性盆腔炎性疾病，预防并及时筛查出亚临床状态的盆腔炎性疾病更应是我们工作的重点。虽然盆腔炎性疾病常见的感染病原体有淋病奈瑟菌、沙眼

笔记

衣原体，还有需氧菌、厌氧菌、支原体、病毒等，且多为混合感染，但一直以来最常见的也是最易引起无症状盆腔炎性疾病的病原体仍为沙眼衣原体及淋病奈瑟菌。世界卫生组织调查显示全球女性沙眼衣原体患病率约为 4.2%，70% 的感染者无明显临床症状，有文献显示，30% 未经治疗的沙眼衣原体患者患有盆腔炎性疾病（亦有文献数据为 10%~20%），而其中大多数无明显症状或仅有轻微的非特异性症状。虽然局限于下生殖道的沙眼衣原体未治疗的自然消除率（1 年为 54%，2 年为 82%，4 年为 94%），但等待随访并不适宜，因病原体可通过宫颈，蔓延至上生殖道，并黏附于局部黏膜，导致不良结局。有文献表明，有临床症状的却未能接受特异性治疗者，20% 出现不孕、慢性盆腔痛等后遗症表现，异位妊娠发生率则为 9%。所以，美国盆腔炎诊疗指南提出，无论是否出现临床症状，均应加强对下生殖道沙眼衣原体的检测，而其中更有大型随机对照研究显示通过对沙眼衣原体的筛查并治疗可以有效降低盆腔炎性疾病的发生率。淋病奈瑟菌则同样发病隐匿，50% 女性感染者无明显症状，但相比较于沙眼衣原体感染，淋球菌感染一旦出现症状往往会有更加明显的炎症反映表现，其通常表现为受累黏膜的化脓性炎症。考虑到卫生经济学的原因，美国一项指南建议对所有性活跃的人群包括孕妇进行筛查，尤其是拥有高危因素的人群。其中 20~24 岁的性活跃人群及中老年女性沙眼衣原体和淋球菌的感染率最高，而其中衣原体的感染率比淋球菌高 10 倍。其他的感染高危因素还包括多个性伴侣，患有性传播疾病的性伴侣，未使用避孕套的性行为，既往或现在感染性传播疾病等。目前我国现状对沙眼衣原体及淋球菌的重视及筛查力度并不够。作为性传播疾病，所有感染沙眼衣原体及淋球菌的患者均应对性伴侣进行筛查及治疗，而在治疗期间应禁止性生活，患者本人也应在治疗 3 个月后复查沙眼衣原体及淋球菌。对于合并其他病原体（如细菌性）感染的无症状的盆腔炎性疾病，有研究观察到盆腔内的病原学检测结果与下生殖道的病原学（细菌性）检测结果并不一致，而流行病学调查也显示，通过筛查并治疗细菌性阴道疾病并不能够降低盆腔炎性疾病的发生率。这有可能是由于下生殖道的很多病原体为一过性存在，与同时段机体状态及局部围环境相关性很大，故某一时间节点的下生殖道细菌检测与盆腔炎性疾病相关性不大。

对于合并盆腔炎性疾病患者是否应取出宫内节育器的问题，大规模系统性回顾性研究显示，长期应用宫内节育器的患者盆腔炎性疾病发生率小于 1%，但前提是患者能够拥有更好的妇科相关护理条件及随访条件。而美国盆腔炎性疾病指南指出，放置宫内节育器的最初 3 周容易发生急性盆腔炎性疾病，当出现急性发作的时候无需取出宫内节育器。当盆腔炎经有效抗生素治疗 24 ~ 72 小时症状无改善，即如需手术治疗，应术中同时取出宫内节育器。

🩺 病例点评

（1）输卵管积水的患者应积极进行手术治疗，首选输卵管切除。目前观点认为输卵管切除不影响或轻微影响卵巢储备功能，但并不影响辅助生育术后的活产率及受孕率。

（2）盆腔脓肿术中应多点留取组织物送细菌培养以增加细菌培养的阳性率，对于厌氧菌应尤其注意尽量避免接触空气，可用厌氧菌血培养瓶进行送检。

（3）亚临床状态的盆腔炎性疾病发病率上升，门诊接诊时应提高对支原体、衣原体，以及淋球菌的敏感度，对于疑似盆腔炎性疾病患者或阴道异常分泌物患者应进行筛查，而非只关注细菌性阴道病或霉菌性、滴虫性阴道炎相关检查。

（4）近期放置宫内节育器者，放置的 1 个月内注意急性盆腔炎性疾病的发生，如出现急性盆腔炎性疾病无需常规取出宫内节育器，但如需手术治疗盆腔脓肿则术中应取出宫内节育器。

（蔡逸轩　刘　芸）

012 黏膜下肌瘤一例

病历摘要

患者，女，29岁，7个月前B超提示黏膜下肌瘤直径6cm，贫血，阴道淋漓出血1月余至血红蛋白54g/L，拟于外院行宫腔镜下子宫肌瘤切除术，术前给予GnRH-a治疗，第一次注射后出现一过性经量增多，急诊行宫腔镜下子宫肌瘤电切术，术中见宫腔内直径约6cm黏膜下肌瘤（Ⅰ型），局部伴坏死，根蒂位于宫底，术中因肌瘤较大，手术时间长，未能完全切除肌瘤组织，残留部分肌瘤大小约3cm×2cm，待二次手术。术后继续给予GnRH-a治疗2个周期，患者经量较既往经量稍减少，月经模式无改变。现为二次手术就诊于我院。

【既往史和家族史】既往无内外科病史。平素月经规律，5天/25天，量中，痛经（-），孕0产0。否认家族肿瘤病史。

【入院查体】全身查体未见明显异常。妇科查体：外阴已婚型，阴道通畅，分泌物量少，色白，无异味。宫颈光滑，宫体后位，如孕6周大小，表面光滑，质中，活动好，无压痛，双侧附件区未及明确占位及压痛。

【辅助检查】血尿常规，肝肾功能，凝血功能均在正常范围。妇科B超：内膜厚约2.7cm，回声不均，宫腔内见非均质回声，范围约3.2cm×2.9cm×2.2cm，内见较丰富血流，RI=0.52，内见多个暗区，约0.8cm×0.8cm×0.5cm。盆腔MRI：宫体底部肌层内见一大小约4.0cm×4.4cm不规则异常信号，强化明显，内见斑片状无强化区。其提示肌瘤合并出血可能。肿瘤标志物均阴性。

【入院诊断】宫内占位性质待查：黏膜下子宫肌瘤？宫腔镜下黏膜下肌瘤部分切除术后。

【治疗】入院后于全麻下行 B 超监护下宫腔镜检查 + 宫腔镜下肌瘤电切术 + 宫腔粘连松解术 + 子宫内膜活检。术中见：宫颈管形态正常，黏膜粉红，未见赘生物。宫腔形态失常，左侧壁宫底中下 2/3 内聚，形成周边型粘连，宫腔中上 1/3 宫底部见前后壁膜样粘连，形成中央型粘连，结合超声见粘连带上方一直径约 4cm 肌瘤结节，内凸约 40%，双侧输卵管开口可见，子宫内膜中等厚，色粉红。术中补充诊断：宫腔粘连（中度，6 分、混合型）。充分分离宫腔各处粘连，恢复正常宫腔形态，环状电极分次切除宫底部肌瘤结节，切除过程中见肌瘤内多个囊腔，囊壁光滑，内为褐色囊液，考虑肌瘤变性。给予缩宫素 10IU 持续静点促进子宫收缩，于超声监护下沿肌瘤边界完全切除肌瘤结节。

【术后病理】子宫内膜单纯性增生，黏膜下子宫肌瘤。

【术后诊断】黏膜下子宫肌瘤（Ⅱ型），宫腔粘连（中度，6 分，混合型），功能失调性子宫出血，宫腔镜下黏膜下肌瘤电切术后。

📖 病例分析

（1）黏膜下肌瘤分为 0 型、Ⅰ型、Ⅱ型，对于 0 型、Ⅰ型及直径 <4cm 的Ⅱ型黏膜下肌瘤适宜行宫腔镜手术治疗。该患者术前超声提示为黏膜下肌瘤直径 6cm，重度贫血，传统观念认为 TCRM（宫腔镜子宫肌瘤电切术）术前应用 GnRH-a 或选择性孕激素受体调节剂可缩短手术时间，减少灌流液吸收降低 TURP（前列腺电切综合征）发生率，增加一期手术切净率，但系统性回顾发现这一观

点缺乏高等级证据支持，仅被列为 B 级证据。临床观察中也发现 0 型及 I 型黏膜下肌瘤术前应用 GnRH-a 并不能有效减少肌瘤大小，起到缩短手术时间，减少 TURP 发生率等效果，仅对 II 型黏膜下肌瘤能起到一定效果。术前应用 GnRH-a 虽不能起到缩小瘤体的作用，但对于术前恢复并稳定血红蛋白浓度有肯定效果，在指南中被列为 A 级证据进行推荐。对于应用 GnRH-a 治疗患者，在治疗初期会出现卵泡刺激素及促黄体生成素反射性升高的现象，称为点火效应（flare-up effect），进而使雌孕激素升高，该患者在应用 GnRH-a 治疗 1 周期内出现一过性经量增多，考虑与此相关。对于此类患者在应用 GnRH-a 治疗同时可加用米非司酮或孕激素进行预处理，减少阴道出血量，或应用来曲唑（芳香化酶抑制剂）降低雌激素水平，也可作为参考治疗方案。

（2）部分患者对 GnRH-a 治疗反应较好，可出现瘤体因血供减少，引起变性、坏死、出血等现象，该患者术后继续 GnRH-a 治疗 2 个周期后复查 B 超提示宫腔内非均质回声，内可见暗区，且可见血流信号。但血流信号 RI = 0.52，> 0.4，肿瘤标志物均阴性，故考虑相关恶性疾病可能性不大，进一步完善 MRI 提示肌瘤合并出血可能性大。术中及术后病理亦支持该诊断。

（3）目前宫腔镜下子宫肌瘤切除手术有 3 种常见方式：肌瘤旋切术、环状电极电切术及肌瘤气化术。目前应用最多的是环状电极电切术。宫腔镜肌瘤切除术常见的术中及术后的并发症包括子宫穿孔、灌流液吸收过多、出血及宫腔粘连等。

1）子宫穿孔：通常可由于宫颈扩张、器械抓钳，以及宫腔镜电切系统所致。对于器械抓钳造成的损伤，在没有肠管损伤的情况下，可以选择观察；而在怀疑肠管损伤的时候，如发现子宫出现明显的缺损，术中大量出血的情况下，应考虑腹腔镜探查。如果穿孔发生在电切系统工作状态下，需除外肠管损伤可能，必要时行腹腔镜或开腹探查直到明确排除肠管损伤可能。此外，热传导损伤对于周围脏器的损伤通常出现在术后 5～14 天内，故应告知患者严密随访，如出现发热、腹痛、恶心或呕吐等症状立即急诊就诊。对于宫颈扩张，可在术前应用海藻棒或米索前列醇。对于巨大的 I～II 型黏膜下肌瘤，需要特别关注距离浆膜面很近甚至只有几毫米的肌瘤结节，术中应用 B 超监护十分必要，可直观地判断与浆膜面的距离。有文献提出，肌瘤下方剩余肌层组织过薄是子宫穿孔的一个危险因素，如肌层厚度 >10mm，宫腔镜手术相对安全；如肌层厚度 <5mm，宫腔镜手术特别是应用电器械进行肌瘤切除的宫腔镜手术，子宫周围脏器（血管，膀胱，肠管）损伤的风险则明显增加，即使是在子宫未穿孔的情况下仍有通过热传导对周围脏器造成损伤可能，这种情况下，应用冷器械进行操作可以在一定程度上降低损伤风险。此外，术中应用腹腔镜监护也是可行的，腹腔镜监护并不能避免穿孔的发生，但建立气腹后可以在子宫周围形成气体的隔离区，从而减少周围肠管损伤的风险。

2）灌流液吸收过多：非晶体灌流液吸收过多可导致严重的水电解质平衡紊乱，肺脏及脑组织水肿，心力衰竭甚至死亡。相较于进行前列腺电切的男性患者，进行宫腔镜电切的育龄期女性患者更容易发生灌流液吸收过多，这是女性激素（尤其是雌性激素）对于钠/钾 ATP 酶泵的抑制作用所导致。所以，宫腔镜术中的液体管理变得尤为重要，需从 3 个方面进行管理：①预防：一般来说，一旦宫腔内压力超过平均动脉压（90～132cmH$_2$O）就会出现明显的灌流液吸收情况，术中应注意灌流液压力，将宫腔内压力调至能显露良好手术视野的最低值。此外，术中宫颈局部注射垂体后叶素或应用前列腺素也可以通过收缩血管进一步减少灌流液吸收。②早期识别：术中应严格计算灌流液的入量及出量，推荐使用电子计量设备，这样可以避免主观计算错误，即使如此，容器读数时通常会有2.5%～5%的误差。通常，1000ml是最大可吸收量，每1000ml 1.5%氨基乙酸吸收入血，钠离子浓度将下降8～10mmol/L。根据患者体重，身体状况，不同灌流液选择等可以适当调整上限，根据文献可吸收的灌流液最多不能超过2500ml。若患者年龄较大，体重较轻或合并心力衰竭等病症更应下调上限。③灌流液选择：如果应用单极电切系统，则灌流液必须使用不可导电的介质，比如1.5%氨基乙酸、3%山梨醇或5%木糖醇溶液，其中1.5%氨基乙酸及3%山梨醇为低渗溶液，而5%木糖醇溶液则为等渗溶液。上述灌流液均可引起低钠血症，从而导致脑水肿，严重者甚至死亡。5%木糖醇溶液作为渗透性利尿剂可以快速消除脑组织中的水从而降低脑水肿的发生率，但同时其作为利尿剂可以促进钾、钠、氯的排泄，从而有增加低钠血症发生率的风险。若应用双极电切系统，则灌流液必须使用导电介质，如生理盐水。相较于单极系统的不可导电介质，生理盐水发生血清钠离子浓度改变及渗透液改变的可能性很小，但入量过多同样可以引起肺水肿进而严重者导致死亡，因此仍应重视灌流液出入量的统计。

3）出血：宫腔镜术后出现严重的宫腔内出血情况比较少见，局部应用前列腺素或注射垂体后叶素或静脉应用缩宫素可以促进子宫收缩进而在一定程度上控制出血。若药物治疗后仍然持续出血，则应考虑宫腔内放置Foley尿管或球囊进行压迫止血。球囊可在术中放置，术后1～6小时抽出囊内盐水并观察出血情况，30分钟后，如不出血可去除球囊。如有严重出血病例，必要时可介入行子宫动脉栓塞。

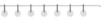

4）宫腔粘连：宫腔镜术后发生宫腔粘连影响生育功能。研究显示，宫腔镜下肌瘤电切术后 1～3 个月行宫腔镜二探，单发的黏膜下肌瘤术后宫腔粘连的发生率仅为 1.5%，但宫腔前后壁相对位置均进行肌瘤电切的患者，即使术后放置了宫内节育器预防粘连，其粘连发生率仍达到 78%。此病例既往无宫腔操作史，上次宫腔镜手术术中未见明显宫腔粘连，本次术中发现宫腔粘连，考虑为初次宫腔镜手术操作后出现的宫腔粘连。分析其发生粘连的原因包括：虽为单发肌瘤，但其位置位于宫底部且肌瘤体积过大，肌瘤占据宫腔面积已同时涉及前后壁，为术后粘连的危险因素；感染亦是导致宫腔粘连的重要因素，追问病史，患者初次手术前阴道出血持续近 5 周，不能排除宫腔隐匿性感染可能；术后应用 GnRH-a 治疗，导致体内雌激素水平持续偏低，可能是导致或加重宫腔粘连的又一原因。另外，初次术前大量阴道出血导致围手术期重度贫血，术后有宫腔局部炎症反应均为感染好发因素。有保留生育功能的患者术中需做好内膜功能的保护，其中最重要的是尽量缩短能量器械在组织上的工作时间从而降低对创面邻近组织的热损伤，从而达到保护邻近内膜组织的目的。

（4）降低宫腔镜手术风险的最重要因素还包括手术操作者的熟练程度。国外有学者为黏膜下肌瘤设定了评分系统，根据肌瘤占肌层比例、肌瘤直径、肌瘤占据宫腔面积、肌瘤位于宫腔位置，以及是否是侧壁肌瘤几方面进行详细评估（表 1-5），从而对于手术难度，术中及术后发生并发症风险进行进一步评估，可帮助手术医生根据自身条件选择适合等级的宫腔镜术，避免盲目尝试复杂困难手术，从而提高医疗安全，但目前这只是学者个人的经验总结，没有得到大规模病例认证，具体的评估效力也有待进一步确认。

笔记

表 1-5　黏膜下肌瘤手术分级

得分	肌瘤所占肌层比例	最大肌瘤直径（cm）	外突基底所占宫腔面积	肌瘤所在宫腔位置
0	0	<2	<1/3	下段
1	<50%	2~5	1/3~2/3	中段
2	≥50%	>5	>2/3	宫底部

注：总分为各项得分总和，如肌瘤位于侧壁则总分再加 1 分，其中 0~4 分为低并发症风险；5~6 分为高并发症风险应考虑术前药物治疗或二期手术切除；7~9 分建议应用非宫腔镜手术进行治疗。

🏥 病例点评

（1）黏膜下肌瘤尤其对于 Ⅰ 型及 0 型黏膜下肌瘤，术前应用 GnRh-a 及米非司酮并不能显著缩小肌瘤大小，但可以抑制月经来潮恢复血红蛋白水平降低手术风险。

（2）在应用 GnRh-a 的第一周期内应注意点火效应，必要时可加用米非司酮或孕激素进行预防。

（3）宫腔镜下子宫肌瘤切除术，应密切关注手术相关并发症，如子宫穿孔及周围脏器损伤、TURP 综合征、出血、宫腔粘连等。

（4）可结合自身经验，进一步明确何种黏膜下肌瘤适宜宫腔镜下 Ⅰ 期切除术，何种肌瘤适宜分两次手术切除，或不适宜在宫腔镜下行子宫肌瘤切除术。

（蔡逸轩　刘　芸）

笔记

013 异常子宫出血一例

病历摘要

患者，女，40 岁，主诉"月经紊乱 8 年。患者既往月经规律，7 天/30 天，量中，无痛经"。患者 8 年前出现经期延长，经量增多，月经周期无改变，经期延长为 7 ~ 20 天，经量约为原来经量的 2 倍，伴有血块，无头晕及乏力，5 年前曾因"月经量多"于当地医院行诊断性刮宫术，术后病理提示为"子宫内膜呈增殖期改变"，间断口服避孕药物、黄体酮及地屈孕酮片治疗，但月经量无减少，月经期无明显缩短。2 个月前出现持续阴道出血，量时多时少，多时为既往正常月经量 2 倍，少时为点滴样出血，无腹痛及腰酸，伴有头晕及乏力，1 天前因活动后心慌，就诊于我院门诊，查尿 hCG 阴性，血红蛋白为 61g/L，考虑为"异常子宫出血，中度贫血"急诊收入院。

【既往史】既往体健，否认高血压、糖尿病等慢性病史，无癫痫病史，无输血史。

【个人史】24 岁结婚，孕 2 产 1，2003 年于"北京市房山区妇幼保健院"剖宫产分娩一活婴，2005 年药流 1 次。

【家族史】否认家族的遗传病史，家族中无同类疾病发病史。

【入院查体】体温 36.5℃，脉搏 78 次/分，呼吸 18 次/分，血压 120/70mmHg，身高 163cm，体重 84kg，身体质量指数为 31.6，贫血貌，右乳晕周围可见粗毛发，颈部、腋下可见灰棕色色素沉着。

【妇科检查】外阴：阴毛呈女性倒三角型分布，皮肤灰棕色色素沉着，已婚型。阴道：通畅，可见少许血迹。宫颈：光滑，外

笔记

口未见组织物脱出。子宫：呈球形均匀增大，如孕 8 周大小，质地中等，活动可，无压痛。双侧附件区未触及异常包块，无压痛。

【辅助检查】血常规：Hb 61g/L。内分泌六项：雌二醇 61pg/ml，孕酮 0.15ng/ml，泌乳素 5.23ng/ml，促卵泡生成素 4.94mIU/ml，促黄体生成素 12.12mIU/ml，睾酮 33.70ng/dl。甲状腺功能：三碘甲状腺原氨酸（T_3）80.12ng/dl，四碘甲状腺原氨酸（T_4）84.90ng/dl，游离三碘甲状腺原氨酸（FT_3）2.92pg/ml，游离四碘甲状腺原氨酸（FT_4）0.76ng/dl，促甲状腺激素（TSH）0.42μIU/ml。空腹 C 肽 6.25ng/ml，空腹胰岛素 48.83μIU/ml。

超声检查提示子宫大小为 8cm×6cm×5cm，肌层回声不均匀，后壁明显增厚，子宫内膜厚 0.5cm，双侧附件未见异常（图 1-7）。

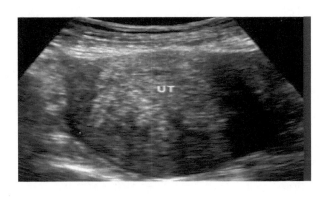

图 1-7   子宫腺肌病，子宫后壁明显增厚

【治疗】在静脉麻醉下行宫腔镜检查，术中情况如图 1-8 所示。探宫腔深 9cm，行诊断性刮宫术和子宫内膜息肉电切术。术后病理检查提示：子宫内膜息肉，子宫内膜组织呈增生期改变。

【临床诊断】异常子宫出血、子宫腺肌病、多囊卵巢综合征、子宫内膜息肉、贫血（中度）、肥胖症。

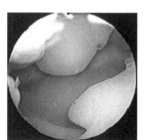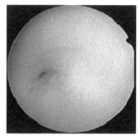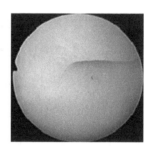

注：宫腔内可见多发的息肉，表面无异常血管，双侧输卵管开口可见。

图 1-8　宫腔镜检查

病例分析

异常子宫出血（abnormal uterine bleeding，AUB）是妇科常见的症状和体征，是指与正常月经的周期频率、规律性、经期长度、经期出血量任何一项不符，源自子宫腔的异常出血。需排除妊娠和产褥期相关的出血，也不包括青春发育前和绝经后出血。国际妇产科联盟（FIGO）将 AUB 病因分为两大类 9 个类型，按照英文首字母缩写为"PALM-COEIN"（表 1-6）。

表 1-6　异常子宫出血病因分类

AUB	分类
器质性改变	子宫内膜息肉所致 AUB（AUB-P）
	子宫腺肌病所致 AUB（AUB-A）
	子宫肌瘤所致 AUB（AUB-L）
	子宫内膜恶变和不典型增生所致 AUB（AUB-M）
影像学或组织病理学尚无法确诊 AUB	凝血相关疾病所致 AUB（AUB-C）
	排卵障碍相关疾病所致 AUB（AUB-O）
	子宫内膜局部异常所致 AUB（AUB-E）
	医源性 AUB（AUB-I）
	未分类 AUB（AUB-N）

异常子宫出血发生率高，病因复杂，但不同病因的出血模式不同，对 AUB 患者，首先要通过详细询问月经改变的历史，确认其特异的出血模式（图1-9）。

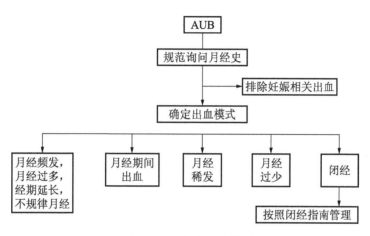

图 1-9　AUB 的出血模式

该例患者异常子宫出血的原因可能是多方面的。患者为中青年女性，月经紊乱 8 年，主要的出血模式为经量增多，经期延长，导致中度贫血；血清孕酮 0.15ng/ml，诊断性刮宫病理提示：子宫内膜呈增生期改变，说明存在排卵功能障碍。世界卫生组织把排卵障碍分为三型：Ⅰ型，内源性促性腺激素降低，雌激素水平极低，其中也包括卵泡刺激素、黄体生成素正常，但雌激素很低；Ⅱ型，促性腺激素水平正常，但有一定内源性雌激素，多见于多囊卵巢综合征、卵巢储备功能降低、体重异常、部分甲状腺，肾上腺功能异常等疾病导致的排卵障碍；Ⅲ型，高促性腺激素性性腺功能低下。Ⅰ型和Ⅲ型可称为低雌激素性闭经。结合患者出血模式，考虑为Ⅱ型排卵障碍。该患者血清总睾酮水平虽正常，但患者右乳晕周围可见粗毛发，颈部、腋下可见灰棕色色素沉着；同时 LH/FSH >2，且空腹 C 肽升高，空腹胰岛素升高为正常高限 4 倍以上，说明存在胰岛素抵抗和高胰岛素血症；阴道超声检查虽未提示卵巢呈多囊样改变，但双卵巢正常大小，可除外具有分泌雄激素的卵巢肿瘤。依据成年患者多囊卵巢综合征（polycystic ovary syndrome，PCOS）鹿特丹诊断标准：①稀发排卵或无排卵；②高雄激素的临床表现和（或）高雄激素血症；③卵巢多囊。符合上述其中 2 条，排除其他高雄激素或引起排卵障碍疾病，可诊断 PCOS。所以，该患者异常子宫出血原因之一为 PCOS 导致排卵障碍。PCOS 是育龄妇女常见病症之一，其中 70% 受影响妇女未被诊断，临床表现呈现高度异质性，多伴有肥胖、胰岛素抵抗、血脂紊乱等代谢异常，是 2 型糖尿病、心脑血管疾病和子宫内膜癌发病的高危因素。

子宫腺肌病的主要症状为月经量增多和痛经，发生率分别为 40%～50% 和 25%，也可以发生慢性盆腔痛，但约 1/3 患者无明显症状。月经过多可能与子宫增大后子宫内膜面积增加有关，而疼痛可能与子宫肌层包裹的子宫内膜发生出血和肿胀有关。临床诊断主要根据临床表现（月经量多和痛经，伴子宫均匀增大），影像学检查主要为阴道超声检查，必要时需 MRI，尤其是 T_2 加权成像，越来越多地用于临床决策。这两种检查方法主要的影像学特征包括：①子宫肌层不均匀增厚；②囊性子宫腺肌病，病灶内含有直径≥1cm 囊性结构；③自子宫内膜形成辐射样线性条纹；④子宫内膜与肌层界线不清；⑤子宫肌层信号更加混杂。也有研究对 CT 诊断子宫腺肌病进行评估，结果提示 CT 诊断准确性较差。结合该患者临床表现，月经紊乱 8 年，月经量明显增多，查体见子宫呈球形均匀增大，如孕 8 周大小，超声检查提示肌层回声不均匀，后壁明显增厚。故子宫腺肌病诊断成立。

子宫内膜息肉是异常子宫出血的常见原因之一，另 12%～35% 子宫内膜息肉没有症状，是在评估不孕、阴道超声检查或宫腔镜检查时偶然发现的。月经间期出血是绝经前子宫内膜息肉女性最常见的出血模式，出血量通常较小，可能仅为点滴出血。经阴道超声检查是主要的影像学检查方法，其诊断子宫内膜息肉的敏感度为75%，特异度为76%。声像图特征为：一般呈高回声结节，内见小的无回声区，当息肉直径>1cm，息肉所在部位的宫腔线中断，息肉较小时，可不影响宫腔线的连续性。有文献报道，子宫内膜息肉患者子宫内膜常较厚，绝经后女性子宫内膜厚度>0.5cm 对内膜病变的阳性预测值仅为10%，对于绝经前女性，子宫内膜的厚度没有标准的阈值。所以，阴道超声检查最好选择月经周期的第4、第5天或第6天进行，此时子宫内膜厚度最薄。超声多普勒检查识别对子宫内膜息肉具有诊断性的中央供给血管，对子宫内膜息肉诊断的阳性预测值为81.3%。对于有症状的子宫内膜息肉均应切除。对于绝经前女性无症状的息肉，当息肉直径>1.5cm、多发息肉、息肉从宫颈口脱出、不孕时均应切除。在宫腔镜下行子宫内膜息肉切除是首选的治疗方法。宫腔镜下子宫内膜息肉表现为有蒂的赘生物，单发或多发，大小不等，大者可充满宫腔，常呈舌状，表面光滑，呈粉红色或黄白色，有的可见形态规则的小血管，用工具触碰时，息肉质地软且易碎，是与子宫黏膜下肌瘤的不同之处。分析该患者子宫内膜息肉形成的危险因素包括肥胖，同时 PCOS 导致长期无排卵，子宫内膜长期受高水平雌激素刺激有关。

　　该患者出血模式决定了导致患者中度贫血的主要原因为子宫腺肌病和多囊卵巢综合征，而非子宫内膜息肉。当前 PCOS 被认为是一个复杂的遗传性疾病，类似于心血管疾病、2 型糖尿病和代谢综合征，多基因遗传变异和环境因素相互作用促进了疾病的发生。尽管 PCOS 风险随着肥胖程度轻度增加，肥胖也可使 PCOS 的代谢恶化，但肥胖是否为 PCOS 的病因仍未明确。无论肥胖或非肥胖 PCOS 患者，生活方式的干预是基础的治疗方案，包括饮食、运动、戒烟限酒及心理调整等行为干预。对于存在胰岛素抵抗和高胰岛素血症、肥胖、长期无排卵的 PCOS 患者的定期管理对 PCOS 本身及其远期并发症的预防极为重要。由于该患者年龄 >35 岁、肥胖，不适合口服短效避孕药，且该患者同时合并有子宫腺肌病，相比口服孕激素和雌孕激素序贯疗法，宫内释放孕激素效果更优。左炔诺孕酮宫内释放系统（曼月乐）含左炔诺孕酮 52mg，每日向宫腔内释放 20μg，可维持 5 年，使子宫内膜腺体萎缩、间质蜕膜化，预防和治疗子宫内膜增生，同时可减少月经量，治疗因子宫腺肌病引起的月经过多，并可降低子宫内膜息肉复发风险。该患者子宫如孕 8 周大小，宫腔深 9cm，无生育要求，为防止曼月乐脱落，故给予促性腺激素释放激素激动剂与曼月乐联合应用。

异常子宫出血是一种常见的妇科疾病，多数的异常子宫出血并不是恶性肿瘤或者癌前病变，但是在诊疗过程中要注意除外这些情况。当异常子宫出血引起患者严重贫血或血容量不足，或出血过于频繁使患者不适，并对其生活质量产生不良影响，需要及时干预。快速正确地评估并做出分类诊断很重要，一旦确定恰当的诊断，就可以对患者进行个体化治疗。

🏥 病例点评

异常子宫出血是一种常见妇科疾病，大量或长期的子宫出血将导致贫血，影响生活质量。通过经验性治疗可能会漏诊可纠正的主要病因而延误治疗。对异常子宫出血患者的治疗，一定要根据患者的出血模式、辅助实验室检查，对病因进行评估并排除癌前病变或癌变之后，再开始针对病因的精准治疗。

（刘　超　刘　芸）

014. 多囊卵巢综合征一例

病历摘要

患者，女，29 岁。因"闭经 4 个月"就诊。患者 15 岁月经初潮，既往月经规律，5 ~ 6 天/30 天，量多，痛经轻度。1 年来月经不规律，5 ~ 6 天/1 ~ 4 个月，无自觉不适。患者近 1 年体重增加约 5kg，神志清，精神可，饮食好，睡眠可，二便正常。患者结婚 1 年，孕 1 产 0，2009 年行人工流产术。

【既往史和家族史】既往体健，母亲糖尿病，否认其他家族遗传病史。

【入院查体】一般情况好，心肺未触及异常。身高 158cm，体重 80kg；身体质量指数（BMI）为 32.05；肥胖体表，无明显唇上胡须，无黑棘皮症，乳房发育 II 级，溢乳（-），无长毛；妇科检查未触及异常。

【辅助检查】尿 hCG：阴性；随机性激素六项（2010 年 12 月）：雌二醇（E_2）52pg/ml，孕酮（P）1.18ng/ml，催乳素（PRL）14.94 ng/dl，促卵泡生长激素（FSH）6.87mIU/ml，促卵泡激素（LH）11.82 mIU/ml，促甲状腺激素（TSH）85ng/dl；脱氢表雄酮硫酸盐（DHEAS）（2010 年 12 月 14 日）：287ng/dl；口服葡萄糖耐量试验（OGTT）：5.2mmol/L、9.3mmol/L、8.0mmol/L、5.5mmol/L、3.7mmol/L；妇科 B 超（2018 年 5 月 2 日）：子宫大小为 4.1cm×3.7cm×3.4cm，子宫内膜厚 0.7cm，左侧卵巢大小为 3.9cm×2.7cm×2.2cm，右侧卵巢大小为 4.8cm×2.3cm×2.4cm，内卵泡数一个切面大于 10 个，最大直径均 <1.0cm。胰岛素

（INS）20.2U/L。

【诊断】多囊卵巢综合征，肥胖症。

【诊疗】①口服炔雌醇环丙孕酮片 1 片，qd；②口服二甲双胍 500mg，tid；③控制体重。随访：患者间断口服炔雌醇环丙孕酮片治疗 2 年后，2012 年 11 月复查，性激素五项：E_2 63pg/ml，PRL 7.63ng/dl，FSH 8.65mIU/ml，LH 6.91mIU/ml，TSH 67ng/dl；妇科 B 超（月经第 3 天）：子宫大小为 5.1cm×4.1cm×3.8cm，内膜厚 0.5cm，左侧卵巢大小为 3.9cm×2.4cm，最大卵泡直径 0.6cm，右侧卵巢十余个无回声，子宫直肠陷窝 1.2cm 液体。自测尿 hCG 阴性。给予黄体酮 1 片，bid 连续口服 7 天，患者有生育要求，给予枸橼酸氯米芬片 50mg，qd 连续口服 5 天促排卵治疗，两次后成功受孕。

病例分析

多囊卵巢综合征是生育年龄妇女常见的一种复杂的内分泌及代谢异常所致的疾病，以慢性无排卵（排卵功能紊乱或丧失）和高雄激素血症（妇女体内雄激素产生过剩）为特征，主要临床表现为有以下几种：①月经紊乱：PCOS 导致患者无排卵或稀发排卵，约 70% 伴有月经紊乱，主要的临床表现形式为闭经、月经稀发和功能失调性子宫出血。由于 PCOS 患者排卵功能障碍，缺乏周期性孕激素分泌，子宫内膜长期处于单纯雌激素刺激下，内膜持续增生易发生子宫内膜单纯性增生、复杂性增生，甚至子宫内膜非典型增生和子宫内膜癌。②高雄激素相关临床表现：多毛、高雄激素性痤疮、女性型脱发、皮脂溢出。③超声表现为多囊卵巢（一侧或双侧卵巢有 12 个以上直径为 2~9mm 的卵泡和（或）卵巢体积>10ml）。上述 3 条中符合 2 条，并排除其他疾病，如先天性肾上腺皮质增生、库欣综合征、分泌雄激素的肿瘤。治疗：目前 PCOS 的药物治疗已取代手术治疗作为一线治疗方法，治疗的目的主要与患者的生育要求相关。其包括降低高雄激素血症的药物治疗和促排卵药物治疗，必要时手术治疗和辅助生育治疗。对于有生育要求但无排卵的 PCOS 患者，可以选择枸橼酸氯米芬片或来曲唑恢复患者排卵，解决生育问题，对于多个促排卵周期或者合并其他不孕因素，如高龄、输卵管因素或者男性因素等时需采用体外受精（in vitro fertilization，IVF）治疗。但是对于 PCOS 患者在助孕前给予恰当、充分的干预治疗，有助于改善 PCOS 患者的妊娠结局，主要包括生活方式调整、月经来潮方式选择、代谢异常干预和心理问题疏导。具体如下。

（1）生活方式调整：研究发现，肥胖对生殖健康的影响不容忽视，可导致月经紊乱、无排卵、不孕、流产、孕产期并发症风险增加、妊娠结局不良等。减重和调整生活方式是对 PCOS 不孕患者进行任何干预前的首要措施。PCOS 患者的生育力随着身体质量指数水平的升高而降低，研究表明，肥胖会降低 PCOS 患者 IVF 的临床妊娠率和活产率。生活方式的干预可以减轻身体质量指数，改善高雄激素血症、胰岛素抵抗、脂代谢异常，恢复卵巢功能，改善子宫内膜激素受体的表达，提高子宫内膜容受性，从而改善妊娠结局。干预措施主要包括控制热量摄入、运动、减压、戒烟、戒酒等。

（2）助孕前月经来潮方式：短效口服避孕药（oral contraception pill，OCP）既可调整月经周期，预防子宫内膜增生，又兼具降低雄激素、治疗多毛与痤疮的作用，是育龄期无生育要求有高雄激素表现 PCOS 患者的首选治疗方式。周期性孕激素治疗由于对下丘脑—垂体—性腺轴功能不抑制或抑制作用较轻，且对代谢影响小，更适用于青春期及围绝经期 PCOS 患者。在体外助孕治疗中，由于 PCOS

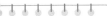

患者常表现为月经稀发或闭经，为方便临床医生和患者有计划地安排启动促性腺激素的时间，常选择口服避孕药或孕激素撤退出血从而进入周期。OCP 的预处理作用主要有：①抑制 LH 和雄激素的生成，增加雄激素代谢清除率，降低雄激素生物效应；②联合促性腺激素释放激素激动剂（GnRH-a），既可通过降低卵巢的反应性，降低卵泡过度刺激综合征发生率，也可通过抑制晚黄体期内源性卵泡刺激素的升高，使卵泡发育同步化；③调整月经周期，便于临床医生有计划地安排促排卵时间等工作；④减少功能性卵巢囊肿的形成。

（3）代谢异常纠正：胰岛素抵抗（insulin resistance，IR）是 PCOS 重要的病理生理改变，可能是 PCOS 发病机制的重要环节之一。近年研究证明，卵巢也是胰岛素的重要靶器官之一，IR 和代偿性高胰岛素血症可促进高雄激素状态和卵泡发育障碍，加剧 PCOS 的卵巢功能异常。助孕开始前采取各种措施以改善 PCOS 患者的糖耐量异常是有必要的。生活方式调整及减重是代谢异常 PCOS 患者的最安全、简单也是最基础的治疗手段。对于生活方式干预效果不佳的人群，有必要加用胰岛素增敏剂类等药物治疗。目前临床最常用的药物是双胍类，可发挥全身胰岛素增敏作用，有助于降低葡萄糖的肠道吸收，抑制肝糖原异生和输出，增加外周组织对葡萄糖的利用摄取。对单用枸橼酸氯米芬促排卵无效的患者在接受降胰岛素预治疗后，也有助于改善患者对促排卵药物的反应性。

（4）心理问题干预：由于不孕治疗带来的身体、精神及经济上的各种压力，寻求体外助孕的患者普遍存在不同程度的问题，如紧张、焦虑、恐惧、自卑、抑郁等，这些不良心理应激反应不仅会降低患者的家庭幸福感和生活质量，对治疗结局也有一定负面影响。

卵巢过度刺激综合征（ovarian byperstimulation syndrome，

笔记

OHSS）是促排卵后卵泡过度反应的结果，PCOS 患者在进行常规控制性超排卵技术时，对促排卵药物的反应呈现其特殊性，即阈值不确定，可呈现低反应或一旦反应则有多个卵泡同时发育，两者之间的促性腺激素剂量相差很小，极易形成 OHSS。故需要选择合适的促排卵方案，在获得足够卵子的同时，也要降低发生 OHSS 的风险。

🏥 病例点评

（1）该患者为稀发排卵，超声表现为多囊卵巢，符合 PCOS 诊断标准。

（2）治疗以口服避孕药调整月经为主，同时改善肥胖及胰岛素抵抗状态。

（3）该患者有生育要求，在调整内分泌状态后适当给予促排卵治疗，促进生育。

（陈 瑛 甄 敏 肖 漪 朱嘉琦）

笔记

015 高泌乳素血症一例

病历摘要

患者，女，31 岁。主诉"月经不调、腿肿 6 个月"。患者 12 岁月经初潮，既往月经规律，近半年月经周期 45～60 天，经期 7 天，经量中等，曾口服中药治疗，效果不佳。为进一步诊治，2010 年 5 月 28 日就诊我院妇科门诊。

【既往史】患者既往因阑尾炎行阑尾切除术。

【入院查体】一般情况好，心肺未触及异常。身体质量指数为 21.88，唇上无须，双乳发育Ⅰ级，溢乳（-），乳周无长毛；妇科检查未触及异常。

【辅助检查】妇科 B 超（2010 年 6 月 2 日）：子宫大小为 3.8cm×2.5cm×3.0cm，子宫内膜厚 0.4cm，其余未见异常。随机基础性激素六项（2010 年 6 月 2 日）：E_2 49pg/ml，P 1.48ng/ml，PRL 48.88ng/dl，FSH 5.2mIU/ml，LH 14.61mIU/ml，TSH 54ng/dl。尿 hCG（2010 年 6 月 2 日）：阴性；INS（2010 年 6 月 2 日）：6.61U/ml。皮质醇（2010 年 6 月 2 日）上午 8 点为 22.04ng/dl，下午 4 点为 5.69ng/dl；甲状腺功能（2010 年 6 月 2 日）：大致正常；垂体核磁：垂体右侧可见低密度结节，直径 0.5cm，诊断垂体微腺瘤；基础体温：单相体温；眼科检查（-）。

【诊断】高泌乳素血症。

【诊疗】给予溴隐亭 1.25mg tid 口服治疗。血清泌乳素（2010 年 7 月 2 日）：4.33ng/dl。后期定期复查 PRL，调整用药，口服溴隐亭 1.25mg qd，维持用药 5 年左右，用药期间无不良反应，月经基本规律，周期 31 ~ 45 天，经期 7 天，量中等。2012 年自然受孕，早孕期行人工流产 1 次，2016 年自然受孕，孕期口服药物至妊娠 24 周，产后 1 月余月经恢复，量少，哺乳期 1 年余。2018 年 6 月 4 日复查 PRL 6.29ng/ml，垂体核磁未见垂体瘤。

病例分析

高泌乳素血症是一类由多种原因引起的、以血清泌乳素升高及其相关临床表现为主的、下丘脑—垂体轴生殖内分泌紊乱综合征，是临床上常见的可累及生殖、内分泌和神经系统的一类疾患的统称。目前，一般以血清泌乳素水平高于 1.14nmol/L（25μg/L）为标准。

高泌乳素血症病因包括：

（1）生理性：泌乳素是应激激素，呈脉冲式分泌，夜间分泌水平高于白天。女性月经周期的黄体期达峰值，卵泡期低水平。妊娠足月时、分娩后均显著升高。此外，在应激状况下泌乳素分泌显著增加，高蛋白饮食、运动、紧张和性交活动、哺乳、乳头刺激和睡眠障碍均可导致血清泌乳素水平升高。

（2）药理性：凡干扰多巴胺合成、代谢、重吸收或阻断多巴胺与受体结合的药物，均可引起高泌乳素血症。常见的药物有雌激素、多巴胺受体阻断剂［如抗精神病药物、镇静剂、某些抗高血压药（如利血平、单胺氧化酶抑制剂如苯乙肼、α-甲基多巴）］、H_2 受体阻断剂（如胃动力药多潘立酮片、甲氧氯普胺与西咪替丁等）、抑制多巴胺代谢的药物（如阿片类制剂）等。

（3）病理性：主要见于下丘脑-垂体疾病、系统性疾病、异位泌乳素生成等原因，具体如下：①下丘脑病变：如颅咽管瘤、神经胶质瘤、结节病、结核等压迫垂体柄，颅脑放射治疗后下丘脑功能受损。②垂体疾病：泌乳素型垂体微腺瘤、垂体促生长激素腺瘤、促肾上腺皮质激素腺瘤、空蝶鞍综合征、结节病、肉芽肿病、炎性病变等。③系统性疾病：原发性甲状腺功能减退，慢性肾衰竭，严重肝病、肝硬化、肝性脑病，某些肿瘤如肾上腺瘤、支气管癌、卵巢囊性畸胎瘤等。④神经源性：胸壁病变、带状疱疹神经炎和乳腺手术等。⑤其他：多囊卵巢综合征等。

（4）特发性：特发性高泌乳素血症是指血清泌乳素升高，通常 <4.55nmol/L，垂体、中枢神经和系统检查阴性，而伴有泌乳、月经稀发、闭经等症状。其发病可能与泌乳素分子存在异型结构相关，病程具有自限性。患者在临床上常可表现为闭经、泌乳、月经频发、月经稀少、不孕、性功能减退、头痛、肥胖等症状。

高泌乳素血症目前仍以药物治疗为主，手术治疗及放疗为辅，根据个体化原则进行选择治疗。溴隐亭是一种选择性多巴胺受体激动剂，目前仍是临床上治疗高泌乳素血症最有效的药物，也可用于肢端肥大症及帕金森病的辅助治疗。停药时机注意避免戒断现象致病情反复，一般应将药物以最低剂量维持，如果血清泌乳素水平正常且患者无症状 2 年以上，可尝试停药或间断用多巴胺激动剂治疗，停药后 3、6、12 个月或者每 6 个月检测血泌乳素值，症状再发时及时就诊。

🔁 病例点评

（1）患者月经不规律，PRL 48.88ng/dl，MRI 显示垂体微腺瘤，故诊断明确。

（2）使用溴隐亭并维持剂量在 1.25mg qd，维持用药 5 年左右，月经规律。

（3）自然受孕生子，孕期口服药物半年，未影响后代，分娩后不影响哺乳。经过治疗，微腺瘤可减小甚至消失。

（陈 瑛 甄 敏 肖 漪 朱嘉琦）

016 绝经后激素替代治疗一例

病历摘要

患者，女，51 岁，因"绝经 2 年余，睡眠欠佳"就诊，建议激素治疗，未遵医嘱。2014 年因潮热、失眠加重就诊并开始行激素治疗，用药前雌激素水平 20pg/ml。化验检查评估：血常规、肝和肾功能、液基薄层细胞检测（TCT）、妇科 B 超大致正常。乳腺彩超：右乳结节。乳腺钼靶：左乳囊肿。骨密度（BMD）：骨量减少。初始方案为周期性序贯治疗：2014 年给予戊酸雌二醇片 1mg qd（21 天）＋安宫黄体酮 6mg qd（12～21 天）治疗后，雌激素水平较高（90pg/ml 左右），雌激素撤血试验（＋）。1 个月后改为戊酸雌二醇片 0.5mg qd（28 天）＋安宫黄体酮 6mg qd（17～28 天）后，雌激素撤血试验（＋），雌激素水平 20～40pg/ml。2015 年改为戊酸雌二醇片 1mg 隔日 1 次/0.5mg（28 天）＋黄体酮胶囊 200mg qd（后 10 天），服用 2 个月，雌激素撤血试验（－）。2016 年改为戊酸雌二醇片 1mg 隔日 1 次/0.5mg，隔日一次＋地屈孕酮片 5mg qd。撤血未知。患者用药后睡眠质量改善，偶有潮热。

【既往史和家族史】既往因早期胃癌行胃大切术手术治疗，否认家族遗传病史。

【入院查体】一般情况好，心肺未及异常。身高 166cm，体重 60kg；身体质量指数为 21.77；乳腺及妇科检查未及异常。

【诊断】围绝经期综合征，早期胃癌术后。

【治疗】继续性激素治疗。

【随访】患者目前服用戊酸雌二醇片 0.5mg qd ＋地屈孕酮片

5mg qd 连续联合治疗，同时口服钙片 600mg 1 次/日，活性维生素 D 0.25μg bid，雌激素水平维持在 30～40pg/ml。患者睡眠质量好，偶尔潮热，2018 年初腰痛，BMD（骨密度检查）：骨量减少，腰椎磁共振检查诊断为腰椎间盘突出，目前保守治疗中。

病例分析

绝经激素治疗（menopause hormone therapy，MHT）是指对存在雌激素缺乏的绝经后妇女补充雌激素和孕激素以缓解其更年期症状的治疗。适应证：①缓解由于雌激素缺乏引起的潮热、出汗、烦躁、抑郁、乏力、睡眠障碍、心悸、头痛等更年期症状；②治疗老年性泌尿生殖道萎缩；③预防及治疗绝经后骨质疏松。

MHT 的禁忌证包括：已知或怀疑妊娠、原因不明的阴道出血或子宫内膜增生、已知或怀疑患有乳腺癌、已知或怀疑患有性激素相关的恶性肿瘤、6 个月内患有活动性静脉或动脉血栓栓塞性疾病、严重肝肾功能障碍、血卟啉病、耳硬化症、与孕激素相关的脑膜瘤等。

MHT 作为一种医疗行为有其适应证，并不适用于所有绝经后妇女，指南中明确限定，只有符合这些适应证的妇女才考虑该疗法。同样，如果患者有 MHT 的禁忌证，则不能推荐应用 MHT。介于适应证与禁忌证之间者应该如何处理，属于 MHT 的慎用情况，具体如下。

（1）子宫肌瘤：子宫肌瘤不是 MHT 的禁忌证，尽管该病与性激素有关，但要根据肌瘤的数目和大小。临床共识为单发肌瘤 <3cm 可以使用，但其他情况需要个体化分析处理。期间应加强监测，发现肌瘤明显增大则停止用药。子宫肌瘤的组织起源目前意见

笔记

97

尚未一致，可能是由未成熟的子宫壁平滑肌细胞增生所产生，或者是发生于子宫血管壁的平滑肌组织。子宫肌瘤的组织起源使肌瘤如同宫体一样，对性激素反应不及内膜敏感。但是肌瘤中雌孕激素受体上调，且雌二醇浓度明显增高，局部对雌孕激素的高敏感性促进肌瘤的生长。口服途径给药可能比经皮途径给药更安全；替勃龙片的安全性可能优于雌孕激素序贯联合治疗（EPT）。

（2）子宫内膜异位症是与性激素有关的疾病，目前认为行根治性手术后可酌情使用 MHT，但意见不统一，个体化治疗非常重要。需要进行 MHT 的子宫内膜异位症患者包括：使用 GnRH-a 假绝经疗法引起低雌激素血症相关症状者、双侧附件切除术后，以及未行附件切除的自然绝经患者。根治术后往往残留肉眼看不见的内异灶，故给予 MHT 存在一定风险，如果雌激素过量，就可能刺激病灶生长，症状复发。无论患者有无子宫，MHT 时均建议采用连续联合疗法或替勃龙片，雌激素建议采用超低剂量，孕激素的用法应采用连续联合疗法，不建议采用周期疗法，应坚持个体化治疗。

（3）子宫内膜增生（EH）：有 EH 史的患者选择 MHT 需注意以下问题：①EH 不是 MHT 的绝对禁忌证，MHT 主要用于缓解严重的围绝经期症状，预防骨质疏松。②进行 MHT 前需详细询问病史，特别要明确既往 EH 的诊治过程、高危因素的纠正情况及当前的子宫和内膜的情况；注意了解乳腺癌、结直肠癌病史和家族史，血栓栓塞性疾病史和心血管疾病史；进行全面检查。③诊断 EH 但未经治疗的患者，要求在进行 MHT 前先针对 EH 进行恰当的治疗，直到完全逆转。④雌孕激素联合方案对于保留子宫的患者具有更好的安全性。⑤因 EH 行全子宫切除术后的患者是否需联合使用孕激素尚无明确证据。⑥所有患者均应密切随访，必要时诊刮获取内膜病理。⑦对于不宜或不愿进行 MHT 的患者，建议采用其他替代疗法。

（4）其他慎用情况：尚未控制的糖尿病及严重高血压；有血栓形成倾向；胆囊疾病、癫痫、偏头痛、哮喘、高催乳素血症；系统性红斑狼疮（SLE）；乳腺良性疾病；乳腺癌家族史等应用激素治疗时应仔细评估，个体化分析，达到获益最大化。

病例点评

该患者在绝经后出现更年期症状，在没有禁忌证下坚持服用激素治疗，症状改善，骨密度改善，说明激素治疗是绝经后提高生活质量、预防远期并发症的策略之一，和调整生活方式（饮食和运动）处于同一推荐级别（2016 IMS 观点），长期使用（5 年以上）安全性高，既往消化道癌症史并不是激素治疗禁忌证。

（陈　瑛　甄　敏　肖　漪　朱嘉琦）

017 卵巢早衰一例

病历摘要

患者，女，30 岁，孕 0 产 0，因"无自主月经 6 年"就诊。患者 13 岁月经初潮，既往月经规律，7 天/30 天，量中等，轻度痛经。2011 年经量逐渐减少至原来的 1/3，月经周期逐渐延长，最长 6 个月。2011 年查性激素：E_2 283.0pg/ml，P 0.36ng/ml，PRL 12.66ng/ml，FSH 4.79mIU/ml，LH 8.31mIU/ml，T 101.08ng/dl。至 2012 年闭经。2012 年查性激素：E_2 12.0pg/ml，P 0.24ng/ml，PRL 10.59ng/ml，FSH 194.2mIU/ml，LH 124.48mIU/ml，T 30.24ng/dl，确诊为卵巢早衰。

【既往史】2009 年在北京协和医院确诊为系统性红斑狼疮（SLE），并开始药物治疗（环磷酰胺片用药 2 年，来氟米特、硫酸羟氯喹片，激素用药甲泼尼龙，6 年后改为泼尼松口服），目前病情处于稳定期。

【入院查体】一般情况好，心肺未触及异常。身高 170cm，体重 66kg，身体质量指数为 22.84；乳腺及妇科检查未触及异常。

【辅助检查】甲状腺功能检查：大致正常；乳腺 B 超：双乳未见占位；妇科 B 超：子宫大小为 4.2cm×3.8cm×2.8cm，子宫内膜厚 0.3cm，盆腔未见异常占位。患者间断口服戊酸雌二醇片/雌二醇环丙孕酮片复合包装，口服戊酸雌二醇片/雌二醇环丙孕酮片复合包装时有撤退性出血，但服药第 10～第 11 天有少量阴道出血，持续 3～4 天。2018 年 1 月开始口服戊酸雌二醇片 1mg qd×21 天，黄体酮（服用戊酸雌二醇片第 11 天）100mg bid×10 天，持续 4 个

月，无撤退后出血。自 2018 年开始改为口服戊酸雌二醇片 2mg qd ×
21 天，黄体酮（服用戊酸雌二醇片第 11 天）100mg bid × 10 天，有
撤退后出血，无经间期出血。

【治疗】继续激素补充治疗，口服戊酸雌二醇片 2mg qd × 21
天，黄体酮（服用戊酸雌二醇片第 11 天）100mg bid × 10 天。

病例分析

卵巢早衰（POF）是指卵巢功能衰竭所导致的 40 岁之前即闭
经的现象。其特点是原发性或继发性闭经伴随血促性腺激素水平升
高和雌激素水平降低，并伴有不同程度的一系列低雌激素症状，如潮
热多汗、面部潮红、性欲低下等。妇女的平均自然绝经年龄为 50 ~ 52
岁，绝经年龄存在着种族和地区分布的差异，但其绝对值相差不
大。卵巢早衰的诊断标准为：①年龄 < 40 岁；②闭经时间 ≥ 6 个
月；③两次（间隔 1 个月以上）血 FSH > 40mIU/ml。目前国际上已
把其改为早发性卵巢功能不全（premature ovarian insufficiency,
POI），因为 POF 的患者和正常年龄绝经的患者并不一样，约 50%
确诊 POF 的患者仍会出现间歇性排卵现象，甚至 5% ~ 10% 患者在
确诊多年后仍有机会发生自然受孕，因此并不是严格意义的卵巢早
衰，故 2008 年美国生殖医学会（ASRM）提出用早发性卵巢功能不
全代替卵巢早衰的倡议。2016 由欧洲人类生殖与胚胎学会
（ESGE）起草的指南中把早发性卵巢功能不全定义为：40 岁之前
丧失卵巢活性，表现为闭经或月经稀发，伴有促性腺激素升高和
雌激素降低，其诊断需同时具备月经异常和生化指标异常：40 岁
之前月经稀发或者闭经至少 4 个月，间隔 4 周 2 次 FSH > 25IU/L。
即早发性卵巢功能不全包括我们以前所说的卵巢储备功能降低及

卵巢早衰，而卵巢早衰是早发性卵巢功能不全的终末阶段。

早发性卵巢功能不全病因及发病机制的研究报道有很多，其病因复杂，多数学者认为病因有医源性因素（放疗、化疗、手术及药物性因素）、免疫性因素、遗传性因素、环境因素、生活方式和感染因素（如流行性腮腺炎、风疹等消耗性或慢性疾病，严重的脓毒血症、结核病及淋菌性盆腔炎均可导致卵子消耗快而出现卵子的提早衰竭）等。其中免疫因素被认为是影响 POF 的重要因素，其发病机制目前尚未明确。有报道 5% 的患者有自身免疫性卵巢炎，10%~30% 患者伴有其他自身免疫性疾病，如系统性红斑狼疮、类风湿性关节炎、桥本甲状腺炎、肾上腺炎、糖尿病、特发性血小板减少性紫癜、胸腺缺如等。

不论何种原因，早发性卵巢功能不全的的低雌激素均可增加包括血管舒缩症状、泌尿生殖系统萎缩、骨质疏松和骨折、心血管疾病的风险及所有原因的死亡率。患者很早就失去了雌激素对全身的保护作用，相对于绝经后的患者，低雌激素的相关症状更重，发生心血管疾病和骨质疏松的风险更高。45 岁前绝经者发生骨折风险较 50 岁后绝经者高 1.5~3 倍。一项 12 000 人的 20 年随访结果显示 39 岁后每晚绝经 1 年，因心血管病死亡率下降 2%；另一项大样本前瞻性研究显示 35~40 岁绝经者比 49~51 岁绝经者缺血性心血管疾病相关死亡风险升高 50%。MHT 不仅可以缓解低雌激素相关的症状，还能保护心血管、骨骼及神经系统，预防老年痴呆。因此除非有明显的禁忌证（如激素依赖性恶性肿瘤），均建议患者使用 MHT 治疗，既可治疗低雌激素症状，也可减轻长期健康风险，时间至少持续到平均绝经年龄（50~51 岁）。

在治疗时应进行个体化的利弊权衡，并进行定期必要的监测和随访。虽然有研究显示，自然绝经患者长期应用激素治疗使乳腺癌风险升高 20%～30%，但这一结论不适用于 POI 患者，因其 MHT 起始年龄明显早于自然绝经者，其基线风险也明显低于自然绝经者。2005 年一项研究发现，因 BRCA1（乳腺癌 1 号基因）和 BRCA2（乳腺癌 2 号基因）突变而行双侧附件切除术者使用激素替代治疗（HRT）3.6 年不增加乳腺癌风险，但长期治疗风险有待明确。目前 Meta 分析显示长期应用口服避孕药与乳腺癌无相关性。无对抗的雌激素替代治疗是子宫内膜病变及子宫内膜癌的重要风险因素，现在的治疗均为联合或序贯应用雌孕激素。早发性卵巢激素治疗的生物等效激素剂量如表 1-7 所示。

表 1-7　早发性卵巢激素治疗的生物等效激素剂量

雌激素	孕激素	
	联合	序贯
1～2mg 17β-雌二醇（每日口服）	2.5～5mg 醋酸甲羟孕酮，每日口服	10mg 醋酸甲羟孕酮每日口服，12 天/月
100mg 17β-雌二醇（每日经皮）0.625～1.25mg 结合性雌激素（每日口服）	100mg 微粒化孕酮，每日口服	200mg 微粒化孕酮每日口服，12 天/月

　　虽然有文献资料显示，约 50% 的早发性卵巢功能不全仍可出现间歇性排卵，甚至 5%～10% 的患者在确诊多年后仍有可能自然受孕。但患者因为各种原因，卵巢功能已严重受损，甚至卵泡已经耗竭，所以残存的卵泡什么时候能够发育并且排卵，目前无法预测。患者目前仍主要通过借卵、冷冻组织移植等辅助生殖技术来达到生育目的。

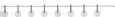

病例点评

（1）患者年龄 30 多岁出现闭经，FSH 升高，卵巢早衰诊断明确。

（2）患者同时合并 SLE，并为缓解病情长期口服环磷酰胺等药物，对卵巢功能造成不可逆的损伤，导致卵巢功能衰竭。

（3）SLE 并不是 MHT 的禁忌证，在 SLE 病情稳定情况下，未出现活动性血栓等禁忌证时，患者应用激素治疗应个体化，本患者 1mg 戊酸雌二醇片无撤退性出血，改为 2mg 戊酸雌二醇片后出现撤退性出血。并应综合考虑 SLE 的病情，酌情调整剂量。

（陈　瑛　甄　敏　肖　游　朱嘉琦）

018 席汉综合征一例

病历摘要

患者，女，27 岁，主诉"闭经 2 年"。患者既往月经规律，7 天/30 天，经量中等，无痛经。2008 年 4 月 25 日因巨大儿行剖宫产术，术中出血 300ml，术后子宫收缩差，出血总量不详。术后血红蛋白由术前 132g/L 降至 55g/L，输红细胞 6U。产后一直未行经，2010 年 5 月 28 日我院门诊就诊。患者自发病以来体重增长 10 公斤。

【入院查体】身高 158cm，体重 62kg，无明显痤疮及唇上胡须，心肺未触及异常，无溢乳。妇科检查未触及异常。

【辅助检查】性激素六项（2010 年 4 月 1 日）：E_2 21pg/ml，P 0.04ng/ml，PRL 4.28ng/dl，FSH 6.13mIU/ml，LH 3.86mIU/ml，TSH 39ng/dl；皮质醇（2010 年 4 月 1 日上午 8 点）12.99ug/dl；甲状腺功能（2010 年 4 月 1 日）：基本正常；妇科 B 超（2010 年 4 月 19 日）：子宫大小为 2.5cm×2.5cm×1.8cm，宫腔细线反射；骨密度检查（2010 年 8 月 6 日）：骨量减少。

【诊断】席汉综合征。

【治疗】口服戊酸雌二醇片/雌二醇环丙孕酮片复合包装治疗，有撤退性出血。复查激素,性激素(2011 年 9 月 3 日)：E_2 65pg/ml，P 0.21ng/ml，PRL 4.45ng/dl，FSH 7.15mIU/ml，LH 3.41mIU/ml。肝肾功能（2011 年 9 月 3 日）：ALT 32U/L，Cr 76μmol/L，Bun 5.08mmol/L。乳腺 B 超（2011 年 9 月 2 日）：双乳未见占位。妇科 B 超（2011 年 9 月 6 日）：子宫大小为 3.3cm×2.7cm×2.2cm，内

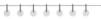

膜细线反射；复查骨密度（2011 年 9 月 6 日）：正常。甲状腺功能（2012 年 6 月 1 日）：FT_3 2.09pg/ml 减低（正常值：2.3 ~ 4.2pg/ml），FT_4 0.51ng/dl 减低（正常值：0.89 ~ 1.76ng/dl），TSH 6.17μIU/ml 升高（正常值：0.55 ~ 4.78μIU/ml）；给予优甲乐 1 片 qd 甲状腺功能正常。

病例分析

　　席汉综合征是由于产后大出血，尤其是伴有长时间的失血性休克，使垂体前叶组织缺氧、变性、坏死，继而纤维化，最终导致垂体前叶功能减退的综合征，其发生率占产后出血及失血性休克患者的 25% 左右。席汉综合征的发生，并非仅与垂体前叶功能减退有关，其中 50% 显示垂体后叶功能亦有不同程度的异常。席汉综合征不仅可发生于阴道分娩者，亦可发生于剖宫产术之后，垂体前叶的代偿功能较强，大于 75% 时临床症状极轻微，只有当组织坏死超过 90% 以上时才有明显症状。垂体前叶功能减退时，最敏感的是促性腺激素的分泌减少，其后影响促甲状腺激素和促肾上腺激素的分泌。发病年龄多在 20 ~ 40 岁生育期，经产妇多于初产妇。因垂体前叶病变所造成的各种激素分泌减少，其程度各有不同，其相对应的靶器官功能低下的临床表现则不完全平行，发病早晚不一，症状轻重不同。

　　席汉综合征可表现为急性或慢性病程，其垂体功能减退可能为完全性或部分性。急性席汉综合征可发生于产后数日，表现为严重的垂体功能减退及多尿症，患者出现的口渴及多尿常被解释为失血性休克、静脉补液过多的正常反应而未认识到这是席汉综合征继发的多尿症，也是因席汉综合征死亡的重要原因。此类患者可伴有低血压、休克、低血糖、低钠血症、头痛、视物不清、意识丧失及无乳汁分泌等，多数伴有严重的促肾上腺皮质激素缺乏，严重者危及生命。慢性病程患者可表现为完全或部分垂体功能减退，表现为产后大出血休克后产褥期，长期衰弱乏力，最早为无乳汁分泌，然后继发闭经，即使月经恢复，也很稀少，继发不孕，性欲减退，阴道干燥。阴毛、腋毛脱落，头发、眉毛稀疏，乳房、生殖器萎缩，以及精神冷漠、嗜睡、过早衰老、身体虚弱、恶心、厌食、贫血、畏寒等肾上腺功能减退及甲状腺功能减退的症状。

诊断标准依据实验室检查和超声检测，必要时行垂体的磁共振检查。

1. 实验室检查

（1）垂体激素检测：GH（生长激素）、FSH、LH、ACTH（促肾上腺皮质激素）、PRL 降低。

（2）甲状腺激素检测：TT_3、TT_4、T_3、T_4、TSH 减低。

（3）肾上腺激素检测：血皮质醇、尿皮质醇下降，空腹血糖降低。

（4）性激素检测：雌激素、孕激素、睾酮均降低。

2. 影像学检查

超声检测可见子宫萎缩，卵巢变小、无卵泡发育、亦无排卵。颅脑磁共振检查显示垂体萎缩变小，83% 患者虽然垂体影像可辨，但其密度显著减低，甚至在蝶鞍区显示空腔回声，称为"空状蝶鞍"。

对于席汉综合征患者，预防比替代疗法更重要。在世界上不发达地区，在家分娩仍然是一个必须预防的公共卫生问题；同时医疗条件较好地区医护人员需要特别注意，严重产后出血的妇女输血不足或输血延迟的问题，避免席汉综合征的发生。新发病例急性期应补充糖皮质激素，进行液体管理，必要时补充甲状腺素。重症患者可经验性给予糖皮质激素，除已经实验室检查发现下丘脑－垂体－肾上腺轴正常者外，对于继发性甲状腺功能减退的患者为避免肾上腺危象，应在甲状腺素治疗前先给予糖皮质激素。糖皮质激素的剂量在应激、手术、外伤时应进行调整。对于多尿症患者应给予去氨加压素，当使用糖皮质激素治疗时，应关注多尿症状，必要时减少或停用去氨加压素。在部分垂体功能低下的席汉综合征患者中，根据脑下垂体激素缺乏的情况进行个体化替代治疗，酌情补充糖皮质激素、甲状腺激素、性激素及生长激素等，改善席汉综合征患者的生活质量。

病例点评

（1）此患者产后出血诊断明确，产后出血引起的闭经伴有垂体－性腺轴功能低下属于席汉综合征。

（2）席汉综合征女性一般比较年纪，需要长期激素治疗，减少低水平雌激素引起的各种症状，预防绝经后骨质疏松，预防心脑血管疾病提早发生。

（3）此患者后续发生甲状腺功能低下，采取缺什么补什么的原则，给予甲状腺素治疗，将性腺轴和甲状腺轴维持在正常水平。

（陈 瑛 甄 敏 肖 淛 朱嘉琦）

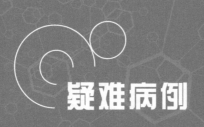

019　子宫动静脉瘘一例

📋 病历摘要

　　患者，女，33岁，因"外院人流术后停经5个月，发现宫腔内异常回声10天"收入院。患者5个月前因"早孕"于外院行人工流产术，术后阴道出血6天干净，3个月前无月经来潮，2个月前再次就诊，复查B超提示子宫体积增大，子宫内膜厚约1.2cm，宫腔少量积液，宫颈管少量积液，建议口服黄体酮治疗，患者未遵医嘱。1个月前月经仍未复潮，自行口服黄体酮5天后未行经，后就诊于我院妇科门诊，查尿hCG阴性，血hCG 50.72mIU/ml，B超提示宫腔内充满大小不等蜂窝状回声，范围约4.2cm×3.2cm×3.3cm，周边血流信号丰富（图2-1），子宫正常大小，考虑"宫

笔记

腔粘连、子宫动静脉瘘？不全流产？"收入院进一步诊治。

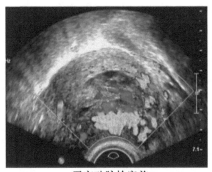
子宫动脉栓塞前

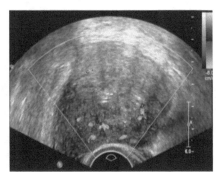
子宫动脉栓塞后

图 2 - 1　子宫动脉栓塞彩超

【入院诊断】宫腔粘连？葡萄胎不除外，子宫瘢痕。

【检查】入院后完善 CT 及血管造影检查，提示子宫血管异常（右侧为著），部分小动静脉瘘形成。

【治疗】给予米非司酮口服治疗，经患者及其家属充分知情同意后，先行子宫动脉栓塞术，后行超声引导下宫腔镜下子宫残留组织物切除术，宫腔镜下可见宫腔内一形状不规则占位，似哑铃型，表面灰黄色，质地偏硬，附着于宫腔右后壁，与正常内膜组织分界不清，结合超声大小约 5cm×3cm，宫底及后壁可见大量迂曲的血管，未见异型血管，子宫前壁内膜薄（图 2 - 2）。术中诊断：宫内妊娠物残留。遂决定行宫腔镜下残留组织物电切术，切开残留物表面形成沟槽后，超声定位下，以卵圆钳钳夹，钳夹出大量机化组织物（图 2 -3），超声提示占位清除为止，部分呈灰黄色，部分呈紫黑色，送病理检查，手术顺利，出血 10ml。术后病理提示：（宫腔内容物）凝血、退变之蜕膜组织及胎盘绒毛。术后 hCG 下降满意，术前血 hCG 31.13mIU/ml，术后第 1 天复查血 hCG 3.89mIU/ml，顺利出院。

笔记

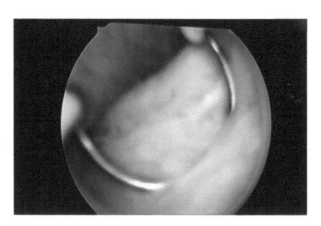

注：宫腔内组织物灰黄色，质硬，电极切开可见内部均为陈旧性组织。无明显血管活性。

图2-2　宫腔内组织物

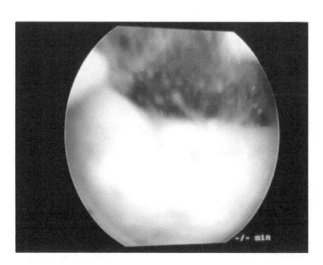

图2-3　胚胎组织物与肌壁间可见炎性机化组织

病例分析

（1）子宫动静脉瘘（uterine arteriovenous fistula，UAVF）属于子宫血管病变范畴，临床少见，Brien 等人报道发病率约为 4.5%。UAVF 分为先天性和获得性两类。先天性 UAVF 多由于胚胎期原始

笔记

的血管结构分化异常形成，多合并盆腔邻近脏器或其他系统的血管畸形口。获得性 UAVF 常继发于子宫的创伤，包括诊刮、流产、剖宫产瘢痕妊娠清宫、多次自然分娩、剖宫产、子宫手术、感染等，创伤的动脉分支与肌层静脉之间形成多个小的动静脉通路。部分获得性 UAVF 继发于妊娠滋养细胞疾病、子宫内膜及子宫颈恶性肿瘤等，病因考虑为肿瘤尤其滋养细胞肿瘤具有亲血管性，极易侵蚀、浸润血管壁引起动静脉间交通支的形成。UAVF 临床表现不一，多为月经过多或流产，刮宫术后持续少量或突发大量阴道出血。对于滋养细胞疾病患者甚至包括化疗治愈的患者来说，1%~2% 患者会发生致命的阴道出血或腹腔内大出血。其他症状包括下腹痛、性交痛、尿失禁、继发贫血、充血性心力衰竭等。临床上还有很多 UAVF 无明显症状，B 超检查中发现。大部分患者无阳性体征，但少部分患者可看到静脉淤积所致的双下肢水肿，或腹股沟区触及明显的血流震颤或搏动性肿块。目前，常用的 UAVF 辅助检查包括超声、CT、MRI 及血管造影检查，其中血管造影检查是诊断 UAVF 的金标准。另外，组织病理检查、宫腔镜检查等在 UAVF 诊断中也有应用，但价值有限。

（2）UAVF 的治疗尚无明确的指南及规范，既往为避免大出血危及生命常采取子宫全切手术，近些年来，随着对 UAVF 的认识和影像技术的提高，临床上逐渐依据患者的年龄、症状、生育要求及病变的血流动力学制定个体化治疗方案。在子宫动静脉瘘临床治疗中，通常为保守治疗与手术治疗，包括子宫动脉栓塞、髂内动脉结扎、切除子宫及子宫内膜萎缩手术等，也有报道采用尿管球囊宫腔压迫治疗取得良好疗效。其中，保留子宫最为有效的一种保守治疗法就是介入栓塞，通过实施动脉造影以明确出血位置和是否存在动静脉瘘，而后实施子宫动脉栓塞术使出血位置的血供可得到及时的

笔记

阻断，其止血效果明显、安全性高、对卵巢功能的影响较低、可减少术后疼痛及术后盆腔粘连等并发症的发生率，但对于介入技术及栓塞剂的选择要求较高。

（3）该患者人流术后数月，月经未复潮，无明显阴道流血症状，不除外宫腔粘连、月经紊乱或再次妊娠等可能，复查 B 超提示宫腔内大量占位，血 hCG 轻度升高，与术后停经有关。血管造影提示存在小血管动静脉瘘，考虑妊娠组织物残留导致动静脉瘘可能，该患者年轻，有生育要求，给予口服米非司酮，行子宫动脉栓塞后决定行宫腔镜下刮宫清除残留组织物，手术顺利，术后 hCG 下降满意，恢复好。

病例点评

此例患者最终诊断为不全流产导致的动静脉瘘，该患者的临床症状不是特别典型的动静脉瘘的表现，没有长期不规则的阴道出血，但是辅助检查提示血流丰富，进一步检查提示存在动静脉瘘可能，如若忽视细节，仅仅作为一例不全流产去清宫，术中可能会发生难治性出血，进而给患者带来更大的伤害。此例病给我们平时的临床工作敲响了警钟，医疗工作必须细致入微，每个患者都有自身特点，应该个体化分析，切不可麻痹大意。

（林　青　张　凯　杨汝薇　全紫薇）

020 宫角妊娠一例

病历摘要

　　患者，女，33 岁，因"停经 47 天，B 超提示宫角妊娠，要求终止妊娠"入院。患者自然分娩后半年，既往月经规律，停经 30 天自测尿 hCG（＋），停经 40 天来我院门诊就诊，行 B 超检查提示左侧宫角膨出，内见胎囊，约 1.5cm×1.0cm×1.0cm，胎囊周围血流，可见卵黄囊，直径约 0.2cm，无腹痛，无阴道出血，停经 45 天来我院门诊复查 B 超，宫腔偏左见胎囊，约 3.4cm×3.0cm×1.4cm，内见胎芽长约 0.4cm，见胎心搏动，考虑"输卵管间质部妊娠？"收入院治疗。

　　【入院诊断】左侧宫角妊娠（外突型？）、哺乳期。

　　【检查及治疗】入院后行 B 超检查提示子宫底横切面左侧宫角稍膨出，宫角肌层最薄处约 0.7cm，宫腔偏左见胎囊，约 3.4cm×3.0cm×1.4cm，内见胎芽长约 0.4cm，见胎心搏动。考虑胎囊尚与宫腔有相通，给予米非司酮＋米索前列醇药物流产，入院后开始每日口服米非司酮 75mg，连用 2 天后，给予米索前列醇 3 片，口服后阴道少量出血，观察患者宫腔排出物情况未见胎囊排出，复查 B超：子宫前位，子宫大小为 7.9cm×8.2cm×4.8cm，内膜厚约 1.8cm，回声不均匀，左宫角似见高回声结节，大小约 1.2cm×0.9cm，内可见血流信号。因复查 B 超宫腔未见明显胎囊，但子宫内膜增厚伴宫角异常回声（图 2-4），给予促宫缩治疗，监测血 hCG 情况，患者停经 39 天、行药物流产前血 β-hCG 为 37 794mIU/ml，口服米非司酮＋米索前列醇药物流产当天（停经 51 天）查血 β-hCG

为 36 947mIU/ml，B 超提示子宫内膜厚约 1.8cm，回声不均匀，左宫角似见高回声结节（大小约 1.2cm×0.9cm），内可见血流信号，药物流产 2 周后查血 β-hCG 11240mIU/ml，复查 B 超提示子宫内膜厚约 1.4cm，回声不均匀，左宫角似可见高回声结节，大小约 1.2cm×1.0cm，内可见血流信号。用药后复查 B 超仍存在宫腔占位，故行宫腔镜检查 + B 超引导下清宫术，术中自左侧宫角处刮出少许绒毛及蜕膜样组织送病理，手术过程顺利，出血不多，术后给予抗感染治疗，术后观察 1 天，β-hCG 4145mIU/ml，下降满意，其余无异常，准予出院。术后病理提示：（宫腔清出物送检，直径约 4cm）凝血、退变之胎盘绒毛及蜕膜组织。

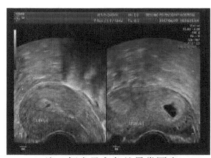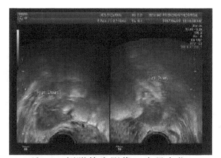

注：超声见宫角处异常回声　　　　　注：双侧附件为影像，未见占位

图 2-4　术前超声检查

病例分析

（1）宫角妊娠是一种受精卵种植在输卵管口近宫腔侧的子宫角部的妊娠。主要是盆腔感染、宫腔操作、性激素异常、子宫手术史等因素引起，会导致患者孕囊停止发育，引起流产，孕囊在宫角处向外扩展，引起宫角破裂，孕囊在宫腔扩展，引起妊娠晚期自然分娩 3 种结局，其一般临床症状表现为子宫不对称性增大、严重的腹痛、有部分伴有阴道出血、肌层破裂、休克等，不及时治疗甚至会

危及生命。输卵管间质部位于子宫角，是输卵管通入子宫壁内的部分，受精卵种植在此即为输卵管间质部妊娠，其一般破裂时间晚，一旦破裂出血迅猛，风险大。其处理原则及治疗方案与宫角妊娠差异明显，因此，对于上述两种异位妊娠的鉴别至关重要。在超声检查中二者的准确度较高，其主要鉴别点如下：①前者的孕囊或孕囊包块位于子宫角部，且与宫腔相通；后者则紧邻子宫角部，与宫腔不相通。②前者子宫内膜线与包块相连续且包块壁较厚，有完整的子宫肌层回声；后者子宫内膜线与包块之间则由子宫肌层回声相隔绝，包块壁则较薄，周围无或断断续续的子宫肌层回声。③间质部妊娠在纵切时有完整子宫内膜回声，孕囊和内膜不能同时显示。

（2）宫角妊娠在未破裂前临床症状和体征均不明显，可能无任何症状，或与早孕、先兆流产较相似，其妊娠维持时间较长，常可延至妊娠 8~12 周才出现症状，而子宫破裂后病情会迅速发展，发生大出血，严重者会威胁生命，因此，及早治疗、有效控制病情是治疗宫角妊娠的关键。

（3）该患者多次 B 超提示宫角妊娠可能，患者入院生命体征平稳，无子宫破裂出血表现，我们选择先行药物流产，药流后定期检查 B 超及监测血 hCG 变化判断流产结果，术后 2 周 B 超仍提示宫角部位残留可能，遂决定行宫腔镜检查 + B 超引导下清宫术。因药物流产后大部分妊娠组织排出，仅残留少量妊娠活性组织，术后子宫收缩恢复，为手术提供了很好的基础，减少了直接手术导致的大出血、子宫穿孔破裂的发生。

病例点评

宫角妊娠作为一种特殊类型的异位妊娠，较输卵管妊娠易漏诊，妊娠早期不易明确诊断，该例患者病史简单，无特异性症状，临床诊断需要丰富经验，一旦考虑宫角妊娠，需综合相关因素选择恰当的治疗方案，对妊娠早期患者，我们选择药物流产安全可靠，待大部分妊娠组织物排出后，子宫收缩复旧，为手术操作提供了基础，若是直接手术，容易给患者造成较严重的内膜损伤。

（林　青　张　凯　杨汝薇　全紫薇）

021 前置胎盘患者的引产一例

病历摘要

患者，女，34 岁，因"停经 5 月余，要求终止妊娠"入院。患者剖宫产后 11 年，此次妊娠停经 13 周于外院行超声提示前置胎盘状态，无阴道出血及腹痛等症状，停经 16 周复查超声提示完全性前置胎盘状态，就诊于我院。我院妇科超声提示胎盘后壁及左侧壁，0 级，患者及其家属要求终止妊娠，收入我科。患者于 2007 年因胎儿脐带绕颈于安徽省当地县级医院行剖宫产术，手术顺利，术后恢复好。

【入院诊断】中期妊娠（孕 20 周），子宫瘢痕，胎盘低置状态（中央型）。

【检查及治疗】入院后完善相关检查，盆腔磁共振检查示：宫体胎盘大部分位于子宫峡部，覆盖宫口，并向前壁和后壁延伸，子宫下段周围见明显迂曲增粗血管，与宫腔内胎盘分界欠清，子宫下段前后壁肌层均显示不清，前下壁与膀胱间见多条短线状稍高信号灶（图 2 - 5）。

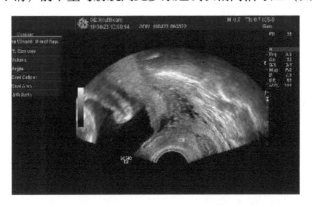

图 2 - 5　超声提示胎盘大部分位于前壁瘢痕部位

因哺乳期宫体下部子宫肌层显示不清，无法评估瘢痕及肌层缺损范围；胎盘与周围迂曲血管分界不清、胎盘与膀胱间短线状稍高信号，胎盘植入并穿透肌层不除外。经全科及全院讨论后，拟先行双侧子宫动脉栓塞术，再行剖宫取胎术。术中先行放置双侧输尿管导管，开腹探查子宫及双侧附件未见异常，打开膀胱反折腹膜，下推膀胱，膀胱与子宫下段粘连严重，分离困难，取子宫下段横切口，刺破羊水，羊水色清，量约 600ml，臀位娩出胎儿，断脐后交台下处理，子宫收缩欠佳，子宫下段注射卡前列素氨丁三醇注射液（安列克）250μg 及麦角新碱 1 支后宫缩好转，胎盘自然剥离，胎盘剥离面有多处渗血，出血量约 500ml，下段前壁处部分胎盘植入，面积 4cm×4cm，常规缝合子宫下段切口，探查子宫未见异常，检查膀胱后壁有渗血，亚甲蓝充盈膀胱后可见膀胱后壁 1cm×1cm 破口，请泌尿科医师上台行膀胱修补术，再次充盈膀胱，未见亚甲蓝渗出。手术极困难，术中出血 800ml，输悬浮红细胞 2U，血液自体回输 156ml，术后给予抗感染促宫缩治疗，术后一般情况好，阴道出血不多，顺利出院。

病例分析

（1）前置胎盘临床表现为反复的无痛性阴道流血，极易造成产前产后大出血，严重威胁孕妇生命。根据疾病的凶险程度，前置胎盘又可分为凶险性和非凶险性。凶险性前置胎盘指既往有剖宫产史，此次妊娠为前置胎盘，发生胎盘植入的危险约为 50%。不少学者认为前置胎盘可能与下述因素有关：①多次流产及刮宫、产褥感染、剖宫产等引起子宫内膜病变或损伤；②胎盘异常；③受精卵滋养层发育迟缓，同时定义 28 周以前的前置胎盘为胎盘前置状态。

（2）尽管大部分的前置胎盘状态在中期妊娠时不影响妊娠的进

展，但如何评估前置胎盘植入程度需要借助盆腔磁共振来判断。但会有部分因胎儿畸形或者反复阴道流血使得保胎困难需要引产的患者，因此，对于放弃胎儿的中央性前置胎盘孕妇，降低母体的损伤是必须重视的课题。

（3）此患者为凶险性前置胎盘，磁共振检查提示胎盘植入可能，且前壁下段存在肌层缺损，不除外胎盘植入膀胱可能，术前进行充分评估及围手术期准备，行子宫动脉栓塞术，术中提前放置双侧输尿管导管，避免术中因出血凶险止血损伤输尿管。该患者术中粘连严重，手术困难，因术前子宫动脉栓塞，术中止血完善，但是胎盘植入导致膀胱损伤，增加了术后恢复时间。

（4）选择性子宫动脉介入栓塞术，准确阻断出血部位的血供，及时止血，具有手术时间短、创伤小、恢复快、止血效果肯定等优点。其应用于产后出血，是替代子宫切除治疗恶性产后出血的方法。

病例点评

前置胎盘患者的处理，包括引产或分娩，都需要多学科处理，近几年凶险性前置胎盘发生率增加，与既往剖宫产率升高有关，所以应切实提高自然分娩率，降低剖宫产率。对于该患者，诊断明确，临床处理过程中需全面综合考虑相关风险，尤其是出血的风险及保护女性生育能力的问题，所以选择动脉栓塞后引产以降低出血风险。子宫动脉栓塞近几年作为剖宫产瘢痕妊娠的一线治疗方案，可以切实有效地阻断子宫血供，减少手术或引产过程中大出血的发生，对保留女性生育能力有关键作用。

（林 青 张 凯 杨汝薇 全紫薇）

022 盆腔放线菌病一例

病历摘要

患者，女，53岁，孕4产2，绝经1年余，主诉"腹痛1年，发现卵巢囊肿1月余"。患者1年前因自发性气胸于外院行胸腔闭式引流手术，术后第4天患者出现间断下腹痛、下腹坠胀，大便较前细软，2个月前患者自觉腹痛及下腹坠胀感加剧，服用中药后腹痛缓解（具体药物不详）。1个月前行CT检查提示左侧附件区肿物，术前妇科超声检查如图2-6所示。拟行手术入院。

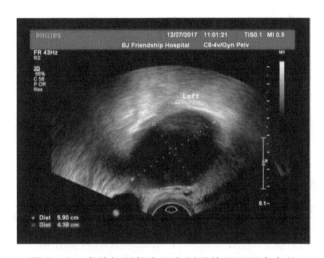

图2-6 术前妇科超声示左侧附件区无回声占位

【检查及治疗】入院后继续完善术前检查，妇科彩超：子宫正常大小，内膜厚约0.4cm，宫内节育器（intrauterine device，IUD）距宫底1.4cm，左侧卵巢似可见，左侧卵巢旁见边界清楚的无回声占位，大小约5.9cm×4.4cm，右侧附件区未见异常占位。盆腔CT：左侧附件区可见一类圆形不均匀囊实性低密度影，边界欠清，直径约4.8cm，周围脂肪间隙模糊，可见条状、片状稍高密度影，边界不清，与周围肠管及子宫分界不清。并完善血常规、尿常规、肝肾功能、血气等化验，肺功能、肝胆胰脾双肾彩超、肠镜等检查，无与妇科相关阳性发现，无手术禁忌证，于入院第 4 天腰硬联合麻醉下行宫腔镜检查 + 腹腔镜检查术，置入宫腔镜见：子宫内膜菲薄，可见"T"形宫内节育器一枚，部分金属套圈锈蚀，行分段诊断性刮宫并完整取出宫内节育器。腹腔镜检查见：子宫正常大小，左侧附件被一直径 6cm 大小肿物取代，该肿物侵及乙状结肠系膜，紧邻髂外动脉，与周围组织粘连固定。右侧输卵管及右侧卵巢外观正常。由于该肿物侵及乙状结肠系膜，与周围组织粘连固定难以分离，腹腔镜手术困难，决定行开腹探查术。切除左侧附件及肿物，送术中冰冻，术中冰冻病理回报：病变内中性粒细胞及淋巴细胞浸润。后切除全子宫及右侧附件，因肿物与结肠关系密切，请外科医生上台会诊，建议行台上肠镜检查，肠镜检查示肠管内可见弥漫病灶，性质不明，考虑患者肿物性质不明，不能除外肠管炎性疾病，向家属交代病情后，决定暂不切除肠管，探查肝脾及大网膜均未见异常。

术后病理（图 2-7）：（左侧附件）病变内见多灶中性粒细胞聚集，并见散在及灶状淋巴浆细胞浸润和放线菌。镜下可见管状组织内衬柱状上皮，并见较多中性粒细胞浸润并见淋巴细胞浆细胞，结合临床考虑为卵巢及输卵管炎伴脓肿形成。

术后给予注射用头孢哌酮钠舒巴坦钠（舒普深）抗感染治疗 12 天，术后第 12 天恢复良好出院，出院后继续口服阿莫西林克拉维酸钾（安灭菌）片 3 个月。术后 4 个月复查妇科检查及盆腔超声未见异常占位。

【出院诊断】 输卵管卵巢脓肿（放线菌感染，宫内节育器），乙状结肠炎症性增生，胸腔闭式引流术后。

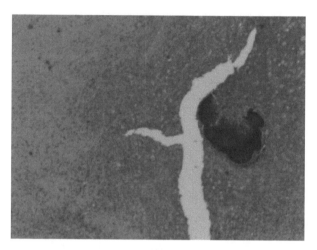

图 2 - 7　术后病理符合盆腔放线菌病

病例分析

1. 流行病学和高危因素

放线菌病是一种罕见的、慢性的肉芽肿性病变，由放线菌属的革兰阳性厌氧菌感染所致。放线菌病十分罕见，在发达国家中发生率为 1～6 例/100 万人口。初诊时很难考虑到该诊断，文献显示 92% 的病例临床医生会首先考虑其他诊断。对于有宫内节育器、盆腔包块疑似恶性肿瘤的女性患者，均需考虑放线菌病的可能。盆腔放线菌病需要考虑的鉴别诊断包括肠道结核、诺卡菌病、输卵管－卵巢脓肿、盆腔脓肿、癌肿、淋巴瘤、慢性盆腔炎、局限性肠炎、炎性肠病、憩室炎、子宫内膜异位症和盆腔炎等疾病。盆腔放线菌病以盆腔包块、腹部转移和积水及腹膜后淋巴结增大为突出表现，与妇科肿瘤的鉴别尤其困难。

2. 诊断要点

（1）血液学检查：无特异性，可能有贫血、轻度白细胞数升

123

高、红细胞沉降率和 C 反应蛋白增加等表现。因盆腔炎症也可导致 CA125 异常升高，合并盆腔包块的患者术前难以与卵巢癌相鉴别。

（2）影像学表现：感染早期，影像学无特异性改变，无诊断价值。在感染晚期，组织平面可有浸润，表现为窦道形成，但亦非放线菌病的特异性临床表现。

（3）组织病理学和微生物学：组织病理学和微生物学诊断的敏感性均不足 50%。一项 9 例盆腔放线菌病的研究中，7 例通过宫颈和内膜细胞学检查获得回顾性诊断，5 例通过病理确诊，仅有 1 例因为细菌培养而确诊。革兰阳性的丝状微生物和组织学检查发现的硫黄颗粒均强烈支持放线菌病的诊断。硫黄颗粒就是在苏木精 - 伊红染色中微生物的集落，表现为圆形或卵圆形嗜碱性团块，带有嗜碱性的棒状末端结构。并非所有放线菌病的病例都能发现硫黄颗粒。在 181 例病例报告中，56% 病例可见 1 ~ 3 个颗粒，26% 病例可见 1 个颗粒，7 例患者中未见硫黄颗粒。此外，其他病变如诺卡菌病、着色真菌病和葡萄状菌病等也有硫黄颗粒的表现。特异的染色包括革兰染色、高莫利甲胺银染色和吉姆萨染色，可以见到革兰阳性的分支状丝状细菌。种属特异的荧光抗体染色可以快速识别放线菌，甚至在甲醛溶液固定标本后也能实现，其与传统染色之间有很好的相关性，对于混合感染的诊断有更好的特异性。

3. 治疗和预后

（1）药物治疗：药物治疗是盆腔放线菌病治疗的基础和首选。既往临床经验认为大剂量抗生素可治愈放线菌病，如青霉素治疗 6 ~ 12 个月。但是现代治疗学需要更加个体化，确切的治疗选择需要根据感染部位、严重程度和治疗效果进行决策，并且应对患者进行密切的临床和影像学随诊，确保疾病最终消退。既往均以大剂量静脉注射青霉素（1800 万 ~ 24000 万单位/天）治疗 2 ~ 6 周，接着口服青霉素 V（2～4g/d）治疗 6～12 个月。临床上四环素类药物治疗效果确切。青霉素过敏者，可以考虑多西环素、米诺环素、林可霉素和红霉素。药物选择应考虑感染部位及合并感染的微生物。首选药物应该覆盖感染部位培养出的所有致病菌。盆腔放线菌病抗生素治疗疗程可适当缩短，手术切除病灶后抗感染治疗 3 个月可痊愈，也有 1～2 个月抗感染治疗后痊愈的报道。未手术治疗者，短期口服抗生素治疗也有痊愈可能。

（2）手术治疗：手术切除感染组织用于严重的坏死组织、窦道形成或瘘形成。如果经皮穿刺不能吸引出脓液，需要考虑恶性肿瘤可能。手术决策需个体化处理。对于药物治疗无效的患者手术是较为可靠的方案。有研究指出，手术的目的在于切除坏死组织和瘘管，引流脓肿，解除脏器梗阻，多点活组织检查和改善抗生素疗效等。

（3）IUD 去留：对于放置 IUD 的盆腹腔放线菌病推荐取出IUD。一项随机研究发现，抗生素治疗的同时取出 IUD 对消除生殖道放线菌更加有效。对于腹腔放线菌病也推荐取出 IUD。

（4）预后：根据感染部位、从诊断到治疗的时间、开始恰当治疗时间等因素，放线菌病的病死率在 0～28%。中枢神经系统感染的病死率最高。盆腔放线菌病患者的预后相对较好，致死性报道罕见。但是对于有生育要求的患者，缺乏盆腔放线菌病治疗后的生育结局相关研究。

总之，盆腔放线菌病是非常罕见的生殖道感染性疾病，绝大部分患者携带宫内节育器。患者可能伴有发热、腹痛、分泌物增加和盆腔包块等并非特异性的临床症状和表现，诊断高度依赖组织病理学和微生物学。药物治疗是基础和首选，治疗疗程超过常见的生殖道感染。手术切除感染组织适用于严重的坏死组织、窦道形成或瘘形成。总体上患者预后较好。

⊕ 病例点评

　　该患者病史较长，有长期 IUD 放置史，CT 提示附件区类圆形不均匀囊实性低密度影，边界欠清与周围肠管及子宫分界不清，CA125 正常，术前并未考虑到该诊断，术中因腹腔内粘连严重中转开腹手术，取病灶送术中冰冻病理回报为中性粒细胞及淋巴细胞浸润，提示盆腔炎性包块可能，术后与病理科沟通后在病灶组织内找到放线菌确诊。术后给予抗生素，口服 3 个月后预后良好。

（张　超　刘　芸　李　郴）

023 盆腔肿物合并泌尿系统畸形一例

病历摘要

患者，女，53岁，孕4产0，绝经5年，主诉"发现右侧附件肿物6个月，恶心、呕吐伴下腹痛2次"。患者6个月前无明显诱因出现恶心、呕吐伴下腹痛，就诊于急诊，查腹部CT提示：盆腔内囊实性占位，直径约10.5cm×8.6cm，来源于附件可能，妇科彩超提示子宫增大、子宫肌瘤，左侧附件见低回声区6.2cm×2.5cm，边界清楚，内可见血流信号，CA125 123U/ml，其余肿瘤标志物正常。患者口服胃肠炎药物（具体药物不详）对症治疗后腹痛等症状明显好转，未继续治疗。1个月前再次出现恶心、呕吐伴下腹痛，就诊于急诊，查CT提示：盆腔内囊实性占位病变，较前明显增大，直径约14.9cm×11.7cm，性质待定。急诊收入院。入院查体：子宫右侧壁可及一边界清楚的大小约16cm的囊实性肿物，与子宫关系密切，上界达脐水平，压痛阳性。左侧附件区未触及增厚和包块，有压痛。

【入院诊断】考虑右侧卵巢肿瘤性质待查；子宫阔韧带肌瘤伴囊性变？

【既往史】9年前因膀胱囊肿于某医院行膀胱镜下囊肿切除术，术前检查发现右侧双肾盂、双输尿管畸形。

【检查】入院后完善相关化验检查及术前评估，妇科彩超提示（图2-8，图2-9）：紧贴子宫右侧壁见边界尚清的以低回声为主、间有无回声的肿物，大小约16.5cm×12.4cm×9.3cm，无回声区范围约6.2cm×4.8cm，肿物与子宫紧贴处可探及半环状血流信号。

血常规 Hb 109g/L，余大致正常。CA125 809.70U/ml。入院后复查 CT 提示：盆腔巨大囊实性稍高、低混杂密度肿块，约 13.6cm × 10.2cm×16.6cm，CT 值 43～56HU，壁厚薄不均，增强后囊壁见强化，病灶后缘可见一钙化结节，病变较前略缩小，肿块前部密度较前稍增高。

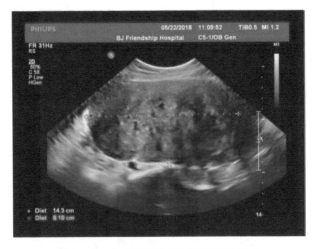

图 2-8　妇科彩超示盆腔囊实性肿物

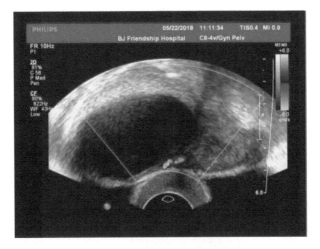

图 2-9　妇科彩超示盆腔肿物血供

【诊疗经过】在腰硬联合麻醉下行膀胱镜检查＋输尿管支架植入术＋开腹全子宫切除术＋双侧附件切除术＋盆腔粘连松解术。膀胱镜检查，见右侧为双输尿管开口，左侧为单输尿管开口，顺利置入输尿管支架 3 根。取下腹绕脐纵切口，长约 15cm，逐层切开腹壁，打开腹膜，洗手探查：见盆腔被巨大肿物占据，囊实性，色暗红，表面光滑，未见乳头及外生结节，探查肿物基底部，见蒂部扭转 360°与左侧宫角部相延续，盆腔肿物实为扭转的左侧卵巢、输卵管，肿物与腹膜、肠管及子宫间大片粘连，盆腔内见少量淡褐色腹水，子宫萎缩、质软，膀胱与子宫下段广泛粘连，右侧附件未见异常，盆腹腔内未见转移瘤结节，盆腔及腹主动脉旁淋巴结未扪及肿大，吸净腹水并留取腹腔冲洗液 200ml 送病理。切除左侧附件，将左侧卵巢台下剖视见部分囊性，囊内为稀薄褐色液体，囊内外壁光滑，直径约 6cm，其余大部分为实性，直径约 12cm，切面为暗红色略糟脆，术中送冰冻病理回报：囊肿内大部分为坏死组织，病理类型待术后石蜡。切除全子宫及右侧附件。

【术后病理】卵巢被一囊实性肿物取代（16cm × 10cm × 12cm）。输卵管长 7cm，直径 0.5cm。（左侧）卵巢肿瘤镜下大部分为退变坏死组织，边缘见少量纤维梭形细胞，考虑为卵巢纤维瘤（图 2 - 10）。输卵管未见显著变化。全切子宫（4cm × 3cm × 1.5cm）及右侧附件：颈管长 3.5cm，周径 5cm，子宫内膜菲薄，肌壁厚 1.4cm。附件右侧输卵管长 5cm，于系膜内见一囊肿，直径 0.5cm；右侧卵巢（2.2cm × 1.5cm × 0.5cm）。镜检：子宫内膜呈萎缩性改变。宫颈呈慢性炎改变。右侧输卵管系膜胚胎残余囊肿，右侧卵巢未见显著变化。腹腔冲洗液涂片（图 2 - 11）：血性背景中见增生的间皮细胞及少量退变非典型细胞团，倾向为反应性间皮细胞伴退变。

术后第 4 天恢复良好出院。出院诊断：左侧卵巢纤维瘤伴蒂扭转，盆腔炎性疾病后遗症，泌尿系畸形，左侧双肾盂畸形，左侧双输尿管畸形，膀胱囊肿切除术后。

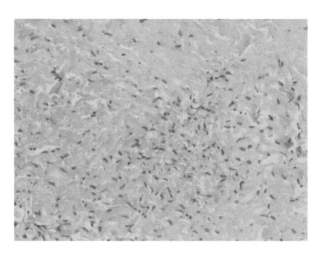

图 2-10　盆腔肿物病理

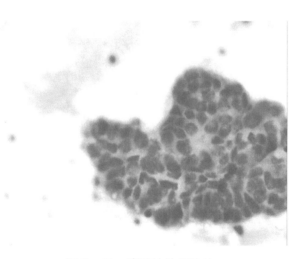

图 2-11　腹腔冲洗液涂片

病例分析

　　肾盂输尿管重复畸形（pelvoureteral duplication，PRD）为胚胎期输尿管芽过度分支异常。重复肾及双输尿管是较常见的先天性泌尿系畸形，发病率约为 1/1500，单侧畸形比双侧畸形多 6 倍。以女孩多见，有家族发病倾向。重复肾表面有一条浅沟将肾分为上、下两个部分，各有独立肾盂、输尿管和血管。下肾部较大，上肾部较小，多发育不全，功能低下。双输尿管可为全长的，即各有一个输尿管开口，且异位输尿管口均来自上肾部。病理上为患肾与正常肾融合为一体，有共同的包膜，表面有浅沟，肾盂和上段输尿管及供应的血管相互分开。上半肾占全肾的 15%~20%。双输尿管分为两型：双肾盂单输尿管和 Y 型输尿管；完全性双输尿管。上半肾的输尿管开口于下部输尿管口的下方，但常有异位，开口于膀胱内则形成输尿管囊肿，若开口为盲端，则形成巨输尿管。

CT 表现：单侧重复肾表现为患肾轴较对侧长。上半肾常显示积水，皮质变薄，少数上半肾实质萎缩、体积较小。增强扫描肾盂期可见双肾盂、双输尿管影。引流的输尿管扩张、迂曲，下半肾常有向外、向下移位。膀胱底部可见圆形、薄壁充满尿液或对比剂的囊肿影。冠状面图像往往见到发育不良的上半肾和引流的输尿管。CT 泌尿系造影（computed tomography urography，CTU）与其他泌尿系检查方法比较，具有扫描时间短、图像分辨率高、多种成像方式、多方位观察病变、无需肠道准备等优点。同时重建图像所包含的信息更多，对病变的显示更清晰直观，较其他泌尿系检查方法更容易做出定性诊断。对于重复肾及双输尿管畸形的形态、患肾是否有功能及患肾实质的厚度等都能做出正确评估，是诊断该病的可靠检查方法，并可用于指导手术。目前 CTU 是诊断泌尿外科疾病最可靠的检查方法。

泌尿系统筛查的高危人群：生殖道畸形与泌尿系统畸形的胚胎同起源于中胚层的细胞团——泌尿生殖嵴，它们的原始导管为中肾导管和副中肾导管。正常女性生殖器官的发生从胚胎第 6 周开始，由两侧的副中肾管完全融合发育形成子宫、输卵管及阴道上部，中肾管于第 4 周时已发育成泌尿生殖窦，其发育不仅形成肾脏，同时还诱导副中肾管的融合。目前认为，生殖道畸形的发生主要是孕早期（孕4～12周）接触致畸因素所致。于胚胎第4～12周末，女性生殖器官在胚胎期发育形成过程中，若受到内外因素干扰，均可导致发育异常，常合并泌尿系统畸形，而且不同时期的致畸因素所致的生殖道畸形也有所不同。如果致畸因素作用于孕第4周，就会导致中肾管的发育中断。同侧中肾管发育终止后，同侧副中肾管的发育也随之停止。另一侧中肾管和副中肾管的发育如不受影响可正常发育，形成一套正常生殖器官和泌尿系统。根据一项数据显示，泌尿系统畸形患者发生生殖系统畸形占92.3%（24/26）。子宫畸形最多见（75%，18/24），常见为双子宫畸形，阴道斜隔合并单肾缺如。发病年龄在12～38岁，也就是多发生在青春期及生育期。中肾管具有引导同侧苗勒管发展发育的能力。中肾管在第4周时已发展到尿生殖窦，比苗勒管先到达尿生殖窦。故单侧肾脏及输尿管的缺陷是一侧中肾管发展中断的结果。其中断常发生于尿生殖窦的近端，以后在中肾管停止发育之处，同侧苗勒管的发展亦停止。这就造成输尿管及肾的缺陷，以及同侧阴道盲端。这种复合的泌尿生殖畸形的发生必然是由于妊娠第4～12周间某种致畸胎因素所致。因此，子宫畸形患者必须除外泌尿系畸形，必要时做静脉肾盂造影（intravenous pyelography，IVP）确诊。其目的在于提防有损单肾功能的隐患及手术操作。如果致畸因素活跃于第12周以后，则由于中肾管的发育基本已经完成，副中肾管的融合也已经完成，则只出现纵隔子宫等对称性畸形，从而不伴有泌尿系统的畸形。

妇科手术前准备：充分的术前评估，应行影像学检查，评估输尿管及肾脏是否有肾积水或输尿管肾盂积水，明确积水部位、程度、肾功能情况。详细解读CTU，充分明确多个输尿管与盆腔肿物之间的关系，及时与泌尿科医生沟通，明确病变性质、类型，对手

笔记

术风险、手术损伤特别是泌尿系损伤，以及肠道损伤的可能性充分评估，告知患者及其家属后并取得知情同意。请泌尿外科医生术前行膀胱镜，放置输尿管支架。手术要点：充分暴露手术视野，如有粘连分离粘连，恢复正常解剖关系。必要时打开侧腹膜，直视下找到输尿管从而避免损伤输尿管。

合并肾功能不全的围手术期注意事项：尤其是处于尿毒症期的肾功能不全，以往一直作为妇科手术的相对禁忌证，主要因肾功能不全患者的肾单位大部分丧失功能，内生肌酐清除率下降，代谢物潴留，水、电解质、酸碱失衡，血小板及凝血功能障碍，术后易感染。但近来多数学者认为，合并慢性肾功能不全者大多可以耐受手术。降低手术死亡率的关键在于围手术期的妥善处理。具体做法如下。

（1）术前维持机体内环境的稳定，尽可能改善贫血、营养不良，纠正水、电解质及酸碱平衡紊乱。对于高血压患者，首选血管紧张素Ⅱ抑制药物，包括血管紧张素转化酶抑制剂和血管紧张素Ⅱ受体拮抗剂（如氯沙坦）、钙离子拮抗剂。由于肾脏合成红细胞生成素功能的缺陷及长期透析过程中部分血液被破坏或消耗，多数患者并发贫血和凝血机制障碍，对于轻中度贫血患者应补充叶酸及铁剂，重度贫血患者或透析患者可加用促红细胞生成素。同时应严格控制血红蛋白或红细胞压积上升速度和水平，以减少 EPO 的不良反应。待患者 HCT > 0.30，血浆蛋白 > 60g/L，血尿素氮 < 17.85mmol/L，肌酐 < 442.01μmol/L，血钾 < 4.5mmol/L 时，方可手术。在饮食方面，肾功能不全患者术前适当限制蛋白质的摄入；在保证最低蛋白质需要量中，尽量采用含必需氨基酸丰富的具有高生理价值的蛋白质（如鸡蛋、牛奶等），同时给予充分热量，以减少蛋白质分解，亦可加用苯丙酸诺龙等，促进蛋白质合成并使

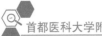

血中氮的代谢产物下降。

（2）术中手术操作应当简单、快速、有效，尽量缩小手术范围，缩短手术时间，避免不必要的手术探查，减少术中出血和输血，减少创伤和出血。术中应该给予足够的液体量，保证循环稳定及重要脏器的灌流。尿量是肾脏功能最直接的反映，所以手术中需要密切动态监测尿量，应至少达到 40ml/h，必要时持续泵入微量多巴胺，应用利尿药。选择合适的麻醉方法，麻醉药物应该尽量选择对肾功能影响小的药物，由于很多药物均是经肝脏代谢，由肾脏排泄，当肾功能不全时代谢减慢，排出延迟，所以，血中维持浓度较高，用量应相应减少，间隔时间也应相应延长。麻醉前用药：①抗胆碱能药物应选用东莨菪碱，慎用阿托品；②镇静药应选地西泮或咪达唑仑，慎用巴比妥类；③镇痛药可选阿片类，但应避免对呼吸、循环的抑制。

（3）术后除了需要监测血压、脉搏、呼吸、心电图、尿量及中心静脉压外，还应对血常规、肝功能、肾功能、凝血功能、电解质、血气等进行动态连续监测，以便及早发现可能出现的脏器功能不全。术后患者电解质及酸碱平衡的维持至关重要。伴有肾功能不全的患者，术后更容易出现内环境紊乱。尤其是肾功能的进一步恶化，尿量减少，则可能出现血钾进行性升高，稍有不慎，即可导致死亡。应该及时静脉给予葡萄糖加胰岛素，同时可以给予静推葡萄糖酸钙，以拮抗高钾血症，必要时需要进行透析治疗。酸中毒为老年患者术后常见的并发症，一般以补充碳酸氢钠纠正。术后给予抗感染、止血对症治疗。对于药物的选择，应避免使用对肾有损伤的药物，如庆大霉素、非甾体类消炎药等，抗生素首选青霉素类及三代头孢类，但剂量需因病情做适当调整。

（4）目前国内外学者多主张对未出现严重尿毒症或过去未查出

有较严重肾功能不全而需手术的患者，术前需进行有效的透析。术前给予充分的血液透析，可使体液、电解质成分处于最佳状态，尤其术前 24～48 小时行血液透析，不仅能改善血小板功能、血容量状态，避免高钾血症，而且可改善患者的精神状态，增加对手术的耐受性。对于氮质血症期和尿毒症期患者，术后根据尿素氮、肌酐、血钾和临床症状的改变等综合因素决定透析治疗时机，如肾功能维持在术前水平，按术前频率进行透析；如果术后第 1 天出现肾功能明显下降，为减少术后切口大量渗血与感染的发生，符合前述指征应行无肝素透析 1 次，引流管拔除以后改为肝素透析。

🔳 病例点评

妇科疾病合并泌尿系统畸形的病例，术前应详细解读 CTU 并评估肾功能，充分明确多条输尿管与盆腔肿物之间的关系，了解肾功能情况。术前行膀胱镜，放置输尿管支架，可最大程度地避免泌尿系统的损伤。对于合并肾功能不全及肾衰竭的患者及时进行对症治疗是保证围手术期安全的关键。

（张　超　刘　芸　李　郴）

024 多原发癌一例

病历摘要

患者，女，63岁，孕2产1，绝经20年，主诉"右下腹酸胀6个月"。患者6个月前无明显诱因出现右下腹酸胀，B超提示宫腔积液，余未见异常占位，CA125 180.20U/ml，CA199 104.10U/ml，4个月前门诊复查B超仍提示宫腔积液，子宫及附件未见异常占位，复查CA199正常，CA125逐渐升高至200.50U/ml，收入院复查彩超提示右侧附件区低回声包块4.1cm×2.9cm，血流丰富，恶性可能性大（图2-12，图2-13）。盆腹腔CT：右侧附件结构不清，腹膜后主动脉旁多发渗出及肿大淋巴结、右侧髂血管旁软组织结节，建议增强CT检查。患者3个月前入我院胸外科行左肺下叶切除术，病理回报诊断为左肺下叶低分化腺癌，支气管肺淋巴结转移。查体：双侧附件触诊增厚，右侧附件区压痛阳性。

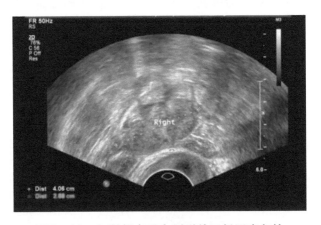

图2-12　妇科超声示右侧附件区低回声包块

【检查及治疗】入院后完善相关化验检查，考虑卵巢上皮性癌？于全麻下行腹腔镜探查术，术中见：子宫前位，萎缩，右侧输卵管

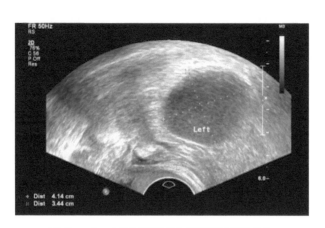

图 2-13　妇科超声示左侧卵巢囊性肿物

迂曲，右侧卵巢被直径 4cm 肿物取代，左侧卵巢被直径 5cm 囊肿取代，左侧输卵管未见异常，盆腔无腹水，肠管与左侧盆壁腹膜粘连，阑尾尖端系膜处可见一直径 0.5cm 质硬肿物。留腹腔冲洗液，切除右侧附件，台下剖视见囊肿内大量糟脆乳头状组织，切除左侧附件，台下剖视见有两个囊腔，其中一个囊内为清亮无色液体，囊内壁光滑，另一个囊内可见乳头样糟脆组织，送冰冻病理。术中冰冻病理回报：附件上皮性肿瘤，高级别浆液性癌可能，最终结果待石蜡病理。故行全子宫切除术＋大网膜切除术＋盆腔淋巴结切除术＋腹主动脉旁淋巴结活检术＋阑尾肿物活检术，切除的全子宫自阴道取出，手术顺利，术中出血 400ml，术后第 7 天给予紫杉醇＋卡铂化疗，现患者术后恢复好，术后第 12 天出院。术后定期返院化疗。

【补充术后病理结果】肺部肿物术后病理切除（左下）肺叶（13.5cm×10cm×3.5cm），距支气管断端 3.5cm，肺组织内见一肿物（3.5cm×3cm×3cm），肿物距胸膜 1.5cm。镜下：（左下）肺低分化腺癌，实性结构为主，可见腺管结构。侵犯支气管，未侵犯脏层胸膜。支气管断端未见癌。支气管肺淋巴结 2/4 枚内见癌

笔记

转移。另送第 7 组淋巴结 1 枚及第 10 组淋巴结 1 枚均未见癌转移。免疫组化：TTF - 1（+）、NapsinA（+）、Ki- 67（约 30% 阳性）、CD5/6（-）、P63（-）、CD31（-）、CD34（-）。盆腔肿物术后病理（图 2 - 14）：双侧卵巢见恶性上皮性病变。卵巢内见恶性上皮性病变，结合形态学和免疫组化结果，符合高级别浆液性癌，输卵管未见肿瘤。免疫组化（冰）（图 2 - 15）：ER（+），PR（-），P16（+），P53（部分细胞弱阳性），CK（+），波形蛋白（vimentin）（-/+），WT - 1（+），PAX - 8（+），Ki- 67（40% ~ 50% 阳性）。宫颈组织呈慢性炎。子宫内膜呈萎缩性改变。另送（右髂外）淋巴结 1/1 枚，（右闭孔）淋巴结 1/1 枚，内见癌转移。另送（右腹股沟）淋巴结 1 枚，未见癌转移。另送（右腹总淋巴结）脂肪及纤维结缔组织，（右髂总淋巴结）脂肪及纤维结缔组织，（右髂内淋巴结）脂肪及纤维结缔组织，未见癌。另送（阑尾肿物活检）镜下为脂肪及纤维结缔组织（直径 0.5cm），未见癌。另送（大网膜）脂肪及纤维结缔组织（33cm×14cm×1cm），未见癌。

【补充诊断】卵巢高级别浆液性癌Ⅲa 期。

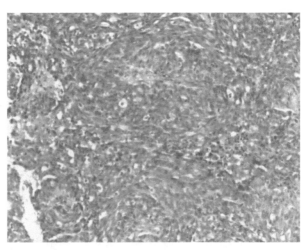

图 2 - 14 盆腔肿物病理符合卵巢高级别浆液性癌

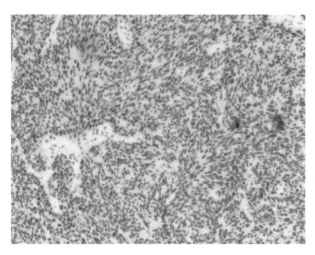

图 2-15　盆腔肿物病理（免疫组化）符合卵巢高级别浆液性癌

病例分析

多原发癌是指同一患者体内同时或相继发生两个或两个以上彼此无关系的恶性肿瘤（或同一患者同时或先后发生两种或两种以上不同性质的恶性肿瘤），又称多重癌、双原发恶性肿瘤、重复癌。有学者将同一器官不同部位发生两个以上的原发癌称为多原发癌，而在两个以上器官发生的原发癌称为重复癌。

（1）诊断标准：目前，多原发癌国内外一直沿用的诊断标准如下：①每个肿瘤在组织学上必须都是恶性；②每个肿瘤都有各自的病理、形态特点；③每个肿瘤发生在不同部位或器官，之间不连续；④每个肿瘤一般有其特有的转移途径；⑤诊断时应排除转移癌和复发癌。

（2）分类：根据发病时间不同，多原发癌又可分为"同时性多原发癌"和"异时性多原发癌"。同时性多原发癌，指两个以上癌肿同时发生或在 6 个月内相继发生病例。异时性多原发癌，指两

笔记

个癌肿先后发生时间超过 6 个月者。

（3）病因：多原发癌的发病原因至今未明，目前认为可能与以下因素有关：①患者肿瘤易感性：多原发癌的患者可能对某种致癌因素有易感性，如果致癌因素不排除，仍有可能引起多个部位的癌症。曾患某种恶性肿瘤的患者，其发生新癌的概率是健康人的 6 ~ 12 倍。其原因为在成对器官及同一系统受到同一致癌因素的持续刺激，故容易同时或先后发生癌变。②放射线致癌：即对第一个原发癌进行的放射治疗产生的远期副效应，癌症的放疗有一定的致癌、降低免疫功能作用。放射治疗致第二癌发生的诊断标准：A. 第二癌发生部位必须在以往的照射野内；B. 有一个相当长的潜伏期；C. 有明确的病理学诊断。③肿瘤患者免疫功能低下：肿瘤患者由于各种针对肿瘤的治疗、长期情绪低落、焦虑或长期使用免疫抑制剂等原因，可导致血液中淋巴细胞减少，免疫力下降。另外，第一原发癌后经过手术、放射治疗及化疗药物治疗等也使机体的免疫状态受损，机体免疫功能下降。④内分泌因素、化学药物应用及癌的多中心性也是多原发癌发生的原因。⑤随着抗肿瘤治疗技术和多种治疗手段的飞速发展，恶性肿瘤治疗疗效逐步提高，患者的生存期不断延长，使新癌才有机会表现出来，成为多原发癌症的基础。

（4）发病率及好发部位：多原发癌在临床上较为少见，据文献报道，国外多原发癌的发病率为 7.3% ~ 11.7%，国内报道较低为 0.35% ~ 0.77%。多原发癌的好发年龄为 50 ~ 70 岁。多原发癌以消化系统最常见，其中男性以头颈部肿瘤（如鼻咽癌、咽癌）、呼吸系统肿瘤（如肺癌）、消化系统（如结直肠癌）较常见，而女性以乳腺癌及女性生殖系统肿瘤（如子宫内膜癌、卵巢癌）较常见。漏诊或误诊的原因：临床上，多原发癌易与恶性肿瘤的转移和复发相混淆而被误诊。其原因为：①对多原发癌认识不足，第二原发癌的临床表现常与第一原发癌相混淆或被第一原发癌所掩盖,简单地认为是原发癌症的转移,故漏诊第二原发癌的存在;②由于多原发癌存在发病时间上的差异,而异时性多原发癌的第二癌多在第一癌治疗后 5 年内,尤其是 1～3 年内发生,而此时恰与首发癌复发或转移的时间相吻合,使临床医生往往简单地考虑为原发肿瘤的复发或转移,而忽略了多原发癌的可能性。转移癌和多原发癌虽然都表现为患者体内出现新的病灶,但转移癌本质上来源于原发癌,其病理学性质与原发癌完全相同;而多原发癌则是癌症患者体内出现的另一类新癌灶,这种癌灶与原有病灶的发生机制不同,其对应的病理学行为、诊断及治疗方式不同,影响治疗效果。此外,还可通过影像学检查初步判断原发病灶与转移病灶,如肺癌的 CT 表现,肺转移瘤多位于肺外带,形态多呈圆形或类圆形,边缘清楚,一般无分叶、毛刺征、卫星灶;原发肺癌多表现为片状或孤立肿块影,常可见分叶征、边缘毛糙、瘤体密度不均等征象,影像科医生及临床医生多可凭以往经验做出初步判断,但确定仍需病理支持。[18]F-FDG(氟代脱氧葡萄糖) PET/CT 在肿瘤领域的应用得到越来越广泛的认可,其在肿瘤诊断、分期、疗效评价及预后预测等方面的优势也日益凸显,准确的肿瘤分期对于治疗方案的选择和预后起着至关重要的作用,对于重复癌尤为如此。在肿瘤患者的检查中,重复癌经常被忽视,主要原因为临床医生往往将注意力集中在原发肿瘤上,且在肿瘤"一元论"的指导下,将许多重复癌先入为主地诊断为转移瘤,使得一些肿瘤的分期下调,直接影响治疗和预后。[18]F-FDG PET/CT 实现了功能代谢显像与解剖形态成像的同机融合,优势互补,一次成像可同时显示体部(全身)多脏器的病灶分布、形态及代谢状态,有利于综合分析、发现、诊断重复癌,并具有很高的诊断敏感度和特异度,提高了重复癌的检出率。尽管在重复癌诊断方

面 ^{18}F-FDG PET/CT 技术有明显优势，但有时重复癌与转移瘤的影像难以区分，我们可以在分析其影像时根据重复癌的发生部位、^{18}F-FDG 浓聚程度和特点，并与该恶性肿瘤常见转移途径、转移瘤的相应特点进行比较、鉴别，最终确诊依赖病理。在临床上通常需要全身各系统检查及必要相关辅助检查，做到优势互补，每一种恶性肿瘤一般都有其常见的转移部位，对于不符合规律的"转移灶"，应尽可能进行病理检查，早发现、早诊断。^{18}F-FDG 是一种肿瘤非特异性显像剂，恶性肿瘤常显示出高浓聚状态，但 ^{18}F-FDG 浓聚区并非总是提示恶性肿瘤病灶，假阳性的结果常是需要鉴别诊断的重点。

（5）循环肿瘤 DNA 液体活检的应用前景：液体活检是一种新兴的无创检测技术，该项技术是通过采集患者体液（包括血液、唾液、汗液及分泌物等）对体内的肿瘤或移植器官状态进行监测的方法。目前常见的检测项目包括循环肿瘤细胞（circulating tumor cells，CTCs）、循环肿瘤 DNA（circulating tumor DNA，ctDNA）及肿瘤细胞来源的外泌体（tumor cell derived exosomes，TEXs）等。ctDNA 携带有肿瘤细胞的基因组片段，这意味着其含有肿瘤特异性的突变，通过检测 ctDNA 水平及特征性的突变可以实现对肿瘤的诊断及检测。一般认为 ctDNA 在早期症状出现之前就已经出现在循环中，因此，早期对 ctDNA 检测可以实现肿瘤的筛查。正常状况下，人的体液内即存在游离的双链 DNA 片段（cell free DNA，cfDNA），这些片段长度小于正常的 DNA，但是携带有正常的基因组信息。健康人体内的 cfDNA 含量很低，主要来源于坏死细胞和凋亡细胞。研究者发现，恶性肿瘤患者体内的 cfDNA 量显著高于非肿瘤患者。最新的一项研究通过对 cfDNA 进行深度测序，绘制了人类的核小体基因组图谱。cfDNA 中的核小体带有其来源细胞的基因印记，通过分析这种印记可以明确其组织学来源。这项技术若应用于肿瘤筛查，那么在初诊时不仅可以明确肿瘤性质，还可以获得组织学类型、解剖位置等信息，直接指导后续相关的治疗。

（6）治疗及预后：一般认为，多原发癌的治疗效果比癌症复发或转移的治疗效果好。且同时性和异时性多原发癌患者生存期存在差异，后者要明显好于前者。早期诊断和治疗是影响多原发癌患者生存期的主要因素，同时，鉴别多原发癌和转移癌具有重要的临床意义，因为两者的治疗效果存在显著差异。转移癌提示原有癌已进展到晚期，一般治疗效果较差。而原发癌经早期诊断及积极治疗可以获得同第一原发癌一样的根治效果。随着目前抗肿瘤治疗技术水平的提高，肿瘤患者生存期得到延长，而多原发癌发病率也呈上升趋势。因此，临床医生在诊断、治疗及随访同一器官恶性肿瘤时，应高度警惕其他器官、同一器官不同部位或其他系统第二原发恶性肿瘤的存在。多原发癌多见于同一器官、消化系统和呼吸系统。总之，对这些器官和系统肿瘤的检查和随访尤为重要，尤其对有恶性肿瘤家族史的患者要格外警惕多原发恶性肿瘤的发生。

病例点评

该患者为同时性多原发癌，病理切片及免疫组化进一步证实肺癌组织学类型为低分化腺癌，而卵巢组织学类型为高级别浆液性癌，为不同来源的多原发癌。

（张 超 刘 芸 李 郴）

143

025 MRKH 综合征合并子宫肌瘤、卵巢子宫内膜异位囊肿一例

病历摘要

患者，女，44 岁，主诉"发现盆腔肿物 4 个月"。患者原发闭经，发现先天性子宫缺如。患者 4 个月前无明显诱因左下腹隐痛，就诊于妇科门诊，查体：阴道长约 4cm，顶端闭锁，子宫缺如，阴道顶端上方可触及一直径 10cm 偏实性肿物，活动差，无压痛。左侧附件增厚，无压痛。B 超提示：左侧卵巢见囊性占位，大小约 5.8cm × 4.8cm，透声差，呈密集点状回声（图 2 - 16）。盆腔偏右侧见一实性低回声占位，大小约 9.1cm × 5.8cm，内回声不均，周边见环状血流信号（图 2 - 17）。既往糖尿病史 2 ~ 3 年，口服降糖舒，未规律监测血糖。

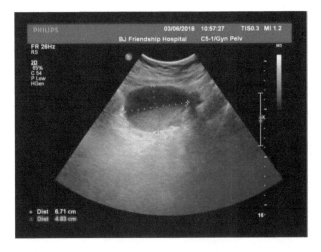

图 2 - 16　妇科超声示左侧卵巢囊性占位

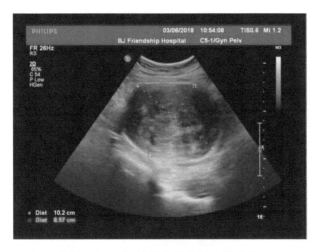

图 2 – 17　妇科超声示盆腔实性占位

【检查及治疗】患者入院后完善相关检查，泌尿系统查体及彩超未见异常。在全麻下行腹腔镜下左侧始基子宫切除术 + 左侧附件切除术 + 右侧始基子宫切除术 + 右侧输卵管切除术 + 盆腔粘连松解术。腹腔镜检查示：左侧始基子宫见直径 10cm 肌瘤，左侧卵巢被直径 6cm 囊肿取代，并与肠管广泛紧密粘连，左侧输卵管包绕于左侧卵巢囊肿上，右侧始基子宫与左侧始基子宫之间有条索样物相连，右输卵管卵巢未见异常。左侧卵巢囊肿囊内为巧克力样液体。术后给予抗感染及对症治疗，术后第 5 天恢复良好出院。

【术后病理】①（左始基子宫 + 子宫肌瘤）灰白组织一堆，直径 14cm，子宫结构不清。诊断：镜下为平滑肌组织，未见子宫内膜，结合临床，符合始基子宫合并平滑肌瘤（图 2 – 18）。②（右始基子宫 + 右输卵管）输卵管一条，长 5cm，直径 0.5 ~ 1cm，输卵管系膜见囊肿 2 枚，直径 0.2 ~ 0.4cm。输卵管一侧附灰白组织，大小约 7cm×2cm×2cm。诊断：镜下为平滑肌组织，局灶可见少量子宫内膜腺体及间质，结合临床，符合始基子宫合并子宫腺肌症。输卵管系膜胚胎残留囊肿，输卵管未见显著变化。③（左侧附件）输卵管长4cm，直径1cm；另见破碎囊壁组织一堆，直径6cm。

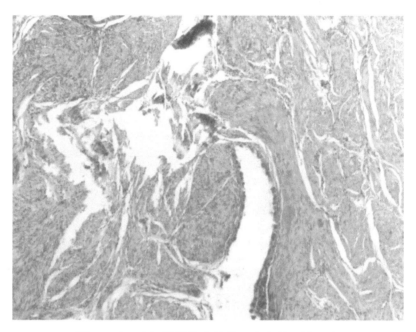

图2-18 病理结果符合始基子宫合并平滑肌瘤

【诊断】卵巢子宫内膜样囊肿，输卵管未见显著变化；子宫肌瘤（左侧始基子宫）；左侧卵巢巧克力囊肿；盆腔子宫内膜异位症Ⅲ期（36分）；盆腔粘连生殖道畸形；先天性无阴道综合征；先天性双侧始基子宫；先天性阴道上段闭锁；糖尿病；痔疮术后。

病例分析

先天性无阴道（Mayer-Rokitansky-Küster-Hauser，MRKH）综合征，发病率为1/5000～1/4000例女活婴，双侧副中肾管未发育或其尾端发育停滞而未向下延伸所致的以始基子宫、无阴道为主要临床表现的综合征。其特征为：单侧或双侧实性始基子宫结节，少部分患者有功能性子宫内膜，但子宫发育不良；阴道完全缺失，或阴道上2/3缺失、下1/3呈穴状，其顶端为盲端；染色体、性腺、第二性征及阴道前庭均为正常女性特征。MRKH 综合征主要分为两型：Ⅰ型，即单纯型，单纯子宫、阴道发育异常，而泌尿系统、骨骼系统发育正常，此型常见；Ⅱ型，即复杂型，除子宫、阴道发育异常外，伴有泌尿系统或骨骼系统发育畸形。其中，除副中肾管发育异常外，同时合并泌尿系统及颈胸段体节发育畸形者称为 MURCS 综合征（müllerian aplasia，renal aplasia，and cervicothoracic somite dysplasia，MURCS），即副中肾管发育缺失、一侧肾脏发育缺失及颈胸段体节发育异常。其治疗为：包括非手术治疗及手术治疗。非手术治疗，即顶压扩张法，系直接用模具在发育较好的外阴舟状窝处向内顶压成形的方法。模具可有不同尺寸，逐号压迫，直至阴道长度合适；模具可为不同材质如木质、塑料或玻璃。顶压扩张法需在医生的指导和随诊下进行，方法不当可能会导致泌尿系统感染、阴道流血等并发症。当每周有 2 次以上的性生活时，可不用长期佩戴模具。目前，国内学者认为对于外阴发育较好、组织松软、有 2～3cm 短浅阴道凹陷形成者，更易顶压成功，其成功率可达 90%～100%。本方法无手术相关并发症，无手术瘢痕，且费用较低，适用于依从性较好的患者。手术治疗即人工阴道成形术，适用于非手术治疗失败或主动选择手术治疗的 MRKH 综合征患者。手术的基本原理是在尿道和膀胱与直肠之间分离造穴，形成一个人工穴道，应用不同的方法寻找合适的衬里或替代组织重建阴道。需强调手术应由对 MRKH 综合征疾病诊治经验丰富的医生来完成，以保证首次手术的成功。手术方法主要有以下几种。

（1）Vecchietti 法阴道成形术：在阴道前庭浅凹顶端使用纽扣或圆形的木塞（直径 3cm 左右）用缝线牵引经腹腔自腹壁引出并固定于前腹壁，定期上提，从而达到"阴道"成形的目的。该术式于 1969 年由 Vecchietti 首创，适合初次行阴道成形术且尿道口位置较高的患者。1992 年，Gauwerky 等人将腹腔镜技术应用于该术式，不但增加了手术的安全性，且降低了并发症的发生率，对患者的创伤更小。

（2）羊膜法阴道成形术：既往曾是国内最经典的人工阴道成形术式。以新鲜分娩后生理盐水洗净的羊膜，浸泡抗生素溶液 2 小时后，铺衬在造穴后的"人工阴道"创面。该方法的优点是材料来源广泛、取材容易，花费少。缺点是阴道黏膜化时间长，术后需要长期佩戴模具以扩张阴道，否则易发生人工阴道的挛缩；且因羊膜不是自体组织，存在交叉感染的风险。

（3）腹膜法阴道成形术：可经开腹、腹腔镜或经阴道途径完成手术，目前较为常用的是腹腔镜途径及经阴道途径。手术的要点是将道格拉斯窝的腹膜及部分膀胱浆膜和直肠浆膜垫衬至造穴后的"人工阴道"创面。术后可定期佩戴模具或扩张阴道，直到有规律的性生活。手术费用相对较低，但手术较为复杂，技术要求较高，有损伤膀胱和直肠的可能性。本方法的阴道黏膜化时间较长，但较羊膜法的时间短。再造的阴道顶端薄弱，佩带模具易致移位、出血或肉芽组织形成等，术后需定期扩张阴道，相应并发症的发生率较佩戴模具要低。

（4）生物补片法阴道成形术：造穴后选用无抗原性的生物材料填充在"人工阴道"表面，剪取阴道前庭黏膜的小块组织，并将组织剪碎，作为种子细胞撒在制备好的生物补片上，植入并固定于人工穴道。本方法的阴道黏膜化时间短，与正常阴道组织接近，术后需佩戴模具的时间也相应缩短。优点是手术简单易行，手术和麻醉时间短，阴道黏膜化时间短，生物补片已成品化，没有供区瘢痕，符合患者美观需要，保护患者隐私；缺点是费用略为昂贵。

（5）肠管法阴道成形术：可经开腹或腹腔镜完成，选用直肠、

笔记

乙状结肠、回肠作为供体，以乙状结肠比较常用。优点是以肠管形成的阴道可自行分泌黏液而有润滑作用，肠壁全层抗损伤能力强，不易挛缩、粘连，且术后不需佩戴模具进行扩张；但缺点是手术复杂、创伤较大，有可能发生切口感染、吻合口瘘等风险，国外少用。

（6）皮瓣法或皮片法阴道成形术：即 McIndoe 法。此方法切取带蒂的大小阴唇皮瓣、腹股沟皮瓣，或自体腹部、大腿的中厚皮片，作为人工阴道的衬里移植物。皮瓣法或皮片法手术较为复杂，多为整形外科医生采用。皮瓣法术后不需要佩带模具。最大的缺点是供皮区瘢痕明显，不符合患者审美要求；另外，术后有毛发生长、皮瓣脱垂、成形的阴道较臃肿等情况，建议临床少用。

（7）Williams 阴道成形术：将两侧大阴唇和后联合做一 U 形切口，并将两阴唇内侧皮缘会于中线，用可吸收线间断缝合，形成一深 7～8cm、能容 2 个手指的"袋管"，从而向外延伸阴道。该术式所形成的阴道与正常阴道的角度、轴向相差较大，仅用于其他阴道成形手术失败者。

（8）其他：还有口腔黏膜法等人工阴道成形术，目前国内研究较少。

病例点评

该患者结合辅助检查及术中所见属于 MRKH 综合征 I 型，又因其有部分盲端阴道，无性生活要求，不需要行人工阴道成形术，本次入院主要解决的问题是盆腔肿物，术中发现双侧始基子宫，其中左侧始基子宫见一直径约 10cm 子宫肌瘤，左侧卵巢亦被 6cm 巧克力样囊肿取代，遂行双侧始基子宫切除术 + 左侧附件切除术 + 右侧输卵管切除术，保留了正常的右侧卵巢。术后病理证明为子宫平滑肌瘤及卵巢子宫内膜样囊肿，术后给予 GnRH-a（促性腺激素释放激素激动剂）治疗6个月，目前恢复良好。对于 MRKH 综合征患者合并子宫肌瘤及子宫内膜异位症病例目前尚无可参考的发病率报道，一些个案报道讨论均着重于这些病例可以间接支持子宫内膜异位症的体腔上皮化生学说。

（张 超 刘 芸 李 郴）

026 未成熟型畸胎瘤（抗 NMDAR 边缘性脑炎病史）一例

病历摘要

患者，女，17 岁。2016 年 12 月患者因自觉下腹坠胀感再次就诊。

【个人史】患者既往体健，否认高热惊厥史，否认生食水产品史，否认颅脑外伤史。

【家族史】母亲年轻时曾发作性抽搐，未明确诊断。父亲体健，否认家族遗传病史。

【既往史】患者于 2010 年因"精神行为异常 1 天，发作性抽搐伴意识丧失 9 小时"收入我院神经内科。患者突发精神行为异常主要表现为患者放学回家后家人发现其说话缓慢，偶傻笑，自诉熟悉的人想不起名字，英语单词认识但不知道意思，家人未在意；后家人发现患者于凌晨 2 ~ 3 点起床洗澡，夜间穿的睡裤是湿的，诉客厅的电视影响其睡眠，并将平常搬不动的电视搬至阳台。与家人交谈时突然出现说话口吃，继而从床上摔下，四肢伸直、抽搐，双眼上翻露白，口角向左侧歪斜，口吐白沫，口唇颜面青紫，舌尖咬伤，伴意识丧失，无大小便失禁，持续约 1 分钟后抽搐缓解，约 2 分钟后呼吸逐渐平稳，意识转清，但精神状态欠佳，瞌睡，身体无摔伤。遂就诊于我院急诊，就诊途中上述症状再次发作，性质同前，持续约 3 分钟后自行缓解。就诊后行心电图、血糖、头颅 CT 检查未见异常，体温 37.4℃。血常规：白细胞 15.66×10^9/L，中性粒细胞百分比（GR%）86.2%。于急诊室留观中反复发作上述症状 3 次，持续 3 分钟可缓解，给予"地西泮、苯巴比妥、甘露醇、注射用克林霉素磷酸酯"等治疗，患者一度出现精神症状，拔管、叫周边人听她讲课等。

【入院查体】 体温 37.6℃，血压 120/80mmHg，神志恍惚，言语流利，查体合作。理解力正常，时间、地点、人物定向力差，记忆力差。计算力缓慢，尚正确。双侧瞳孔等大等圆，直径 3mm，光反射灵敏，双侧眼动充分，无眼震；双侧额纹、鼻唇沟对称；悬雍垂居中，双软腭抬举可，咽反射正常，无吞咽困难、饮水呛咳，洼田试验 I 级；伸舌居中；四肢肌力 V 级，肌张力正常，双侧指鼻试验稳准及跟膝胫试验稳准；感觉系统无明显异常；双上肢腱反射较双下肢低；双侧病理征（-）；颈软，克氏征（-）。心肺查体未见异常，下腹部耻骨联合左上方可触及一个直径 10cm 肿物。

【辅助检查】 血常规、生化 C21、艾滋病病毒、梅毒、乙/丙肝病毒、尿常规、甲状腺系列、胸片等未见异常。脑脊液：压力 210mmHg，外观无色透明，潘氏试验阴性，白细胞 5 个/μl，红细胞 4 个/μl，脑脊液生化检查提示总蛋白 28.5mg/dl，氯离子 117mmol/L，脑脊液糖 3.98mmol/L，脑脊液中找细菌、新型隐球菌呈阴性。脑电图：轻度异常，背景节律失调，慢波定位不显。头颅磁共振＋增强：脑部磁共振成像扫描脑实质未见异常改变。TG＋TM：ATG 138U/ml；ATPO＞1300U/ml。

【入院诊断】 神内科入院初步诊断为精神行为异常伴抽搐原因待查：脑炎?

【治疗】 患者病情复杂，2010 年 3 月 31 日行全科疑难病例讨论，考虑病毒性脑炎可能性大，给予抗病毒治疗、加用激素治疗、积极抗癫痫治疗。入院后于 2010 年 4 月 2 日行妇科超声检查：左侧附件区子宫左前方见欠清的欠规则的囊实性区，大小约 10.5cm ×

6.0cm×6.2cm，囊性区内见多个分隔及团片状回声，左髂窝见液性暗区，深约1.6cm。诊断：左侧附件区囊实性肿物，盆腔少量积液。2010年4月6日盆腔CT平扫＋增强：卵巢畸胎瘤可能大。查阅相关文献，考虑患者为边缘叶脑炎，因病例罕见，于2010年4月6日行全院疑难病例讨论，考虑此病主要治疗为免疫抑制剂和肿瘤切除。目前患者丙种球蛋白治疗已足疗程，但病情仍继续加重。经过全院讨论，患者可行妇科手术，但手术风险较大，积极控制内科感染情况、神经科精神症状，和家属商议后再进一步处理。患者2010年4月7日突发抽搐，全身强直，阵挛不明显，伴意识丧失、口吐白沫，患者一般情况较差，痰多、不易咳出，出现呼吸困难、嘴唇发紫，血氧饱和度下降，于2010年4月8日因癫痫频繁发作、呼吸功能障碍转入ICU治疗。因患者病情加重，于2010年4月14日再次召开全院会诊，根据神内专科诊断和辅助检查结果，患者畸胎瘤可能性大，可给予手术治疗，但目前：①患者体温较高，有肺部感染，属于手术禁忌，若强行手术，术后并发症可能性较大；②患者神经症状是否肯定是畸胎瘤引起，若诊断有误，手术的打击可能会加重患者神经系统症状。边缘性脑炎为罕见疾病，国内仅有1例报道，国内目前尚不能进行抗体的检测，已争取国外医院帮助检测，但时间周期长。根据文献报道，此疾病手术治疗效果较好，患者症状多可得到完全或部分缓解，结合患者年龄较小，无基础疾病，家属态度积极，需与家属沟通围手术期风险，尽快手术。2010年4月16日外院专家会诊：目前诊断高度怀疑畸胎瘤合并边缘性脑炎，目前保守治疗病情无明显改善，手术治疗可能改善患者预后，拟行开腹探查术＋左侧附件切除术，但手术风险大，向患者及其家属沟通病情、交代利弊后，家属同意积极手术治疗。术前备皮、备血、禁食水、气管插管。2010年4月21日于我院在全麻下

行开腹探查术 + 左侧附件切除术 + 右侧卵巢剖视 + 活检。术中见腹腔内有少许腹水，留取腹水送病理检查，子宫前位，正常大小，左侧卵巢被一 12cm×8cm×7cm 肿物取代，表面光滑，左侧输卵管和右侧附件外观正常，切除左侧附件，楔形切开右侧卵巢，剖面未见异常。台下剖开左侧附件内见油脂、少许毛发及脑组织。术中冰冻病理回报为左侧卵巢成熟性畸胎瘤。手术顺利。术后给予抗感染、补液、降颅压治疗，加强气道管理，控制癫痫。术后第 2 天，患者可进流食，无不适主诉，间断躁动，安慰后有所好转，简单对话有反应；术后第 3 天，患者可回答简单问题，复杂问题回答混乱，偶有谵妄；术后第 6 天，患者神清，能配合查体，能交流，有自发言语；术后第 14 天，患者神清语利，可自主进食，下地行走，双下肢稍乏力，步态大致正常。复查头颅磁共振、脑电图未见明显异常。患者症状性癫痫控制良好。

术后第 34 天，与国外专家合作抽血送美国检查的抗 NMDAR 受体抗体结果阳性，支持"边缘性脑炎、抗 NMDAR 脑炎"诊断。术后病理结果回报：左侧卵巢未成熟畸胎瘤 I 级，右侧卵巢组织未见显著变化，内见囊性滤泡。腹腔冲洗液：未见恶性细胞。考虑左侧卵巢未成熟性畸胎瘤 I a 期，不需放化疗。患者于术后第 35 天顺利出院。

患者出院后在妇科门诊定期复查，2013 年 4 月超声提示右侧卵巢高回声占位，大小约 1.8cm×1.4cm，考虑右侧卵巢畸胎瘤可能性大。肿瘤标志物正常。因患者年轻，未婚未育，既往因左侧卵巢畸胎瘤致边缘性脑炎昏迷，患者无手术禁忌，故拟行腹腔镜探查 + 右侧卵巢囊肿核出术。2013 年 8 月 2 日于我院在全麻下行腹腔镜探查术，术中见：子宫正常大小，左侧附件缺如，左侧断端粘连在左前腹壁，右侧输卵管外观正常，右侧卵巢稍大，表面未见囊肿。考

笔记

虑患者左侧附件已切除，右侧卵巢珍贵，既往有畸胎瘤引起脑炎病史，经向患者家属交代病情决定开腹手术。术中探查：提起右侧附件，探查感觉右侧卵巢包埋于输卵管系膜侧质地硬，内似有肿物，小心切开卵巢表面，见一囊内为油脂硬结，另一囊内为巧克力样黏液。故行右侧卵巢囊肿剥除术。术后常规抗感染、补液对症治疗，患者一般情况好，术后病理回报为囊性成熟性畸胎瘤，于术后第6天顺利出院，术后恢复好。

【检查及治疗】肛查子宫右侧可触及直径8cm肿物，妇科B超提示（图2-19）子宫右上方见边界清楚的以等回声为主，间有不规则无回声的肿物，大小约8.2cm×7.3cm×7.1cm，其内可探及较丰富血流信号，AFP>2000ng/ml。诊断为右侧卵巢畸胎瘤复发，有手术指征。完善术前准备后，2017年1月17日于我院在全麻下行开腹探查术，术中见：盆腔少量腹水，子宫正常大小，左侧附件缺如，右侧卵巢肿瘤直径约8cm，右侧输卵管增粗水肿，右侧附件内下方与肠管粘连，外侧与右前盆腔腹膜粘连。请外科医生上台，用超声刀分离右侧附件与肠管的粘连，恢复盆腔解剖关系后，切开右侧卵巢囊肿包膜，完整剥除右侧卵巢肿瘤，剩余卵巢约3cm×2cm×1cm，创面用2-0可吸收线间断"8"字缝合，并成形。术中冰冻病理提示为：右侧卵巢可见不典型细胞。探查肝脾、横隔、大网膜、结肠侧沟、盆腔淋巴结、腹膜未触及异常。术后石蜡病理回报（图2-20）：灰黄色囊实性肿物，大小约9cm×6cm×5cm。（右侧卵巢）恶性混合性生殖细胞肿瘤。大部分呈卵黄囊瘤结构，少部分呈畸胎瘤结构，部分呈无性细胞瘤结构。免疫组化：CK（+），AFP（+），CD99（+），CD117（+），PLAP（+），hCG散在（+），vimentin（-），NSE（-），S-100（-），GFAP（-），ER（-），PR（-），CD56（-），EMA（-），CD30（-），CEA（-），Ki-67（约40%阳性），HCGNS。术后诊断：右侧卵巢恶性混合性生殖细胞肿瘤ⅠA期（无性细胞瘤和畸胎瘤）。结合病理回报，诊断：右侧卵巢恶性混合性生殖细胞肿瘤ⅠA期（无性细胞瘤和畸胎瘤），并建议去外院病理科会诊，协和医院病理科会诊诊断与我院一致。患者术后一般情况好，于术后第7天顺利出院。

【进一步治疗】 患者于北京协和医院行化疗3次，现一般情况好。

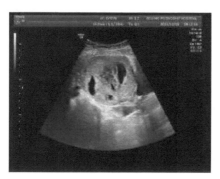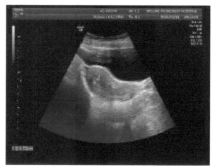

图 2-19　术前右侧卵巢畸胎瘤 B 超影像

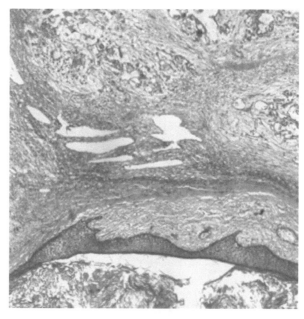

图 2-20　术后右侧卵巢囊肿石蜡病理

病例分析

边缘性脑炎（1imbic encephalitis，LE）指可累及海马、杏仁核、岛叶及扣带回皮质等边缘结构，临床表现以迅速发展的近记忆缺失、精神行为异常和癫痫发作为特点的、少见的中枢神经系统炎性疾病。1968 年，Corsellis 等人首次提出边缘性脑炎的概念，长期以来认为其与肺癌、睾丸癌、乳腺癌等恶性肿瘤具有相关性，故又称其为副肿瘤性边缘性脑炎（PLE）。2008 年，Dalmau 等人在 4 例年轻女性卵巢畸胎瘤边缘性脑炎患者体内发现了抗海马和前额叶神经细胞膜的抗 NMDAR 抗体，并提出了 NMDAR 脑炎的诊断。目前，全世界报道的该病例有 100 余例。抗 N-甲基-D-天冬氨酸受体（N-methyl-D-aspartate receptor，NMDAR）脑炎属于免疫相关性脑炎，是边缘性脑炎的一种。据统计有 59% 患者合并有肿瘤，其中大多数为存在于不同部位的畸胎瘤，在所有畸胎瘤中 95% 为卵巢畸胎瘤。其主要累及育龄期女性，患有卵巢畸胎瘤的女性患者可能会表现为类似于边缘性脑炎的综合征。目前其发病机制尚不明确，有研究证明，卵巢畸胎瘤中存在含有 NMDAR 亚单位的神经组织，该神经组织可能作为抗原物质诱导产生抗体，抗体循环于血清和脑脊液中，与海马和前额叶神经细胞膜表面的 NMDAR 结合，抗 NMDAR 抗体导致了可选择性和可逆性的 NMDAR 密度的降低，引起 NMDAR 介导的突触功能丧失，进而引起学习、记忆和其他行为能力的缺陷。因此，在血清和（或）脑脊液中检出抗 NMDAR 抗体则具备诊断价值。经研究发现，这种综合征主要表现为认知功能降低、记忆障碍、精神行为异常、意识水平改变及通气不足的一组临床表现。抗NMDAR 脑炎的临床表现分为以下 5 个阶段。

笔记

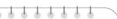

（1）前驱期：可出现发热、头痛、头晕、神经性厌食、恶心、咳嗽、乏力等类似病毒感染症状。平均 5 天后，通常不到 2 周，发展到精神症状期。

（2）精神症状期：可出现情感障碍（如冷漠、抑郁、恐惧、焦虑、激惹、怪异行为或偏执），认知能力下降，精神分裂症样症状包括思维紊乱、妄想、幻觉及意识水平降低、失语。可出现短时记忆丧失，儿童则以痫性发作为主要表现，最常见为全身强直阵挛发作，其次为复杂部分性发作，可伴发 Todd 瘫痪（遗留暂时性局部肢体的瘫痪或无力）。

（3）无反应期：无动症状与激惹交替呈现，分离发作。如患者言语减少，对口头命令保持眼睛睁开，类似紧张症。怪异行为，不恰当的表情，矛盾的姿势，手足徐动症，回声现象及模拟现象。脑干反射都正常，但患者的眼睛往往不会自发躲避视觉威胁。

（4）运动过渡期：多数患者可呈现自主神经功能失调、中枢性通气障碍和活动失调。多见于口面部不自主活动，如唇舔或咀嚼，强制性的下颌关节伸开闭合，扮鬼脸。舞蹈样动作，肌肉阵挛和肌束颤动等。自主神经功能失调包括心律紊乱、高热大汗、呼吸频率改变、瞳孔散大、血压不平稳等。

（5）逐步恢复期：随着意识恢复、呼吸好转及肌张力障碍逐步改善，患者认知功能开始好转。大多数患者逐渐康复，少数遗留残疾或死亡，但少数仍有复发的可能。该病在经过肿瘤切除或者免疫抑制治疗之后可以有一定的好转，预后一般较好。

卵巢恶性生殖细胞肿瘤（malignant ovarian germ cell tumors, MOGCT）指来源于胚胎性腺的原始生殖细胞而具有不同组织学特征的一组肿瘤，包括无性细胞瘤、卵黄囊瘤（内胚窦瘤）、未成熟畸胎瘤、胚胎癌和绒毛膜癌及混合性生殖细胞肿瘤等。恶性生殖细胞肿瘤约占所有卵巢肿瘤的 5%，常见于年轻女性，20% 以上患者发病于青春期前，治疗多以保留生育功能手术为主，术后辅以化疗。多数学者认为，保留生育功能对 MOGCT 预后影响不明显。MOGCT 的子宫和卵巢复发相对少见，即使肿瘤复发也多不累及子宫及对侧卵巢，切除对侧卵巢及子宫并不改善预后。年轻患者有生育需求，不论肿瘤期别，只要有正常卵巢组织存在，均可行保守手术治疗。因对化疗敏感，近年来随着 BEP 方案（博来霉素 + 依托泊苷 + 顺铂）和 BVP 方案（博来霉素 + 长春新碱 + 顺铂）的使用，已使 MOGCT 的预后大为改善，早期患者治愈率可达 100%，晚期患者约 75%。化疗药物对性腺及生殖功能的不良反应常表现为卵巢功能早衰、闭经。部分患者化疗结束后 2 ~ 3 个月恢复正常月经及生殖功能，但也可造成不可逆的永久性损伤。对行保留生育功能手术的年轻患者，化疗期间应考虑保护患者的卵巢功能，目前最常用的方法是应用 GnRH-a。GnRH-a 可耗尽垂体促性腺细胞上的 GnRH 受体，抑制垂体促性腺激素的分泌，或直接阻断卵巢雌、孕激素的合成，使卵巢在化疗期间处于静息状态，从而起到保护卵巢的作用。

病例点评

（1）抗 NMDAR 脑炎目前尚无统一的诊断标准。目前认为，女性患者临床出现不明原因的精神症状伴痫性发作、记忆丧失、意识水平降低、运动障碍甚至出现中枢性通气不足，特别是伴有卵巢畸胎瘤者，脑脊液和（或）血清抗 NMDAR 抗体阳性即可诊断。抗 NMDAR 脑炎的治疗包括肿瘤切除和免疫治疗，发现肿瘤并尽早切除是治疗该病的关键。患者 8 年前因畸胎瘤伴发精神行为异常等不

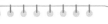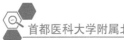

适诊断为 NMDAR 脑炎，及时手术切除卵巢肿瘤后治疗效果良好。

（2）患者为青年女性，病情复杂，既往曾因畸胎瘤相关性脑炎昏迷。2016 年再次出现右侧卵巢囊实性肿物，甲胎蛋白（AFP）> 2000ng/ml，考虑未成熟性畸胎瘤复发可能，需尽快手术。手术方式应行分期手术。但患者未婚未育，仅剩一侧珍贵卵巢，病情特殊，术中根据情况行术中冰冻病理检查，如提示为良性，行右侧卵巢肿瘤切除术，但因未成熟性畸胎瘤冰冻诊断受切片取材限制，需要多点取材；如冰冻病理提示为恶性，需扩大手术范围，有需要切除附件或子宫可能，即使保留卵巢，也有可能卵巢无正常功能及无法生育，故最终行开腹探查＋右侧卵巢肿瘤切除术，并请医务处到场协助法律鉴定。

（3）对于部分年轻的肿瘤患者，如确实无法保留卵巢组织，可以选择卵巢冻存，待有生育要求时移植回体内，获得卵子进而完成生育，此法已有文献报道；但冻存卵巢组织也有可能携带肿瘤细胞，故移植后获得卵子完成生育后多倾向于切除移植回体内的卵巢组织。

（郝增平　金　影　郝　敏　蒋沫怡）

027 继发性腹腔妊娠一例

病历摘要

患者，女，22 岁，孕 1 产 0。患者因"左侧卵巢病灶切除术 + 左侧卵巢修补术 + 右侧卵巢囊肿核出术后 28 天进食晚餐后突发上腹痛伴呕吐、腹胀，有排气，无阴道出血、尿急、尿频等不适，无肛门坠胀感，患者自行灌肠 1 次后腹痛缓解后出现腹痛加重，呈持续全腹痛，左下腹为著，进行性加重，伴恶心、呕吐、肛门坠胀感"就诊我院急诊，因"停经 43 天，阴道不规则出血 1 周，晕厥 1 次"入院。血 β-hCG（人绒毛膜促性腺激素）10 138mIU/ml，诊断异位妊娠、失血性休克，于我院急诊行刮宫术，术中未见绒毛组织，遂行开腹探查术，术中见盆腔积血 1000ml，双侧输卵管外观正常，左侧卵巢下极见一个破口直径约 1cm，表面有血块附着，并有活动性出血，其内可见直径约 2cm 黄体，右侧卵巢可见直径约 3cm 囊肿，表面无破口，故行左侧卵巢病灶切除术 + 左侧卵巢修补术 + 右侧卵巢囊肿核出术。术后病理回报：左侧卵巢局部清除物镜下可见大量凝血及少量胎盘绒毛，术后诊断左侧卵巢妊娠。术后 4 天一般情况好，复查血 β-hCG 817.84 mIU/ml，出院。患者出院后未遵医嘱定期监测血 β-hCG，术后 14 天血 β-hCG 上升至 1545mIU/ml，未就诊。

【入院查体】血压 104/55mmHg，心率 99 次/分，面色稍苍白，全腹压痛（＋）、反跳痛（＋）、肌紧张（＋），移动性浊音（＋），宫颈举痛、摇摆痛（＋），子宫饱满，压痛（＋），双侧附件区增厚，压痛（＋），后穹隆穿刺抽出不凝血 5ml。

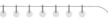

【辅助检查】腹部 B 超提示腹腔游离液，血常规示血红蛋白 110g/L，入院后给予补液扩容治疗，妇科超声：子宫前位，宫体大小为 4.4cm×4.2cm×3.6cm，规则，回声不均，宫腔线居中，内膜厚 0.7cm，宫颈未见明显异常，左侧附件区、子宫左后方见无回声肿物，大小约 4.2cm×3.6cm×4.0cm，右侧附件区见内有分隔的无回声肿物，大小约 7.9cm×6.9cm×6.2cm，子宫直肠窝内见不规则液性暗区 2.8cm，左腹腔内可见游离液，最深处约 6.1cm。复查血常规：血红蛋白 82g/L。

【入院诊断】左侧卵巢持续妊娠？继发性腹腔妊娠？失血性休克、贫血（中度）、双侧卵巢囊肿（黄体囊肿？包裹性积液？）

【治疗】根据患者主诉、查体及辅助检查，考虑左侧卵巢持续性妊娠可能性大，患者现全腹压痛、反跳痛、肌紧张(＋)，后穹隆穿刺抽出不凝血 5ml，B 超提示腹腔内积液，考虑存在腹腔内出血，手术指征明确，故急诊行腹腔镜探查术，根据术中探查情况决定手术范围。若为卵巢持续性妊娠，则行卵巢妊娠病灶切除术；若为继发性腹腔妊娠，则行腹腔内妊娠病灶切除术，必要时局部注射甲氨蝶呤。术前向患者及其家属交代病情及手术风险，备血，腹腔镜探查见：盆腔积血 1500ml，子宫正常大小，右侧卵巢囊肿直径约 7cm，被水肿的输卵管包裹一同粘连在肠管与子宫后壁之间，其表面未见破口及出血，分离粘连过程中右侧卵巢囊肿破裂流出淡黄色液体，左侧卵巢被左输卵管包绕并与肠管粘连，仅暴露部分卵巢组织，表面未见破口及出血，大网膜游离端被血液浸透，呈团状紫黑色，透过大网膜缝隙见其内为血块，被大网膜包绕。因盆腔粘连、肠管扩张、不除外不全肠梗阻，中转开腹手术，行大网膜部分切除术＋右侧卵巢囊肿切除术＋肠粘连松解术。手术较困难，术后给予抗感染、补液、对症支持治疗。术后病理：大网膜脂肪组织及大量凝血，其内散在退变的胎盘绒毛及滋养叶细胞，伴炎性细胞浸润，纤维组织增生；盆腔积血大量凝血。术后体温、血常规正常，伤口愈合良好，盆腔检查未见异常，术后第 8 天血 β-hCG 下降至 26.16mIU/ml，患者顺利出院。出院后每周复查血 β-hCG 直至正常。

病例分析

  腹腔妊娠是指胚胎或胎儿位于输卵管、卵巢及阔韧带以外的腹腔内。其发生率约为 1 : 15 000 次正常妊娠，占所有异位妊娠的 1%~4% ，母体死亡率约为 5% 。胎儿存活率仅为 1‰。腹腔妊娠分为原发性和继发性两类。原发性腹腔妊娠指受精卵直接种植于腹膜、肠系膜、大网膜等处，极少见。原发性腹腔妊娠的诊断标准为：①输卵管、卵巢均正常，无近期妊娠的证据；②无子宫腹膜瘘形成；③妊娠只存在于腹腔，无输卵管妊娠等可能性。继发性腹腔妊娠往往发生于输卵管妊娠流产或破裂后，偶尔继发于卵巢妊娠或子宫内妊娠而子宫存在缺陷（如瘢痕子宫裂开或子宫腹膜瘘）破裂后。胚胎落入腹腔，附着于盆腔腹膜及邻近器官表面。腹腔妊娠的妊娠物可种植在腹腔任何位置，约 1/4 的腹腔妊娠发生于子宫周围的间隙（最常见于道格拉斯窝），亦可种植于其他腹腔内间隙及盆腹腔器官表面，种植到腹膜后亦有报道。如术中发现盆腔器官破口可确诊为继发性腹腔妊娠，若未发现破口，但孕早期曾剧烈腹痛，或有人工流产术和（或）药物流产失败均提示继发腹腔妊娠可能。腹腔妊娠无特异性的临床表现，术前诊断往往困难，有学者报道患者年龄较大，且经产妇多见。病程中除有停经、早孕反应、中晚期妊娠胎动感等一般妊娠特点外，多数还有腹痛、阴道流血等类似其

笔记

163

他常见异位妊娠的症状，所以早期的腹腔妊娠易被诊断为其他异位妊娠（如输卵管妊娠），常在手术过程中发现病灶位于腹腔内而确诊。B超检查是目前术前诊断的一种有效的辅助手段。超声影像可发现子宫增大、宫腔空虚、胚胎与子宫分离，胚胎与膀胱之间未见子宫壁回声，胚胎部分紧靠母体腹壁，宫外胎盘回声等。持续性异位妊娠应警惕继发性腹腔妊娠可能，因此，术后监测血 β-hCG 是至关重要的，每周至少 1~2 次。若术后血 β-hCG 升高、术后 1 天血 β-hCG 下降 <50%，或术后 12 日血 β-hCG 未下降至术前值的 10% 以下，均可诊断为持续性异位妊娠。对异位包块直径 ≤2cm 或停经时间 ≤42 日保守性手术后的患者更要高度警惕，术后病理有绒毛，也不能排除发生持续性异位妊娠的可能，术后病理未见绒毛，更应引起重视。为了减少残存滋养细胞的生长及在其他处的种植，术中应仔细操作，彻底冲洗。有学者推荐异位妊娠保守性手术后 24 小时内预防性地单次甲氨蝶呤（1mg/kg）给药，可以大大减少此并发症的发生，缩短了随诊时间。血 β-hCG 低且稳定下降的患者可以采用期待疗法；血 β-hCG 升高或下降停滞无症状的患者应争取用甲氨蝶呤等药物治疗。确诊腹腔妊娠后尽快手术是唯一选择。具体手术方式因孕期长短、胎盘情况而异。早期腹腔妊娠组织小，胎盘未形成，附着部位易出血，处理方式与一般异位妊娠相同。手术方式国内多为开腹手术，国外文献报道多为腹腔镜下清除病灶，有学者认为腹腔镜手术的视野较开腹手术大，术中除仔细探查盆腔，包括双侧输卵管、卵巢、子宫表面及双侧阔韧带外，还应积极探查大网膜、阑尾、肠管等部分，有利于提高临床的诊治，减少腹腔妊娠的发生。中晚期腹腔妊娠手术处理关键是胎盘的处理。

🩺 病例点评

（1）该患者因异位妊娠破裂合并失血性休克而行急诊手术，术中发现左侧卵巢破口，术后诊断为左侧卵巢妊娠。该患者有发生继发性腹腔妊娠的高危因素。但患者术后未遵医嘱定期监测血 β-hCG，术后 2 周血 β-hCG 1545mIU/ml 而未及时就诊，错失及时诊断并治疗的先机。

（2）异位妊娠术后监测血 β-hCG 至关重要，可及时发现持续性异位妊娠和继发性腹腔妊娠，一旦诊断成立，及时药物治疗是有效措施，但如出现腹腔内出血休克，急诊手术是有效的治疗措施。该患者二次手术后预后良好。

（郝增平　金　影　郝　敏　蒋沫怡）

笔记

028 继发性卵巢淋巴瘤一例

病历摘要

患者，女，30 岁，孕 0 产 0，2013 年 5 月起出现下腹坠胀，未就诊治疗，1 个月后妇科超声提示双侧附件实性肿物，左侧 5cm，右侧 18cm，血流丰富，腹腔积液最深 9.9cm，血清 CA125 78.3U/ml，于 2013 年 7 月 24 日入妇科病房。

【既往史】2012 年 5 月无明显诱因出现剑突下疼痛，饭前出现，饭后缓解，消化科就诊经胃镜检查示胃窦、胃体多发隆起型病变，病理检查提示"胃非霍奇金弥漫性大 B 细胞淋巴瘤"，来源于生发中心内。骨髓未累及，临床分期ⅣE，国际预后指数（IPI）评分 2 分。自 2012 年 5 月起行 R-CHOP 方案（利妥昔单抗＋盐酸表柔比星＋环磷酰胺＋长春新碱＋泼尼松）化疗 6 个疗程，以及 R-ESHAP（依托泊苷＋甲泼尼龙琥珀酸钠＋顺铂＋阿糖胞苷）化疗 2 个疗程。2012 年 11 月采集干细胞。2012 年 12 月停止化疗后评估病情，考虑胃壁病变较前范围略小，给予放疗 25 次。

【检查及治疗】妇科检查：外阴已婚型，阴道通畅，宫颈光滑，子宫前位，正常大小，质中，无压痛，右侧附件区可触及一个边界尚清的囊实性肿物，直径约 11cm，活动差，无压痛，左侧附件区可触及一个直径约 4cm 囊实性肿物，活动可，无压痛。经全院会诊，考虑患者"卵巢淋巴瘤转移？原发卵巢恶性肿瘤？"有手术指征，但应向患者家属明确：患者病情进展较快，考虑肿瘤恶性程度较高，如手术病理证实为淋巴瘤转移，则对放化疗不敏感，预后差。腹部及肺部 CT 未见异常，充分术前准备，行开腹探查术，术中见血性腹腔积液 5000ml，盆腹腔内充满质地糟脆的灰白色肿物，与腹膜、肠管广泛紧密粘连，子宫正常大小，左侧附件外观正常，肿物来源于右侧附件，肿瘤组织糟脆外溢，表面广泛多量渗血，取出大部分肿物送冰冻病理检查，术中冰冻病理结果为"卵巢恶性肿瘤，倾向于弥漫性大 B 细胞恶性淋巴瘤"。肿瘤表面较多渗血，血红蛋白下降，给予压迫止血，术中给予输注浓缩红细胞及血浆，行肿瘤细胞减灭术＋右侧附件切除术＋大网膜大部分切除术＋盆腔粘连松解术＋肠粘连松解术。手术困难，术中出血 4600ml，尿量 200ml，术中输血 14U，血浆 1200ml，纤维蛋白原 2.5g，凝血酶原复合物 1000IU，胶体液 3500ml，晶体液 1500ml，术后转入 ICU 继续治疗。腹腔积液涂片：查见退变异型细胞，符合淋巴瘤改变。术后石蜡病理：瘤细胞弥漫分布，细胞大，核圆形、卵圆形，核膜厚，染色质粗，可见核仁，考虑为"右侧卵巢非霍奇金弥漫性大 B 细胞淋巴瘤，源于生发中心"（图 2 - 21）。免疫组化检测：肿瘤细胞中 CD20、核增生相关抗原（Ki-67）指数 80%、bcl-6（＋），CD3、CD10、多发性骨髓瘤原癌基因 1 （MUM-1）、Cyclin D1 及 CD21 （－）（图 2 - 22）。术后诊断：右侧卵巢非霍奇金弥漫大 B 细胞淋巴瘤。术后进行利妥昔单抗＋DICE 方案（地塞米松＋异环磷酰胺＋顺铂＋依托泊苷）化疗 2 个疗程，复查提示腹盆腔多发软组织肿块，较前进展，更换为 hyper-CVAD B 方案（利妥昔单抗＋甲氨蝶呤＋阿糖胞苷）化疗 1 次。2013 年 12 月 9 日行自体造血干细胞移植。2014 年 2 月患者出现腹胀明显，腹围进行性增大，并发喘憋，腹腔积液穿刺，考虑恶性腹腔积液，病情进展，给予 DICE 方案化疗 1 个疗程，2014 年 3 月患者因疾病进展死亡。

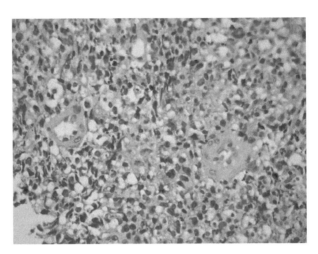

图 2-21　术后石蜡病理结果

病例分析

　　发生于生殖道的恶性淋巴瘤极为罕见。卵巢是女性生殖系统恶性淋巴瘤中最常见的发病部位，该病总体临床罕见，可以原发，也可以继发，原发者通常双侧受累，伴有腹腔积液，占所有非霍奇金淋巴瘤的 0.5%，占所有卵巢肿瘤的 1.5%。中国医学科学院肿瘤医院报道卵巢淋巴瘤占同期卵巢恶性肿瘤的 0.4%，文献报道的继发性卵巢淋巴瘤的发生率约为 7%，较原发者更常见。恶性淋巴瘤累及卵巢包括以下 3 种情况：①原发于卵巢的淋巴瘤；②作为隐匿性淋巴结疾病的最初表现；③作为广泛播散性系统（全身）淋巴瘤的一种表现。Vang 等人制定了女性生殖系统原发性恶性淋巴瘤（primary female genital system lymphoma，PFGSL）的诊断标准：①以生殖系统器官病变为主要表现，且为首发症状；②生殖器官是唯一的结外受累部位；③外周血及骨髓无任何异常细胞；④若远方部位出现复发性淋巴瘤必须与原发性淋巴瘤相隔数个月；⑤既往无淋巴瘤病史。此诊断标准是根据 1988 年 Fox 提出的诊断标准进行修改而制定的，现在大多采用此标准进行诊断。由于正常卵巢无淋巴组织，对卵巢原发淋巴瘤的认识尚存在争议。有学者认为，存在于卵巢门的集合淋巴小结在某种因素作用下可发生恶性转化而形成卵巢原发性淋巴瘤，但该类肿瘤非常少见，卵巢原发性淋巴瘤的诊断标准如下：①肿瘤局限于卵巢或以卵巢为主，可侵及邻近器官或淋巴结；②外周血及骨髓中无异常细胞；③卵巢原发病灶数个月后才出现远距离病灶；④既往无淋巴瘤史；⑤病理形态学观察证实为淋巴瘤。该病例镜下可见卵巢结构被破坏，肿瘤细胞弥漫性浸润，瘤细胞体积大，胞浆中等量或丰富，浅染或呈略嗜碱性，细胞核空泡状，核膜厚，染色质粗，可见 1～3 个嗜碱性核仁，形似免疫母细胞或中心母细胞，核分裂象多见 1～4 个/HPF，且该病例有明确既往胃肠淋巴瘤病史，考虑继发的可能性大。回顾文献，几乎所有组织类型的淋巴瘤均被报道过，其中非霍奇金淋巴瘤占绝大多数，霍奇金淋巴瘤很少，弥漫性大 B 细胞性淋巴瘤是最常见的组织学类型。该例肿瘤的组织学形态（图 2-22，图 2-23）类似卵巢外 B细胞性淋巴瘤，瘤细胞呈弥漫性浸润或结节状浸润，瘤细胞较大，大小相对一致，圆形或卵圆形，胞质伊红染，核圆形，可见核仁，核分裂多见；免疫组化瘤细胞表达 CD20 和 CD79a。遗传学分析有助于鉴别诊断，此类肿瘤是否起源于滤泡中心有待于 CD10、bcl-6、MUM-1 等免疫标志证实。

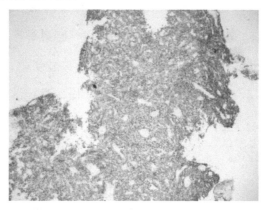

图 2-22　免疫组化检测示 CD20 弥漫阳性

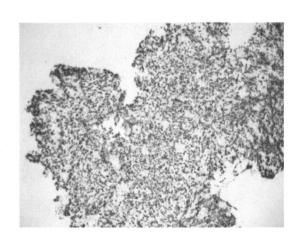

图 2 –23　Ki-67 指数大于 50%，支持弥漫大 B 细胞淋巴瘤

卵巢淋巴瘤患者的临床表现无特异性，常见的症状和体征有腹腔或盆腔痛、异常阴道出血、月经紊乱和快速生长的腹部包块，10%～33% 患者会出现高热、盗汗和体重减轻。卵巢淋巴瘤磁共振成像表现可有如下特点：①附件区实性肿块，类圆形或分叶状，累及单侧或双侧卵巢；肿块大小不等，多数较大；肿块边界均较清晰、光整，如果累及周围组织则边界模糊。②病灶平扫 T_1WI（T_1 加权像）呈等、低信号，T_2WI（T_2 加权像）为稍高信号，病灶信号均匀，出血、坏死少见，部分较大病灶内可见散在细小坏死灶。③病灶 DWI（磁共振扩散加权成像）呈明显高信号。DWI 是反映组织内水分子扩散速度的唯一磁共振序列，卵巢淋巴瘤细胞密度较高、核浆比例高等因素导致水分子的弥散明显受限，因而 DWI 呈明显高信号。④增强扫描病灶呈轻至中度均匀强化，其强化特征与其细胞成分单一且密集度高而肿瘤间质血管较少有关。⑤病灶呈结节状融合包绕血管，血管似漂浮于其中，血管未见明显狭窄及变形，呈现"血管漂浮征"。⑥肿瘤可累及系膜、腹壁、盆腔淋巴结，继发性卵巢非霍奇金淋巴瘤中，其他组织、器官可伴发多发淋巴瘤

笔记

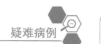

病灶，病灶信号与卵巢病灶信号相仿。⑦其他：患者多合并腹腔积液。卵巢恶性淋巴瘤以非霍奇金淋巴瘤（non-hodgkin lymphoma, NHL）为主，NHL肿瘤标志物常见的有3种，即血清CA125、乳酸脱氢酶和β₂微球蛋白，分别代表非霍奇金淋巴瘤的肿瘤侵袭倾向、肿瘤增生活性和肿瘤负荷。有学者认为血清CA125与非霍奇金淋巴瘤病情缓解情况和生存期有关。大多数的卵巢恶性淋巴瘤患者血清CA125水平均有一定程度的升高，但升高的程度不一。血清CA125越高，预后越差。患者在获得病情缓解后，血清CA125水平较诊断时明显下降。由于临床症状缺乏特异性，卵巢淋巴瘤术前不易诊断，诊断多依靠肿瘤切除术后的病理检查，针吸活检无法提供足够的组织学信息，因此，应避免进行此检查。术中冰冻病理检查常常会误诊为卵巢性索间质肿瘤。鉴别诊断包括颗粒细胞瘤、无性细胞瘤、血钙过高（高钙型）小细胞癌、粒细胞肉瘤、未分化上皮癌或转移癌，以及卵巢上皮内瘤变。卵巢淋巴瘤的治疗包括手术、化疗和放疗。术式视病变范围及患者的年龄等具体情况而定，早期可采用单侧附件、大网膜切除或全子宫、双侧附件及大网膜切除，晚期因多部位、多脏器受累，可酌情行肿瘤细胞减灭术，务必使残留肿瘤减少到最低限度，有利于提高术后放化疗效果。因该肿瘤对化疗敏感，故术后化疗是必不可少的基本治疗。根据淋巴瘤的组织学类型选择联合化疗方案，如M-BACOD（甲氨蝶呤+博来霉素+多柔比星+环磷酰胺+长春新碱+地塞米松）和CHOP（环磷酰胺+阿霉素+长春新碱+泼尼松）等。近些年来，CHOP联合利妥昔单抗的免疫治疗能明显提高患者生存率。卵巢淋巴瘤的预后与临床分期、起病方式（急性起病者预后不佳）、组织学类型、肿瘤表型和对治疗的反应有关。其中，组织学类型是影响预后的最重要因素。B细胞肿瘤的预后好于T细胞和自然杀伤细胞淋巴瘤。原发性淋巴

171

瘤或淋巴瘤局限性卵巢受累者预后较好，播散性淋巴瘤卵巢受累者预后不佳，具有急性腹胀、腹痛、全身症状、神经系统或骨髓受浸润等表现者，预后差。Woodruff 在 20 世纪 60 年代报道 31 例卵巢淋巴瘤患者 5 年生存率仅 6%。

病例点评

（1）该病例患者主要表现为下腹坠胀，月经无明显改变，妇科查体及超声提示盆腔实性包块伴有腹腔积液，临床表现与其他类型的卵巢肿瘤相似，血清 CA125 轻度升高，结合胃淋巴瘤的病史，术中冰冻考虑为卵巢恶性肿瘤倾向于弥漫性大 B 细胞恶性淋巴瘤，最终通过石蜡病理确诊为转移性卵巢淋巴瘤。因此，对于附件实性包块伴腹腔积液及血清 CA125 升高者，鉴别诊断中应想到卵巢淋巴瘤的可能。

（2）卵巢淋巴瘤临床罕见，临床症状和体征缺乏特异性，诊断依据组织病理学检查，手术和联合化疗是主要的治疗手段，早期患者预后好。

（郝增平　金　影　郝　敏　蒋沫怡　魏雪静）

029 卵巢癌少见淋巴转移途径（腹股沟淋巴结转移）一例

病历摘要

患者，女，32 岁，孕 1 产 1，因"下腹痛伴乏力 2 月余"入院，患者自诉近 2 个月腹围增加，未给予重视，劳累后出现下腹隐痛伴乏力不适，不伴恶心、呕吐，无肛门坠胀感，无阴道出血、排液等不适。

【入院查体】体温 36.5℃，脉搏 72 次/分，呼吸 18 次/分，血压 104/58mmHg，一般情况好，心肺听诊无异常，右侧腹股沟可触及一个直径 3cm 的肿大淋巴结，余全身浅表淋巴结未触及肿大。腹软，无压痛、反跳痛、肌紧张。移动性浊音（-），妇科检查见外阴：已婚已产型。阴道：通畅，未见异常分泌物；宫颈：光滑，无触血；子宫：中位，正常大小，质中，活动可，压痛（-）；附件：子宫前方可触及一个直径约 13cm×14cm 囊性肿物，边界较清，活动欠佳，压痛（-）。

【辅助检查】妇科超声（图 2-24）：子宫前位，宫体大小 4.9cm×4.4cm×4.1cm，不规则，回声不均匀，宫腔线居中，子宫内膜厚 1.1cm，宫颈未见异常。左侧附件区：子宫左上方见不规则无回声肿物，大小约 16.2cm×12.1cm×8.5cm，内见多个分隔，分隔粗细不均，隔上见血流信号及大小不等的高回声光团，最大光团直径 2.5cm。右侧附件区未见异常占位。提示：左侧附件囊性肿物（癌症可能）；盆腔平扫＋增强 CT（X 线计算机断层摄影）：子宫前方及左侧附件区囊性密度灶，囊壁及分隔厚薄欠均，来源于双侧卵巢可能，性质待定。盆腔积液。骶椎结节状高密度灶，骨岛不除

笔记

外。双侧腹股沟淋巴结部分增大。肿瘤标志物 CA125 136.8U/ml，CEA、AFP、CA199 正常。右侧腹股沟淋巴结穿刺活检病理提示见癌巢浸润。

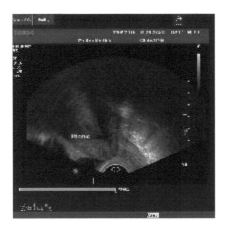
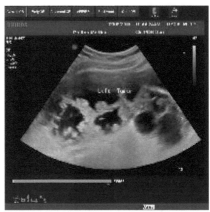

图 2-24　术前腹部 B 超影像

【入院诊断】卵巢癌（Ⅳ期）？

【治疗】患者盆腔囊实性肿物，右腹股沟触及直径 3cm 肿大淋巴结，穿刺活检病理提示见癌巢浸润，肿瘤标志物 CA125 升高明显，根据患者病史、症状、结合查体及妇科彩超、盆腔 CT，考虑卵巢癌，有手术指征。拟行开腹探查术，术中取腹腔冲洗液，送冰冻病理，如为恶性，术中必要时行全子宫 + 双侧附件切除术，必要时加行大网膜切除术 + 盆腔淋巴结取样探查或活检术，并探查肝胆胰脾双肾。根据盆腔情况确定手术范围。充分术前准备后在全麻下行开腹探查术，术中见：盆腔少量腹水，子宫正常大小，右侧卵巢被一 20cm×11cm×8cm 囊实性肿物取代，表面光滑，未见外生乳头及赘生物，右侧输卵管外观正常，左侧卵巢呈多房性囊实性，约 7cm×6cm×4cm，其表面可见一直径约 1cm 菜花样结节，左侧输卵管外观正常，左侧附件与肠管稍粘连，切口右侧腹膜表面可见柔软结节状肿物约 1cm×2.5cm，探查肝脾、胃肠、横膈、大网膜、结肠侧沟等均未见异常。切除右侧附件送冰冻病理，病理结果为卵巢上皮恶性肿瘤，遂行全子宫和双侧附件切除术＋盆腔淋巴结清扫术＋腹主动脉旁淋巴结切除术＋骨盆漏斗韧带高位结扎术＋大网膜切除术＋肠粘连松解术。术后石蜡病理：（左侧）卵巢浆液性乳头状囊腺癌，输卵管未见癌。（左侧盆腔）淋巴结 0/15 枚、（左侧腹主动脉旁）淋巴结 0/3 枚，（右侧盆腔）淋巴结 0/14 枚，（右侧腹主动脉旁）淋巴结 0/2 枚，均未见癌转移。大网膜脂肪组织中未见癌转移。诊断：卵巢浆液性乳头状囊腺癌Ⅳ期 G1，患者术后第 8 天一般情况好，腹部伤口Ⅱ/甲级愈合，盆腔检查未见异常，故给予注射用紫杉醇脂质体 240mg ＋卡铂 500mg（TC）化疗，化疗过程顺利，无过敏反应，共给予 TC 方案化疗 6 次，肿瘤标志物在术后第二次化疗后即下降至正常范围，定期复查，影像学及血清肿瘤标志物均在正常范围内。

【进一步治疗】术后 3 年，患者复查发现 CA125 升高至46U/ml，超声提示：双侧腹股沟区多发淋巴结，左侧较大者为1.5cm×0.4cm，右侧大者约为 1.7cm×0.7cm。PET/CT 提示：术区未见明显异常密度影及异常 FDG（脱氧葡萄糖）代谢增高灶，未见明确肿瘤复发征象；右侧腹股沟区淋巴结 FDG 代谢增高，较前检查结果有增大，考虑淋巴结转移可能大，余双侧腹股沟区、胃小弯侧、纵隔2R 区多发小淋巴结，未见明显 FDG 代谢增高，建议动态观察。再次给予 TC 方案，注射用紫杉醇脂质体 240mg ＋卡铂500mg 化疗一次，化疗后 1 个月复查血 CA125 降至正常范围，患者现定期复诊及随访，无不适。

病例分析

卵巢恶性肿瘤是女性生殖器官常见的恶性肿瘤之一，发病率仅

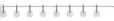 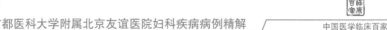
次于子宫颈癌和子宫体癌而列居第 3 位,其发病率占女性常见恶性肿瘤的 2.4% ~ 2.5%,但其死亡率居各类妇科肿瘤首位,其 5 年生存率为 30% ~ 40%,对妇女生命健康造成严重威胁。最常见的组织学类型是上皮性卵巢癌,约占 80%。由于其发病隐匿,缺乏普查和有效的早期诊断方法,70% 以上的患者就诊时已属于晚期,治疗及预后极差。根据中国癌症统计数据,2015 年中国新增卵巢癌病例数约 52 100 例,死亡病例数约 22 500 例。卵巢癌的标准治疗为手术治疗,手术的目标为满意的肿瘤细胞减灭术,即达到无肉眼残留病灶(R0)或残留病灶最大直径 < 1 cm(R1)。目前美国国立综合癌症网络(NCCN)指南仅推荐低级别、肿瘤局限在单侧卵巢(ⅠA 和ⅠC 期)的年轻患者可行保留生育功能的手术,切除单侧卵巢、输卵管。如ⅠB 期的肿瘤患者有强烈的保留生育功能的愿望,可行双侧卵巢、输卵管切除,保留子宫,并进行全面的分期手术。大多数上皮性卵巢癌、输卵管癌和原发性腹膜癌患者术后需接受全身化疗。低级别(G1)的ⅠA 期或ⅠB 期的患者,手术治疗的存活率 > 90%,行全面分期手术后,可行临床观察,其余患者均应行辅助化疗。对于晚期(Ⅱ ~ Ⅳ期)患者,建议使用至少 6 个周期的化疗(包括新辅助化疗)。一线化疗方案仍然为以铂类为基础的化疗,80% 患者能在一线治疗中获得疾病完全缓解。然而,仍有超过 70% 患者在 5 年内复发。复发后的各种治疗方案,包括各类二线化疗药物的作用十分有限,且多数患者在多次复发过程中最终对化疗药物产生耐药。

卵巢癌最常见的转移途径是淋巴结转移和盆腔腹膜种植播散。腹膜后淋巴结转移是卵巢癌的重要转移途径,有文献报道,腹膜后淋巴结的转移率为 20%;而淋巴结转移以盆腔淋巴结及主动脉旁淋巴结转移为主,腹股沟淋巴结转移少见,只占 3% 左右。卵巢癌淋

巴结转移途径主要有 3 条：沿卵巢血管上行注入腹主动脉旁淋巴结
或腰淋巴结；沿阔韧带下行注入髂内、髂外、髂间或髂总淋巴结，
不论上行路线是否受阻，实际上两条途径常同时存在，这可以解释
临床上卵巢癌盆腔淋巴结转移和腹主动脉旁淋巴结转移的机会几乎
相等；极少数沿圆韧带注入髂外尾部和腹股沟淋巴结。有研究发
现，卵巢癌总的淋巴结转移率为 54.3%，说明淋巴结转移是卵巢癌
扩散的重要途径。盆腔淋巴结转移率为 46.7%，腹主动脉旁淋巴结
转移率为 37.5%。淋巴结转移患者中，盆腔和腹主动脉旁淋巴结均
有转移者占 48.7%，有盆腔淋巴结转移而无腹主动脉旁淋巴结转移
者占 33.3%，有腹主动脉旁淋巴结转移而无盆腔淋巴结转移者占
18.0%。肿瘤原发于左侧者，44.7% 有淋巴结转移，而原发于右侧
仅 8% 有转移。该例患者的特点在于其发生了腹股沟淋巴结转移，
此例病例证实卵巢癌腹股沟淋巴结转移途径的存在。

　　腹股沟淋巴结肿大常见于以下疾病：①淋巴结反应性增生，如
下肢创伤、感染、性传播疾病；②血液系统恶性疾病，如淋巴瘤、
白血病；③恶性肿瘤淋巴结转移，如宫颈、外阴、子宫、卵巢、输
卵管肿瘤，直肠癌，下肢皮肤癌及黑色素瘤等。对于无痛性淋巴结
肿大应考虑恶性疾病，淋巴结穿刺或切除活检病理应作为首选检查
以明确淋巴结性质，并进行免疫组化检查，有助于明确原发肿瘤来
源。PET - CT 在寻找原发病灶方面具有较大价值，并且在疾病分期
上更为准确。卵巢癌患者出现腹股沟淋巴结转移常预示疾病晚期和
播散，尽管化疗可获得一定疗效，但易于耐药、进展，预后差，中
位生存时间仅 3 年。对于孤立性腹股沟淋巴结转移病例，可行手术
治疗联合化疗，预后较好。该患者卵巢癌无盆腔淋巴结转移的情况
下即有孤立性腹股沟淋巴结转移，经过手术及化疗，目前已术后 3
年余，患者仍生存中。

笔记

卵巢癌治疗后易复发是其特点之一，加强对卵巢癌治疗后的监测、及早发现复发的可疑征象，是治疗卵巢癌全过程中一个非常重要的环节。目前缺乏有效的监测手段，临床常用的检查有血清CA125测定，盆腔检查，超声检查，CT和MRI等，但均有一定的局限性。近年发现，PET - CT对卵巢癌病情的监测效果较好，有望成为卵巢癌病情监测的理想方法。卵巢癌复发的迹象和证据有：血清CA125升高；体格检查或影像学发现肿块；出现胸、腹水；不明原因肠梗阻。只要存在上述中的2项就要考虑肿瘤复发可能，一般认为以肿瘤标志物升高为标志的生化复发要早于临床复发约3个月。复发的诊断最好有病理的支持。复发性卵巢癌包括复发和未控，前者是指经系统治疗后达到临床缓解，停止治疗6个月以后发现复发证据，后者是指6个月以内发现肿瘤复发证据或治疗期间肿瘤持续存在。对卵巢癌复发的诊断应做到定性、定位和分型，并根据不同情况进行个体化治疗。为正确合理地治疗复发性卵巢癌和客观评价不同单位的治疗效果，妇科肿瘤学组（GOG）建议将复发性卵巢癌进行如下分类：①化疗敏感型：初次采用以铂类药物为基础的化疗并已获临床证实的缓解，停药超过6个月才出现复发病灶。②耐药性卵巢癌：初次治疗有效，但在完成化疗相对短的时间即6个月内复发，应考虑对铂类药物耐药。③持续性卵巢癌：指已完成初次化疗，且对化疗有反应，出现部分缓解，但存在残余病灶的患者，如"二探"阳性者。④难治性卵巢癌：初次治疗未达到部分缓解，包括治疗中疾病不稳定甚至不断进展的患者，约发生于20%患者。影响卵巢癌复发的因素主要有临床分期、病理类型、残留病灶大小、分化程度、术后化疗方案、患者的身体状况。临床分期是影响卵巢癌复发的重要因素，国际妇产科联盟（FIGO）分期早的患者复发率低，中晚期患者则多数在1~2年内复发。不同病理类型

笔记

的卵巢上皮性癌，恶性程度不同，对复发的影响也不同，浆液性癌、透明细胞癌较黏液性癌更易复发。肿瘤细胞的分化程度决定了细胞分裂的速度及转移能力，因此，细胞分化程度低（Ⅱ～Ⅲ级）者易复发。肿瘤细胞减灭术后残留病灶的大小直接影响对化疗的敏感性，残留病灶直径 >2cm 者易复发。大规模的临床研究发现，选择以非铂类为基础的化疗方案者复发率显著高于铂类。患者的身体状况较差、年龄较大或有其他合并症者较年轻、无合并症者易复发。目前观点认为，复发性卵巢癌治疗总的原则是姑息性而不是为了治愈。生存质量是再次治疗时最应该考虑的因素。手术对复发性卵巢癌的治疗价值还未确定，手术的指征和时机尚有争议。为了选择适宜的治疗时机，提出下列适应证：①不管 CA125 是否升高，出现症状和临床或影像学检查有复发的证据；②无症状，CA125 升高、临床或影像学检查提示复发灶超过 2～3cm；③出现症状，CA125 升高，临床或影像学检查无复发的证据；④系列测定 CA125 持续升高，除外其他 CA125 升高的原因。复发性卵巢癌治疗目的一般是趋于保守性的，因此，在选择治疗方案时，对所选择方案的预期毒性作用及其对整个生活质量的影响都应该加以重点考虑。在制定二线方案时，常把耐药性、持续性和难治性卵巢癌考虑为一组，而对铂类药物敏感的复发癌常被分开考虑。两者治疗的方案和策略不同，即所谓的分层治疗。复发性卵巢癌的手术治疗主要用于 3 个方面：①解除肠梗阻；②减灭大于 12 个月复发灶；③切除孤立的复发灶。对晚期复发性卵巢癌是先手术还是先化疗亦有争议。肿瘤细胞减灭术包括：①间歇性肿瘤细胞减灭术，指在首次肿瘤细胞减灭术后，腹腔内残余病灶 >2cm，经 1～2 个疗程的化疗后再次行肿瘤大块切除术；②临床上复发征象不明显，二探中发现有可切除的病灶；③在首次肿瘤细胞减灭术后一线化疗期间，肿瘤有进展；

④在首次肿瘤细胞减灭术和完成化疗后，临床出现明显的复发征象。

病例点评

（1）尽管卵巢癌转移到腹股沟淋巴结少见，然而对于腹股沟肿大淋巴结，在鉴别诊断时需考虑到卵巢癌，所以应进行仔细的妇科检查和经阴道彩超检查。该例患者经妇科检查及时发现卵巢肿物。

（2）对于无痛性淋巴结肿大，穿刺活检有利于明确淋巴结性质，该例患者淋巴结穿刺活检即提示癌巢浸润。

（郝增平　金　影　郝　敏　蒋沫怡）

030 卵巢交界性恶性肿瘤一例

病历摘要

患者，女，26岁，孕0产0，因"阴道不规则出血1个月"入院。患者月经规律，入院前1个月出现阴道不规则出血，淋漓不尽，伴下腹坠胀感及腹围增大，无尿频、尿急，无肛门坠胀感，无阴道不规则出血排液。口服葆宫止血颗粒、独一味胶囊5天后出血止。就诊于外院，B超提示盆腹腔见巨大囊实性包块，大小约34cm×14.8cm×9.0cm，形态规则，边界清，其内可见少量较厚分隔及多发密集细点样回声，囊壁可见多发实性回声，较大者大小约7.7cm×6.9cm×6.8cm，较大实性部分其内周边可探及血流信号，RI=0.48，PI=0.72。外院磁共振检查提示盆腹腔见巨大囊实性占位，考虑来源于左侧卵巢可能，囊腺瘤可能性大。消化道造影示胃食管反流，遂就诊于我科门诊。

【检查】子宫正常大小，子宫前上方可触及一囊性肿物，上达剑突下，无压痛。肿瘤标志物 CA199 794.20U/ml，CA125 95.70U/ml，行妇科B超提示子宫前上方见边界清楚的巨大以无回声为主的肿物，上级达剑突下，两侧达腋前线，内见厚分隔及多个低回声团，最大者大小约8.1cm×6.3cm，内探及丰富血流信号，RI=0.46，右侧卵巢可见，左侧卵巢未探及，提示：盆腔巨大囊实性肿物，考虑来源于左侧卵巢，癌症可能。

【入院诊断】诊断考虑卵巢巨大肿瘤（黏液性？交界性？恶性？）。

【治疗】术前充分向患者及其家属交代病情，完善术前准备，在全麻下行开腹探查术，术中见：盆腔少量腹水，盆腔巨大囊肿上达剑突下，充满盆腹腔，肿物来自左侧卵巢，呈多房，大部分囊性，部分实性约8cm×8cm×6cm，子宫正常大小，右侧附件外观正常。保护切口，于左侧卵巢表面做一荷包，抽吸出其内囊液约6000ml，待肿物缩小，将左侧附件提出体表，见卵巢无正常组织，均被肿瘤取代，决定行左侧附件切除术，术中送冰冻病理提示为卵巢交界性囊腺瘤，探查盆腔、腹腔、腹膜、大网膜、肠管、肝脾、横膈、结肠侧沟均未见异常，行大网膜、腹膜活检，手术顺利。术后石蜡病理回报：左侧卵巢交界性黏液性囊腺瘤，部分区域呈浆黏液性癌。输卵管管壁内及周围卵巢组织淋巴管内见广泛癌瘤侵犯。输卵管上皮未见显著变化。特殊染色：Vimentin（−）、CK（＋）、PAX8（−）、CDX−2（弱＋）、ER（−）、p53（＋）、CDX−2（弱＋）、ER（−）、PR（−）；CD31、CD34及D2−40显示癌瘤侵犯脉管，大网膜纤维脂肪组织内未见肿瘤。腹膜纤维组织内未见肿瘤。腹腔冲洗液可见少量明显异型细胞团，可疑为腺癌。诊断：左侧卵巢浆黏液性癌Ⅱa期。患者第一次手术后诊断左侧卵巢浆黏液性癌Ⅱa期，可能短期内复发转移，不应保留生育功能，应行再次全面分期手术。但患者26岁，且婚后1个月，孕0产0，有生育要求，恐患者无法接受该治疗方案。如选择化疗，可能在化疗期间，甚至化疗结束妊娠期间发生肿瘤复发转移。患者病情特殊，前往某医院病理科行病理会诊，诊断同我院；同时家属携带我院及某医院病理结果前往另一家医院会诊意见：患者目前考虑Ⅱa期卵巢浆黏液性癌，无法再保留生育功能，建议补充全面分期手术，全面分期手术后紫杉醇＋卡铂（TC）方案化疗6周期。患者经多方会诊，均考虑不应保留生育功能，向患者及其家属充分解释病情、手术风险及预后，患者及其家属表示了解病情，要求手术。经与患者沟通，行律师公证后并签署手术知情同意书。故于第一次手术 1 个月后行全子宫和右侧附件切除术 + 盆腔淋巴结切除术 + 腹主动脉旁淋巴结探查术 + 右侧骨盆漏斗韧带高位结扎术 + 大网膜切除术 + 阑尾切除术 + 肠粘连松解术。术后病理：右侧卵巢多发滤泡囊肿，输卵管未见显著变化。子宫内膜呈增生期改变。宫颈慢性炎。右髂总淋巴结 2/6 枚、右盆腔淋巴结 1/9 枚内见癌转移；左盆腔淋巴结 0/14 枚未见癌。大网膜纤维脂肪组织内见癌巢浸润，脉管内可见癌栓。慢性阑尾炎。术后诊断：左侧卵巢浆黏液性癌Ⅲa 2 期，术后行紫杉醇 240mg + 卡铂 500mg 方案化疗 3 个疗程，后因患者 CA125 82.8U/ml、CA199 403U/ml，较前明显升高，更换方案行多西他赛 240g + 卡铂 500mg 化疗 1 个疗程。化疗后 CA125 及 CA199 仍持续升高，CA125 升高至 312.20U/ml，CA199 升高至 1335.10U/ml。2018 年 3 月行 PET - CT 检查，检查结论：①全子宫和双侧附件切除术 + 大网膜切除术 + 阑尾切除术后，对比 2017 年 10 月 12 日本院 PET/CT：阴道残端增厚，FDG 代谢增高；左侧颈部Ⅳ区、左侧锁骨上区、纵隔（4R、4L 区）、腹膜后、腹腔内、双侧髂血管走行区、双侧盆壁多发淋巴结，FDG 代谢明显增高；腹膜、部分肠管浆膜多发结节状、条状增厚，FDG 代谢明显增高，盆腔腹膜为著；右侧胸膜可疑不规则增厚，部分 FDG 代谢稍增高；脐周腹壁软组织结节，局部与肠管分界不清，FDG 代谢增高；左侧锁骨肩峰端 FDG 代谢增高，同机 CT 局部密度稍增高；综上所述，考虑术区肿瘤复发，伴全身多发淋巴结转移，右侧胸膜、腹盆腔腹膜种植性转移，腹壁转移及左侧锁骨转移，建议治疗后复查。②双肺下叶小叶间隔增厚，未见 FDG 代谢异常；右肺中叶及左肺舌段少许索条影，未见 FDG 代谢异常；双肺多发小结节，部分 FDG 代谢增高；右侧胸腔积液，较前新发；以上，较前新发或增多，化疗后改变？建议治疗后复查胸部 CT，除外恶性病变。③颈部（双侧Ⅱ区、左侧Ⅲ区）多发小淋巴结，部分 FDG 代谢轻微，较前数量减少，摄取减低；余纵隔及右肺门小淋巴结，FDG 代谢轻度增高；以上建议动态观察除外淋巴结转移。④腹盆腔积液，较前新发；腹壁皮下条索状，FDG 代谢轻微，考虑术后改变。⑤余躯干及脑部 PET/CT 检查未见明显异常代谢征象，建议动态观察。就诊于外院行依托泊苷 0.14g（D1 ~ D3）+ 顺铂 40mg（D1）、30mg（D2 ~ D3）二线化疗 3 个周期。后失访，具体预后情况不详。

病例分析

卵巢交界性肿瘤（borderline ovarian tumors，BOT）是临床表现和组织形态学上都介于良恶性之间的一种卵巢上皮性肿瘤，占卵巢上皮性肿瘤的 10% ~ 20%。卵巢交界性恶性肿瘤虽然多数表现为恶性肿瘤的生物学特征，但不具侵袭性，预后较好，5 年生存率超过 80%。BOT 患者的发病年龄平均为 30 ~ 50 岁。由于患者较年轻，大部分患者希望保留生育功能。30% ~ 50% BOT 患者表现为腹围增加和下腹痛，也可表现为阴道不规则出血、月经不规律、不孕等症状，当肿瘤增大到一定程度，可出现尿频、尿急、气急等压迫症状。约 23% 患者无临床症状，多在妇科检查时偶然被发现。B 型超声对 BOT 的诊断有一定特异性的征象：①浆液性交界瘤，一般为单房或多个房隔，内壁上有 1 个或多个乳头，边界清；②黏液性交界瘤，肿瘤直径较大，为多房隔，有房隔增厚或有乳头，边界清；③混合性交界瘤，肿瘤大小不一，非纯囊性或囊性，肿瘤中有实性部分，边界清；④BOT 一般无腹腔积液或腹腔积液量少。如探测到房隔及乳头上有血流信号更有利于诊断，可同时联合阴道超声，其

笔记

探头更接近肿块，可提高检出率，有助于 BOT 的术前诊断，但仍有一定的局限性，诊断率总体性不高。CT、磁共振成像扫描用于 BOT 的诊断时可以更好地观察复杂的囊性包块，尤其囊壁具有分隔和附壁结节。磁共振弥散加权成像也可以用于 BOT 的术前诊断。研究表明，平均表观弥散系数可表现出良性、交界性、恶性卵巢肿瘤之间的区别，可提高对卵巢肿瘤性质的判断，但较少用于初选的检查。约 50% BOT 患者术前血清 CA125 及 CA199 水平升高，CA125 升高主要为浆液性肿瘤，CA199 是黏液性交界性肿瘤标志物。

治疗方式以手术为主，对于无生育要求的患者，建议行肿瘤细胞减灭术；行保留生育功能手术的患者，完成生育后仍应完成全面分期手术。盆腔淋巴结切除不能使患者获益，故指南不常规推荐。如组织病理学证实肿瘤有侵袭性生长，建议术后化疗，方案同低级别浆液性上皮性卵巢癌的化疗方案（紫杉醇＋顺铂/卡铂）。美国国家综合癌症网络（NCCN）指出：单侧肿瘤，任何期别均可行保留子宫和健侧附件的全面分期手术；双侧肿瘤，肿瘤剔除＋保留子宫的全面分期手术。对于 Ⅰ 期 BOT 患者，有意愿生育者可行保留生育功能的手术，对生存率无明显影响且术后妊娠率较理想。如果肉眼判断无病灶，一般不建议对对侧卵巢行活组织检查及楔形切除。对于部分 Ⅱ 期以上有意愿生育的年轻患者仍可行保留生育功能的手术，因为交界性肿瘤复发时仍为交界性肿瘤，不影响预后。

BOT 患者一般不建议术后行放化疗。2016 年 NCCN 指南推荐：对伴有浸润性种植的卵巢交界性肿瘤患者术后可行辅助化疗。研究显示，术后的辅助治疗或可延长无瘤生存期，但并不能提高患者的生存率。手术仍是复发患者的主要治疗方法。术式主要有肿瘤细胞减灭术及保守性手术。BOT 患者短期内复发往往是因首次治疗时漏诊了浸润性种植灶，需行化疗。晚期复发者可考虑行二次细胞减灭术，伴有浸润性种植时行辅助化疗。对于有生育意愿的患者，仍可以继续行保守性手术，术后妊娠仍理想，但应密切随访。BOT 即使在分期较高的患者中预后也较好，其复发时间晚，需要长期随访。

研究认为浆液性交界瘤与低级别的浆液性癌相关联，前者可以发展成后者，与非浆液性交界瘤为截然不同的两类肿瘤。目前认为浆液性卵巢交界性肿瘤患者预后影响因素有微乳头型、浸润性种植，而微浸润及淋巴结受累不改变预后。

📋 病例点评

（1）该患者盆腹腔巨大囊实性包块，伴附壁乳头，肿瘤实性区血流丰富，血流阻力低，肿瘤标志物 CA125 及 CA199 明显升高，卵巢交界性甚至恶性肿瘤可能性极大，有明确手术探查指征。

（2）该患者为年轻女性，术中冰冻提示卵巢交界性肿瘤，行附件切除术，保留患者生育功能是恰当的手术方式；但仍需警惕术中冰冻病理结果与术后石蜡病理结果不一致的情况，因此，充分的术前准备和病情交代是必要的。

（郝增平　金　影　郝　敏　蒋沫怡）

031 外阴肿物：圆韧带平滑肌瘤一例

病历摘要

患者，女，36 岁，孕 3 产 1，因"发现外阴肿物 1 年余"入院。患者既往月经规律，1 年前因前庭大腺脓肿于当地医院行前庭大腺脓肿切开引流术，术后切口处仍可触及一约 1cm × 1cm 肿物，肿物逐渐生长，半年前行苗家药浴减肥（具体药名不详）后，出现肿物生长迅速，影响行走，不伴有尿急、尿频、尿痛及阴道流血、流液等不适。

【妇科查体】右侧大阴唇可见约 9cm × 6cm × 6cm 囊实性组织（图 2 -25），无压痛，皮温不高，无红肿及破溃。

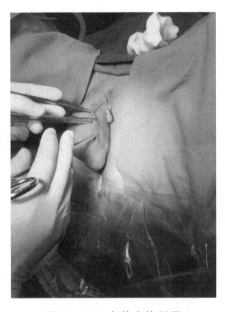

图 2 -25　术前查体所见

【辅助检查】浅表肿物彩超提示右侧大阴唇皮下可见 9.2cm × 5.2cm × 4.5cm 低回声团，边界清，不规则，其内可见血流信号，提示右外阴部皮下低回声团，脓肿伴机化？肿瘤标志物均正常。

【入院诊断】外阴肿物，前庭大腺脓肿切开引流术后。

【治疗】经充分术前准备后在硬膜外麻醉下行外阴肿物切除术＋外阴成形术，术中见外阴肿物位于右侧小阴唇，右侧小阴唇膨隆变形，于右侧小阴唇外侧纵行切开皮肤及肿物包膜，钝性分离肿瘤，发现其基底部位于圆韧带耻骨附着处，于基底部钳夹并切除肿物，用2－0可吸收线缝扎基底，修剪右侧大阴唇表面多余的皮肤，用2－0可吸收线间断"8"字缝合瘤腔基底，留置橡皮条引流，并用4－0可吸收线间断缝合右侧小阴唇外侧皮肤，手术顺利，术中出血少。肿物肉眼所见：大小约为13cm×9cm×6cm，切面呈均匀实性肌性结构（图2－26）。术后抗感染治疗，第2天完整拔除引流条1条，每日给予外阴冲洗，保持外阴清洁，患者外阴切口愈合良好。术后病理结果回报：梭形细胞构成之肿瘤，结合形态及免疫组化染色结果，诊

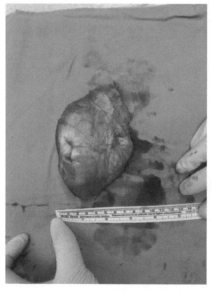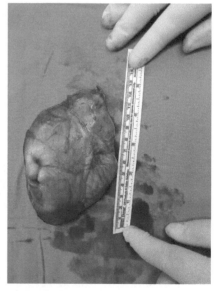

图2－26　术后肿物肉眼所见

断为平滑肌瘤。免疫组化：EMA（−），Actin（＋），Desmin（＋），S−100（−），β-catenin（膜＋），CD34（−），CD117（−），DOG−1（−）。术后诊断：右侧圆韧带平滑肌瘤。患者于术后 9 天顺利出院。

病例分析

　　腹外子宫圆韧带平滑肌瘤是发生于腹股沟管内、阴阜皮下的子宫圆韧带平滑肌瘤，在临床上多以腹外和阴阜下肿块进行诊断和治疗，相关报道较少，更鲜有影像学的报道。子宫圆韧带平滑肌瘤确切病因尚未明了。子宫圆韧带起自子宫体前面的上外侧、输卵管子宫端下方，在阔韧带覆盖下向前外侧弯行，向前达双侧骨盆，再穿过双侧腹股沟管散为纤维，止于阴阜和大阴唇皮下。子宫圆韧带平滑肌瘤是起源于自韧带内弥漫的平滑肌束和向平滑肌分化的间叶幼稚细胞，并带有雌激素和孕激素受体。圆韧带的平滑肌瘤与子宫平滑肌瘤的发病机制及转归相似，只是由于圆韧带特殊的生理结构而造成了过低的术前诊断率。子宫圆韧带平滑肌无黏膜下层，所以临床上主要表现为腹外及阴阜软组织肿块，且富有韧性，患者无疼痛、无月经量改变、无不孕及其他并发症。典型的腹外子宫圆韧带平滑肌瘤平扫显示阴阜皮下、腹股沟管内见圆形或椭圆形软组织影，边界清晰锐利，腹股沟管呈"＜＞"或"＞"扩大，而子宫大小、形态正常。根据其 CT 增强扫描的强化特点，再结合超声检查见下腹部及阴阜皮下见圆形或类圆形、均匀或不均匀低回声肿块影，或中强回声肿块影，边界清晰平滑肌瘤内见"旋涡状"或"编织状"回声，巨大平滑肌瘤内部旋涡状结构消失，呈液性低回声，即能做出明确的影像学诊断。腹腔内的子宫圆韧带平滑肌瘤在影像学上不具备特征性表现，难以与子宫体及子宫阔韧带的平滑肌瘤相鉴别。不典型腹外子宫圆韧带平滑肌瘤在影像学上还应与子宫圆韧带囊肿、腹股沟管斜疝、肿大腹股沟淋巴结等相鉴别：子宫圆韧带囊肿主要为圆韧带的囊性改变，平扫表现为等密度或低密度影，边界清晰，增强扫描表现囊内不强化，囊壁轻度强化；腹股沟管斜疝在临床上比较常见，为腹腔肠管经腹股沟管疝入阴阜下，腹股沟管也呈"＜＞"或"＞"扩大，但可见明显的肠管和肠系膜脂肪影；肿大腹股沟淋巴结表现为多个或"串珠样"软组织影，由于位于腹股沟管外，均易于鉴别。

病例点评

（1）因其发生率较低，发生于阴阜皮下的子宫圆韧带平滑肌瘤极易误诊，门诊亦多次出现误诊其为巴氏腺囊肿可能。因此，一旦发现患者阴阜部肿物，应警惕子宫圆韧带平滑肌瘤或圆韧带囊肿可能。

（2）一经诊断，手术切除是其有效的治疗措施。

（郝增平　金　影　郝　敏　蒋沫怡）

032 恶性中胚叶混合瘤一例

病历摘要

患者，女，55岁，孕1产0，因"绝经后阴道出血2次，诊刮病理提示子宫恶性肿瘤"入院。患者自然绝经1年后出现异常阴道出血，B超提示子宫内膜增厚约1.2cm，未治疗，3个月前再次出现阴道出血，量少，一天使用一片迷你卫生巾，就诊于我院妇科门诊，查体未见明显异常，彩超提示宫腔内高回声结节，大小约4.0cm×2.8cm×2.5cm，内见血流信号（图2-27），考虑"子宫内膜病变"，故于我院行宫腔镜检查+分段诊刮术，术中见宫颈管黏膜粉红，内有一直径0.5cm赘生物，宫腔深7cm，宫腔弥漫糟脆白色组织，触碰即脱落，用小刮勺刮宫1周，刮出较多糟脆组织送病理。术后病理回报：子宫颈管黏膜组织呈慢性炎（直径1cm），宫腔刮出物部分呈子宫内膜样癌结构，部分呈肉瘤样结构，免疫组化：CK（部分+），Vimentin（部分+），Ki-67（较多细胞+），CD10(-)，Actin（部分+），Desmin(-)。诊断为恶性中胚叶混合瘤。

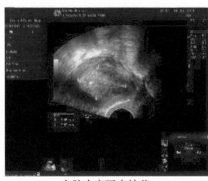
宫腔内高回声结节

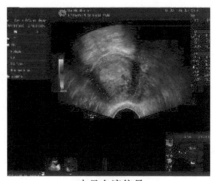
内见血流信号

图2-27 术前腹部B超影像

笔记

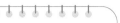

【妇科检查】外阴：发育正常，已婚型。阴道：通畅，少量血性分泌物。宫颈：光滑，萎缩，前穹隆消失。宫体：中位，未萎缩，质中，压痛（−）。附件：双侧附件区未及异常，无压痛。三合诊：骶主韧带未及增厚。辅助检查：肿瘤标志物 CA125、CA199、AFP、CEA 均正常。盆腔核磁：子宫呈前倾前屈位，子宫大小约 5.5cm×6.0cm×6.8cm（左右×前后×上下），子宫腔内见软组织肿块，最厚处约为 1.5cm，局限于子宫内，累及肌层 >1/2，未累及浆膜及宫颈；信号不均匀，增强扫描可见轻度延迟强化，盆腔内未见明确肿大淋巴结。腹腔 CT 平扫 + 增强提示：肝囊肿，胆囊、胰腺、脾脏及双肾未见明显异常，腹腔及腹膜后间隙未见肿大淋巴结。胸部 X 线未示明显异常。

【诊断】子宫恶性中胚叶混合瘤（Ⅰb 期)？

【治疗】患者绝经期女性，分段诊刮考虑子宫恶性中胚叶混合瘤，结合查体及 B 超，考虑为Ⅰb 期，手术指征明确，无手术及麻醉禁忌证，拟行开腹筋膜外全子宫 + 双侧附件切除术 + 盆腔及腹主动脉旁淋巴结清扫术 + 大网膜切除术。术中见：子宫增大如孕 6 周，前壁肌壁间向浆膜下生长肌瘤结节直径约 2cm，双侧输卵管卵巢外观正常，左侧附件与乙状结肠粘连，盆腔无腹水。术后病理回报：子宫恶性中胚叶混合瘤，癌瘤侵犯肌层小于 1/2，肿瘤累及右侧宫角，脉管内可见癌栓，肿瘤未累及宫颈内口。子宫体部肌壁间、浆膜下多发性平滑肌瘤。宫颈呈慢性炎，双侧卵巢、输卵管未见癌浸润。盆腔左侧淋巴结 15 枚、盆腔右侧淋巴结 12 枚均未见癌转移。腹主动脉旁淋巴结及大网膜均未见癌浸润。免疫组化：CK（部分 +），Vimentin（部分 +），S－100（−），Ki-67 约 40%，Actin（部分 +），Desmin（−）。腹腔冲洗液涂片：未见恶性细胞。术后诊断子宫恶性中胚叶混合瘤（Ia 期)。且脉管内可见癌栓，考虑恶性中胚叶混合瘤，病理类型差，术后预后不良，远期复发、转移可能性大，需术后追加放化疗，故给予术后异环磷酰胺 + 顺铂静脉化疗，共6次。术后定期监测未见异常。

病例分析

子宫恶性中胚叶混合瘤（malignant mixed mullerian tumors, MMMTs）又称恶性混合瘤或癌肉瘤，是一种罕见的含有上皮及间叶成分的恶性肿瘤，约占妇科恶性肿瘤的2%，恶性程度高，预后差，易复发或转移，5年存活率为24%~40%。MMMTs常发生于子宫，也可发现于输卵管、卵巢、阴道或腹膜，发病率低，主要发生于低产次绝经后妇女，但年龄范围广，国外发病平均年龄在60岁以上，国内报道多在50岁以上。临床表现缺乏特异性，主要和肿瘤发生部位关系密切，发生于子宫可表现为不规则阴道流血，月经紊乱，有时伴腹胀、腹痛，偶尔有碎片状软组织排出，和肿瘤生长迅速有关；发生于输卵管、卵巢或盆腔的可表现为盆腔包块，下腹痛，腹胀，有时伴阴道排液。MMMTs生长速度快，其上皮成分通常是内膜样腺癌，易出血，出血在 MRI T_1WI 比较敏感，表现为高信号；肉瘤成分最常见是间质肉瘤，常发生水肿、坏死或黏液样变性，间质肉瘤在 T_2WI 上比较敏感，表现为高信号；而肿瘤实质成分在 T_1WI 上为低信号，T_2WI 上为稍高信号，故肿瘤信号常不均匀。有学者认为子宫腔内出现膨胀性生长的肿块，T_2WI 高信号见条索状低信号及云絮状强化的 MRI 征象时，应考虑 MMMTs 可能。

恶性中胚叶混合瘤是较少见的恶性肿瘤，因其肿瘤成分多样性和复杂性易造成诊断困难，但其生物学行为高恶，患者预后极差，早期正确的病理诊断显得尤为重要。恶性中胚叶混合瘤主要由两种

笔记

成分构成，其中恶性上皮成分中常见的为子宫内膜样癌、浆液性癌、透明细胞癌和未分化癌等，恶性间叶成分根据间质组成成分不同，分为同源性或异源性，异源性是指出现正常情况下生殖道不具有的组织，如软骨肉瘤、子宫内膜间质肉瘤、纤维肉瘤或平滑肌肉瘤（与苗勒管系统同源），且同一肉瘤中可含单一或多种肉瘤成分。该病例主要成分为子宫内膜样癌及部分向平滑肌分化及软骨分化的肉瘤成分（图2-28，图2-29）。

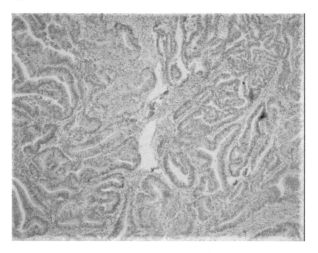

图2-28　中分化子宫内膜癌区域

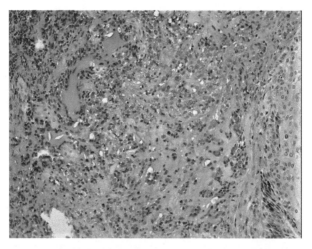

图2-29　肉瘤样区域，可见明显软骨样基质

关于恶性中胚叶混合瘤的组织发生仍有分歧。主要观点包括由原始中胚叶组织残留所致；直接由苗勒管衍化而来；由子宫内膜间质细胞化生，认为子宫内膜间质细胞与胚胎时中胚叶组织相似，有很强的分化潜能，可向上皮和不同的间叶组织分化。目前主要集中于两种学说；一种是多克隆学说，认为肿瘤来源于两种或更多的干细胞并同时向癌和肉瘤成分分化，即所谓的聚合学说；另一种是单克隆学说，认为肿瘤起源于一个多向分化潜能的干细胞可分别向上皮和间叶方向分化，即所谓的离散学说。该病例肉瘤成分中有波形蛋白（Vimentin）和角蛋白（CK）阳性表达呈双相性（图 2 -30，图 2 -31），因此，更倾向于肿瘤来自全能的中胚层细胞，有能力形成上皮和间叶的观点。

恶性中胚叶混合瘤主要与宫颈癌、子宫内膜癌、卵巢囊腺瘤或囊腺癌、卵巢转移癌、恶性生殖细胞瘤等鉴别。宫颈癌：MRI 信号较均匀，增强早期明显强化，晚期强化程度明显低于肌层，病灶进展相对缓慢。子宫内膜癌：内膜不规则增厚，信号较均匀，在 T_2WI 信号一般高于肌层，但低于正常的子宫内膜，动态增强可进一步提高子宫内膜癌和肌层的信号对比。卵巢囊腺瘤或囊腺癌：浆液性囊腺瘤多壁薄，单房或多房肿瘤，内充满浆液；黏液性囊腺瘤常见多房，较大；囊腺癌时呈厚而不规则的壁，厚的分隔，肿瘤壁结节或肿块，增强扫描示壁结节和分隔可见明显强化，晚期易发生网膜、腹膜转移，可产生大量腹水。卵巢转移癌：库肯勃瘤多见，常有消化系肿瘤病史或显示原发肿瘤，两侧卵巢受累多见。恶性生殖细胞瘤：内胚窦瘤多见，年轻女性好发，呈囊实性肿块，易发生绝经后出血，AFP 升高有助于诊断。

MMMTs 的标准术式为筋膜外全子宫 + 双侧附件切除术 + 盆腔及腹主动脉旁淋巴结清扫术 + 大网膜切除术。约 35% MMMTs 患者

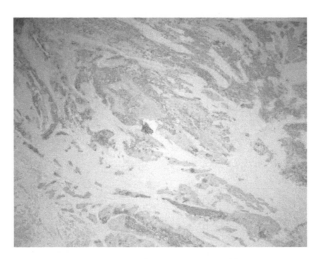

图 2 –30　肉瘤区域 CK 阳性

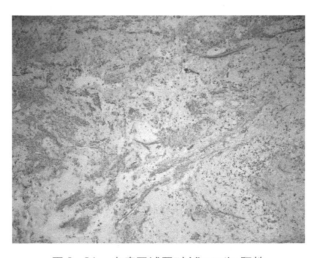

图 2 –31　肉瘤区域同时 Vimentin 阳性

确诊时已发生子宫以外的转移。为了预防或延缓局部复发或远处转移，手术后应常规给予化学治疗。目前尚无统一的化疗方案，一般认为 MMMTs 对异环磷酰胺、顺铂、紫杉醇较敏感。

病例点评

（1）围绝经期妇女出现阴道异常出血，腹胀或腹痛时，除考虑子宫内膜病变及宫颈病变外，需警惕子宫肉瘤可能，MRI 有助于术前诊断，恶性中胚叶混合瘤其腔内膨胀性的巨大肿块和相对较轻的肌层浸润，与单纯子宫内膜癌有所不同。诊断性刮宫可进一步明确诊断。

（2）有研究报道早期癌肉瘤淋巴结转移率高达 30%，因此，淋巴结清扫术必不可少。同时，约 35% MMMTs 患者确诊时已发生子宫以外的转移，因此，为了预防或延缓局部复发或远处转移，手术后应常规给予化学治疗。

（郝增平　金　影　郝　敏　蒋沫怡　魏雪静）

033 卵巢类癌神经内分泌肿瘤一例

病历摘要

患者，女，45 岁，因"便秘 3 年，CT 发现左侧卵巢肿物 30 天余"于 2018 年 6 月 19 日入院，既往月经规律，7 天/28 ~ 30 天，量中，无痛经，末次月经 2018 年 6 月 8 日。患者便秘 3 年，30 天前因便秘于外院行 CT 检查，提示盆腔左侧占位，大小约 9.6cm × 6.3cm，其内可见脂肪、囊性及软组织密度影。25 天前于我院门诊就诊，查体左侧附件可触及直径 10cm 囊实性肿物，活动度好，行妇科 B 超左侧附件区见实性为主的囊实性占位，大小 8.9cm × 8.3cm × 5.7cm，边界清，形态规则。发病以来，无腹痛、发热及月经周期改变等不适，考虑"左侧卵巢畸胎瘤？"收入院。

【既往史】2015 年开始便秘，大便 1 周 1 次，2016 年因便秘于外院行"直肠前突术"，具体不详，术后便秘未缓解。孕 3 产 1，1998 年剖宫产一女婴，1998 年、1999 年人工流产各一次，宫内节育器避孕 7 年。

【入院查体】外阴：已婚型。阴道：通畅，未见明显分泌物。宫颈：光滑，触血（-）。子宫：后位，常大，活动可，压痛（-）。附件：子宫左前方可触及一直径约 10cm 囊实性肿物，活动可，压痛（-），右侧附件区未触及异常。

【辅助检查】2018 年 5 月 21 日 CT 检查提示盆腔左侧占位大小约 9.6cm × 6.3cm，可见脂肪、囊性及软组织密度影，考虑左侧附件来源，畸胎瘤可能。2018 年 5 月 25 日妇科超声提示子宫前位，大小为 4.7cm × 4.4cm × 4.2cm，肌层回声不均，宫腔居中，内膜厚

0.7cm，宫内节育器距宫底 2.6cm，左侧附件区可见以实性为主的囊实性占位，大小约 8.9cm×8.3cm×5.7cm，边界尚清，形态规则，实性区可见点状血流信号，左侧附件囊实性占位，宫内节育器下移。CA125、CA199、CEA、AFP 均正常。

【入院诊断】左侧卵巢畸胎瘤？左侧卵巢交界性肿瘤待除外、左侧卵巢恶性肿瘤待除外、宫内节育器（下移）、剖宫产术史、直肠前突术史。

【治疗】入院后行腹腔镜检查术＋左侧附件切除术＋取环术，术中见左侧卵巢被一直径 8.0cm 肿物替代，以囊实性、实性为主，表面见血管丰富，无破溃，留取腹腔冲洗液送细胞学检查，完整切除左侧附件置入标本袋后切开阴道后穹隆完整取出。剖开标本见多个小囊腔，有油脂及少量毛发，大量实性组织，质韧，不糟脆，取实性组织送术中冰冻病理检查，病理报告为左侧附件纤维平滑肌组织内见多发巢状小圆细胞，细胞有异型性，待除外性索-间质来源肿瘤，最终待石蜡及免疫组化检查。向患者的家属交代病情，家属表示理解，并且要求待最终病理结果回报后决定下一步治疗。术后石蜡病理：左侧卵巢肿物纤维组织内见异型细胞巢弥漫性浸润，灶性区域见被覆柱状上皮及黏液上皮之腺管结构；免疫组织化学染色（#4，#5）：Syn（＋），CgA（部分＋），CD56（＋），Inhibin（－），Calretin（－），CEA（－），Actin（－），ER（－），PR（－），CD99（灶性＋），WT-1（－），CK7（－），S-100（－），Desmin（－），CK（＋），CD34（－），Vimentin（＋），EMA（弱＋），Ki-67≤2%，TTF-1（－）；组织化学染色（#4，#5）：EVG 和 EVG-HE（－）；结合形态和手术所见，诊断为来源于畸胎瘤的类癌（神经内分泌肿瘤）。腹腔冲洗液涂片：查见增生的间皮细胞，未见肿瘤细胞。出院诊断：左侧卵巢类癌。患者术后便秘完全消失，大便 1 次/日，

笔记

考虑卵巢类癌可能，其属于卵巢恶性肿瘤，术后 1 个月于 2018 年 7 月 16 日再次入院行二次手术。行腹腔镜下全子宫 + 右侧附件切除 + 盆腔及腹主动脉旁淋巴结切除 + 大网膜切除 + 盆腔粘连松解术。术后病理全子宫及右侧附件：子宫前壁局限性腺肌瘤，子宫内膜增生期改变，宫颈组织呈慢性炎，双侧输卵管未见显著变化，大网膜脂肪组织内未见肿瘤浸润，淋巴结共 27 枚，均未见肿瘤浸润。出院诊断：左侧卵巢类癌ⅠA 期。

病例分析

1. 治疗难点及注意事项

类癌是一种起源于神经内分泌细胞的恶性肿瘤，可发生于多个器官，多见于胃肠道、胆道、阑尾及支气管，原发性卵巢类癌非常罕见，占所有类癌的 0.5% ~ 1.7%，在卵巢恶性肿瘤中发病率 < 0.1%。根据 2014 版 WHO 女性生殖系统肿瘤分类标准，卵巢原发性类癌属于单胚层畸胎瘤，按组成成分分为类癌（岛状型类癌、梁状型类癌、岛状及梁状混合型类癌）、黏液性类癌及甲状腺肿性类癌。卵巢原发性类癌很少以单纯类癌的形式出现，多与卵巢黏液性囊腺瘤及畸胎瘤等一种或多种类型并存，据文献报道约 > 85% 的卵巢原发类癌伴有其他畸胎瘤成分，偶见黏液性囊腺瘤或 Brenner 瘤样移行细胞巢等成分，仅 10% ~ 15% 为单纯类癌。

卵巢类癌发病年龄为 14 ~ 79 岁，平均 53 岁，绝经期或绝经后女性居多。卵巢原发类癌生长缓慢，大多数患者无明显症状，常为偶然发现盆腔包块而就诊，亦有 1/3 患者可表现为类癌综合征，主要表现为面部潮红、肺动脉瓣异常、心瓣膜病及心力衰竭，当出现类癌综合征时，及时手术及化疗效果很好。Logoudianakis 等人认为，当岛状型类癌直径 > 10cm 时，发生类癌综合征的概率会增加。少数患者以顽固性便秘为主诉，这是由于肿瘤细胞产生的 YY 肽抑制肠运动，患者往往首诊于消化科，医生多给予对症治疗，但常规治疗通常无效，当便秘症状逐渐加重，直至盆腔包块明显增大才得以发现。此患者因便秘首诊于外科，进行手术后便秘未能缓解，再次因便秘就诊行 CT 检查时发现卵巢肿瘤，符合该肿瘤少见的严重便秘症状，切除卵巢肿瘤后随访，便秘症状完全消失。

卵巢原发性类癌不论其类型及组织学亚型，免疫组织化学均表达类癌共同的神经内分泌肿瘤标志物，如突触素、NSE、CgA、CD56 等。明确了类癌的诊断后，需区分是原发性类癌还是转移性类癌，转移性类癌呈侵袭性生长，预后较前者差。神经内分泌肿瘤主要发生于胃肠道（73.7%）及呼吸道系统（25.1%），故诊断卵巢原发性类癌时先要除外转移。原发性类癌多为单侧肿瘤，切面均匀一致，而转移性类癌多为双侧肿瘤，切面多结节状，如果伴有畸胎瘤成分则能证明为原发性。有文献报道，其具体诊断标准为：①既往没有卵巢类癌诊断病史；②肿物呈单结节生长；③无卵巢外其他部位的类癌证据；④发病后半年内未出现卵巢外类癌的迹象。该患者的全身检查、实验室检查及后续随访排除了转移性类癌的诊断。该患者 B 超及 CT 均提示"可疑畸胎瘤"，肿瘤标志物正常，无其他不适症状，术中切除后体外剖检卵巢肿瘤内见油脂和毛发，肉眼与畸胎瘤鉴别较困难，确诊需依靠术后病理结果。

2. 治疗

对于卵巢原发性类癌，无论是单纯类癌还是畸胎瘤的一部分，均预后良好。据文献报道 90% 以上的肿瘤局限于一侧卵巢（Ⅰ期），进展期或晚期病例（Ⅱ~Ⅳ期）很少见，但该肿瘤有晚复发的特性，与上皮性卵巢癌类似，以扩散方式复发，因此，手术为首选治疗方式。早期预后好，10 年生存率为 100%，15 年生存率约 80%。因此，对于年轻患者，肿瘤包膜完整、对侧卵巢正常且无其他转移病灶者，可仅行患侧附件切除；年龄较大、不需保留生育功能者可行全子宫及双侧附件切除术，或肿瘤细胞减灭术。该患者 45 岁女性，因无生育要求，按照卵巢恶性肿瘤规范进行了全面的分期手术，腹腔镜下全子宫 + 右侧附件切除 + 盆腔及腹主动脉旁淋巴结切除 + 大网膜切除。原发卵巢类癌为低度恶性肿瘤，对放、化疗均不敏感，因此，一些晚期患者术后不必予以化疗，密切随诊为宜。原发卵巢类癌并发有畸胎瘤成分时不会影响预后，而并发类癌心脏病可导致预后恶化。晚期患者预后差，5 年生存率仅为 33%，中位生存时间为 1 ~ 2 年。少数患者有远期复发，因此，需长期随访。

🏥 病例点评

（1）原发性卵巢类癌非常罕见，多发生于绝经期前后。其中类癌分岛状型、梁状型、岛状及梁状混合型。

（2）约 13% 类癌患者可出现类癌综合征：皮肤潮红、腹痛、腹泻、类癌性心脏病、毛细血管扩张、支气管痉挛等。肿瘤的大小与类癌综合征的发生成正相关，有类癌综合征的患者转移可能性较高。有些患者可出现便秘症状。临床上大多数患者并无这些症状。

（3）临床上缺乏典型的症状和体征，影像学特点多与畸胎瘤相似，术前难以鉴别，术中需要仔细剖检标本。该病例术中剖检时，见到油脂和毛发，但肿瘤的实性部分比例与畸胎瘤的成分不一致，送冰冻检查后发现肿瘤的性质待定。手术中与家属沟通后，选择了石蜡切片回报后再行二次手术的方案。

（4）卵巢类癌患者需要警惕其他系统转移来源，故需要全身检查除外其他系统原发类癌的可能。

（贺昕红　蔡晓辉　郑一顿）

034. 残角子宫妊娠一例

病历摘要

患者，女，28 岁，孕 1 产 0，因"停经 49 天，超声检查提示异位妊娠 1 天"于 2014 年 11 月 28 日入院。既往月经规律，6 天/30 天，末次月经为 2014 年 10 月 10 日，患者 16 天前自测尿 hCG 阳性。

【辅助检查】于我院就诊当日行超声提示子宫宫体 4.9cm×4.7cm×4.0cm，宫腔暗区 1.1cm，紧贴子宫左宫角见低回声占位，大小 3.6cm×3.3cm×3.0cm，内见胎囊、胎芽及胎心搏动，无腹痛等不适。2013 年外院超声提示可疑子宫畸形（单角子宫并残角子宫）？入院查体生命体征平稳，外阴及阴道检查未见异常，宫颈光滑，无宫颈举痛及摇摆痛，子宫前位、饱满、质中、活动好、无压痛，左侧附件区增厚，未触及边界清楚包块，无压痛，右侧附件区未触及异常。血 hCG 14 510mIU/ml（2014 年 11 月 24 日）、44 860mIU/ml（2014 年 12 月 1 日）。妇科彩超：子宫体大小约 5.4cm×5.0cm×4.5cm，宫底内膜呈柱样改变，内膜厚约 2.2cm，另于左侧见一子宫样回声，大小约 4.7cm×3.4cm×3.7cm，其内可见胎囊，大小约 2.5cm×2.1cm×2.5cm，胎芽长约 1.1cm，见胎心搏动，宫颈未见异常；左侧附件区：左侧卵巢见无回声占位，大小约 3.0cm×2.4cm，周边见环状血流信号，右侧附件未见异常占位，提示右侧单角子宫合并左侧残角子宫不除外，可疑残角子宫妊娠，左侧卵巢黄体囊肿。

【入院诊断】残角子宫妊娠，子宫畸形；单角子宫合并残角子宫。

【诊疗】入院完善泌尿系统超声未见异常。后行腹腔镜检查，术中见：子宫畸形，右侧为单角子宫，饱满，右侧输卵管卵巢与右侧单角子宫相连，未见异常，左侧子宫为残角子宫，直径5.0cm，呈紫蓝色，表面布满血管，左侧输卵管卵巢与残角子宫相连，左侧卵巢外观正常（图2-32）。行左侧残角子宫及左侧输卵管切除术，术中出血200ml。术中剖视残角子宫内可见绒毛。术后恢复好，术后第5天血hCG降至2175mIU/ml，如期出院。

【出院诊断】残角子宫妊娠，子宫畸形：单角子宫合并残角子宫。

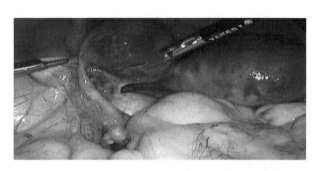

图2-32　单角子宫合并残角子宫，残角子宫妊娠

病例分析

苗勒管侧方融合障碍是一类常见的女性生殖器官发育畸形。两条苗勒管未能在中央正常融合，其中一条发育不良，发育大者为单角子宫，而发育不佳的苗勒管最终成为残角子宫，74%~90%的单角子宫均伴有残角子宫。根据残角子宫是否存在，子宫内膜覆盖的宫腔进一步分为功能性与非功能性的残角子宫；依据残角子宫是否与单角子宫宫腔相通，分为交通性与非交通性两类。根据残角子宫

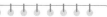 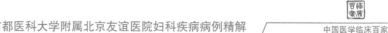

的解剖形态，以及残角子宫是否具有功能性子宫内膜，1998 年美国生殖医学会对副中肾管发育异常进行了分型，单角子宫属于Ⅱ类副中肾管异常，又分为 a、b、c、d 4 个亚型。Ⅱa 型，残角子宫有宫腔，有功能性子宫内膜，无宫颈，并与对侧单角子宫相通；Ⅱb 型，残角子宫有宫腔，有功能性子宫内膜，无宫颈，但与单角子宫不相通，仅以纤维带相连；Ⅱc 型，残角子宫无宫腔，不含功能性子宫内膜，无宫颈，与单角子宫不相通；Ⅱd 型，仅一单角子宫，无残角子宫。约 1/4 伴有残角子宫的单角子宫是功能性非交通性残角子宫，该患者残角子宫有宫腔，无宫颈，有功能性内膜，且与对侧单角子宫不相通，属于Ⅱb 型，此型最常出现各类并发症，如残角子宫内膜异位症、残角子宫腺肌病及残角子宫妊娠等。其中罕见而严重的并发症就是残角子宫妊娠（rudimentary horn pregnancy，RHP）。Heinonen 认为其妊娠机制可能为单角子宫侧输卵管内的受精卵着床在单角子宫腔，也可经腹腔游走，通过残角子宫侧的输卵管进入残角子宫腔内发育；或精子通过单角的输卵管进入腹腔，与残角子宫侧的卵巢排出的卵子结合形成受精卵，再通过残角子宫的输卵管进入残角子宫腔内发育。在Ⅱa 型，受精卵可进入与单角子宫相通的残角子宫腔内，或精子自单角子宫相通的管腔进入残角子宫的输卵管，再与残角子宫侧卵巢排出的卵子结合。由此可见，Ⅱa、Ⅱb 型受精卵可着床于单角子宫腔、单角子宫侧输卵管、残角子宫腔及残角子宫侧输卵管；Ⅱc 型受精卵可着床于单角子宫腔、单角子宫侧输卵管及残角子宫侧输卵管，Ⅱd 型受精卵可着床于单角子宫腔及单角子宫侧输卵管。RHP 属于异位妊娠，发病率为 1/75000 ～ 1/14000，起病隐匿，45% ～ 50% 患者缺乏临床症状，在症状出现前就被诊断的患者仅约 8%。在有症状的患者中，腹痛最常见，可以发生于各个孕周，也可伴有其他症状如阴道出血、恶心、呕吐，甚至出现休克。由于残角子宫本身的结构缺陷，其增长速度不能与妊娠物的增长相匹配，残角子宫膨胀和牵拉导致下腹部间歇性的隐痛或紧张感；如果张力过大，可能导致子宫肌层的撕裂，从而诱发剧烈的、持续性的绞痛或撕裂痛，随着腹腔内出血增多可出现恶心、呕吐及头晕，甚至休克。若患者出现内出血且血液积聚在直肠子宫陷凹，则可出现子宫颈举痛、摇摆痛和后穹隆饱满感。早孕期 RHP 患者在双合诊时，可触及一似附件区包块的突出物自宫角处向外延伸，称为 Baartde la Faille 征；妊娠的残角子宫随妊娠不断增大，将单角子宫宫底推向对侧，这种体征表现称为 Ruge Simon 征，需临床医生有丰富的妇科检查经验才能探及这两种征象。该患者既往孕前超声即发现子宫畸形，大大提高了此次残角子宫妊娠诊断的准确性。入院前 16 天自测尿 hCG 阳性，未能及时行超声检查，说明患者对单角子宫合并残角子宫畸形不了解，对妊娠后可能出现的并发症更是没有足够认知。残角子宫破裂是 RHP 最严重的并发症，一旦破裂，后果极其严重。70%~80% 的破裂发生于孕 20 周前，但仍有 10% 的 RHP 患者可妊娠至足月，不足 2% 的 RHP 胎儿能够活产。RHP 破裂与残角子宫的发育程度、肌层厚薄、延展性及胎盘组织的侵蚀情况等密切相关，因此，个体化地预测破裂非常困难。残角子宫表面可能存在裸露、畸形的血管，妊娠时血管怒张，也易发生破裂而造成大出血。

超声对 RHP 诊断的敏感性仅 26% 左右，随着妊娠的进展，敏感性进一步下降，无症状的孕妇超声检查时仅有 8% 的 RHP 获得了诊断。这更强调了孕早期及孕中期是 RHP 重要的诊断时机，因为此时子宫外形轮廓、结构性畸形，以及毗邻结构易被识别。因为超声检查对于 RHP 诊断敏感性的限制，最好在妊娠前检出子宫结构畸形的女性，妊娠后应进行细致的检查以确定妊娠部位。关于 RHP

笔记

的超声诊断标准，Tsafrir 等人提出以下 4 个超声学表现作为参考：①不对称的双角子宫；②孕囊外见子宫肌层包裹；③包裹孕囊的肌层缺乏与子宫颈的连续性；④胎盘植入肌层伴血管增生。虽然有上述超声诊断标准，RHP 仍然容易与输卵管妊娠、宫角妊娠或腹腔妊娠等其他异位妊娠混淆误诊。输卵管妊娠者难以在 B 超下见到完整的孕囊外肌层结构，腹腔妊娠则表现出具有完整胎盘界限的宫外妊娠组织。生理盐水灌注超声作为一种新的超声诊断形式，既经济又能提供较好的 RHP 诊断准确性。MRI 对于苗勒管畸形的诊断有独特的优势，能够清晰地显示出子宫内部和外部结构，并且可进行三维重建，对于子宫结构畸形的诊断准确率可达 98% ~ 100%，几乎成为这类疾病诊断的"金标准"。因此，MRI 检查是对超声检查重要且有价值的补充。

由于 RHP 的危险性，一旦诊断必须尽快干预。有文献报道可以使用与输卵管妊娠时类似剂量的 MTX 保守治疗。Kanno 等人提出了以下条件可作为 MTX 保守治疗的参考：①病情平稳，无破裂征象；②无法评估切除妊娠状态的残角子宫的安全性；③切除残角子宫可能影响患者后续的生育能力；④再次被充分告知危险性后患者仍然拒绝切除妊娠状态的残角子宫。关于甲氨蝶呤（MTX），目前病例数少，尚缺乏公认的规范来指导 MTX 在 RHP 患者中的合理使用。对于未检测到胎心的 RHP，患者被充分告知利弊，医院具有急诊手术的条件，MTX 的保守处理或术前预处理可以尝试，毕竟妊娠状态下手术出血风险更高。对于个别已发生 RHP 流产、医院具备随时急诊手术条件的患者，期待治疗也是一种处理方法。手术治疗是 RHP 最可靠的治疗方法，RHP 仅有 22% ~ 29% 能在术前明确诊断，手术本身既可明确诊断又可同时进一步治疗，术中切除残角子宫及其妊娠内容物。由于急诊情况、妊娠子宫体积较大及误诊等因

笔记

素的影响，绝大多数 RHP 患者选用开腹手术，但腹腔镜手术在一些病例中也是可行的，孕早期的 RHP 应首选腹腔镜来完成。大多数文献报道切除妊娠物的同时切除残角子宫及同侧输卵管，可避免再次 RHP、输卵管妊娠及继发子宫内膜异位症的风险。考虑到 RHP 的潜在危险性，对于非孕妇女检查发现残角子宫时提倡预防性腹腔镜下的残角子宫切除，若患者拒绝，则应充分告知残角子宫相关的各种风险。不对称性生殖道畸形的患者合并同侧肾脏、输尿管畸形发生率较高，为 22.49%，对称性生殖道畸形患者合并泌尿系统畸形发生率极低，为 0.35%。RHP 作为一种不对称性生殖道畸形常合并泌尿系统畸形，因此，手术过程中需格外注意避免损伤输尿管。另外，经血逆流导致的炎症或子宫内膜异位症会加重盆腹腔的粘连，术中需注意解剖层次，小心分离，避免周围脏器损伤。关于残角子宫切除后单角子宫的妊娠，有研究提示单角子宫本身的妊娠率约为 43.7%，结合手术后导致的子宫损伤及盆腔粘连，这一情况的妊娠结局可能并不理想。该患者行腹腔镜下残角子宫及同侧输卵管切除，术中出血 200ml，较切除输卵管妊娠出血多，术后避孕 2 年后自然受孕，于 2017 年 12 月剖宫产一健康活婴。

🩺 病例点评

（1）RHP 非常罕见，发病率低于腹腔妊娠，术前难以确诊，一旦确诊或者高度可疑应尽快干预。

（2）对于个别已发生 RHP 流产、具备随时急诊手术条件的患者，严格把控适应证，也可选择期待治疗。目前手术治疗为 RHP 的首选治疗方案，早孕期的 RHP 应优先选用腹腔镜来完成。切除妊娠状态下残角子宫的手术方法与非孕状态下是一致的，但是妊娠

笔记

时更易出血，尤其是单角子宫与残角子宫的宽基底肌性融合在分离和止血时对术者的挑战很大。RHP 切除手术中需格外注意避免输尿管损伤，一方面，部分患者的泌尿系统结构发育异常，与正常解剖有别；另一方面，经血逆流导致的炎症或子宫内膜异位症（内异症）会加重盆腔、腹腔的粘连，增加周围脏器损伤的风险。

（3）关于残角子宫切除术后单角子宫的再次妊娠问题备受关注。该患者已婚未生育，因此，切除残角子宫术后单角子宫再次妊娠可能面临困难。目前少有大规模研究报道，但有统计提示，单角子宫本身的妊娠率约为 43.7%，结合手术造成的子宫损伤及盆腔粘连，对于自然受孕率及妊娠结局均有待观察及总结。该患者自然受孕，剖宫产获得一健康婴儿，结局良好。

（贺昕红　蔡晓辉　郑一顿）

035 特殊部位皮样囊肿一例

病历摘要

患者，女，28 岁，因"发热伴下腹坠胀 1 天"于 2017 年 5 月 13 日入院。患者既往月经规律，7 天/30 天，痛经（－），末次月经 2017 年 4 月 28 日，1 天前无明显诱因出现发热，体温最高达 39.5℃，伴有下腹坠胀感、肛门坠胀感，半天前就诊于我院急诊，肛查子宫后方可触及一包块，压痛（＋），血常规＋C 反应蛋白：白细胞 18.21×10⁹/L，中性粒细胞百分比 88.7%，C 反应蛋白 74mg/L。妇科彩超提示：子宫后方见多发囊性占位，子宫内膜异位囊肿。盆腔 CT 平扫＋增强提示：左侧附件区异常密度影，囊腺瘤可能，周围脂肪间隙模糊，液体积聚，合并感染可能。阑尾区彩超：可见低回声区，范围约 4.4cm×1.5cm，内见血流信号及多发囊性回声。请普外科会诊，不考虑"急性阑尾炎"，考虑急性盆腔炎可能，先给予注射用亚胺培南西司他丁钠对症抗感染治疗，后经妇科专家会诊，考虑"卵巢囊肿继发感染？"收入院。

【既往史】2013 年因"月经紊乱"就诊于当地医院，彩超提示"卵巢囊肿（患侧不详），直径约 4.0cm×6.0cm"，后期未定期复查；2017 年 4 月于外院诊断为"外阴湿疹"，同时行"阴道口粘连分离术"，具体不详。未婚有性生活，孕 0 产 0。

【入院查体】体温 38.7℃，脉搏 100 次/分，呼吸 25 次/分，血压 110/70mmHg，一般状况可，心肺无异常，腹软，左下腹压痛，无反跳痛及肌紧张、双下肢无水肿。妇科检查见外阴：未产型，外阴大小阴唇可见弥漫性红肿，充血，呈湿疹样改变。阴道：少量白色分泌物，无异味。宫颈：举痛（－）。宫体：前位，正常大小，压痛（－）。附件：子宫左后方可触及直径约 7cm 的囊性肿物，边界尚清，活动差，压痛（＋），右侧附件未触及异常。后穹隆穿刺抽出淡黄色清亮液体约 3ml，无臭味。送菌培养及药敏未见异常。妇科B 超（2017 年 5 月 12 日，我院）：子宫前位，大小正常，内膜厚约 0.6cm，宫颈未及异常占位，子宫后方呈密集点样回声的囊性占位，大小约 8.4cm×7.4cm×5.7cm，囊内可见树枝样分隔，隔上未见明确血流信号，双卵巢显示清晰；提示子宫内膜异位囊肿？阑尾彩超（2017 年 5 月 12 日，我院）：可见低回声区，范围约 4.4cm×1.5cm，内见血流信号及多发囊性回声，CA125、CA199、CEA、AFP 均正常。盆腔 CT：左侧附件区可见一囊性低密度影，横断面大小约 7.7cm×6.6cm，病变边缘和分隔强化，周围脂肪间隙模糊，可见液性渗出影，子宫肌壁间动脉期可见多发类圆形较低密度影。考虑囊性病变合并感染可能性大，其周围多发渗出影，考虑炎症。

【入院诊断】左侧卵巢囊肿继发感染？左侧卵巢囊肿扭转伴坏死？外阴湿疹，子宫多发肌瘤，肝功能异常，阴道口粘连分离术后，左肾囊肿。

【诊疗】入院后给予亚胺培南西司他丁钠 500mg，8 小时一次静脉点滴抗感染治疗。复查妇科彩超：子宫前位，大小正常，内膜 0.6cm，左侧卵巢大小为 3.5cm×1.6cm，右侧卵巢大小为 3.8cm× 2.6cm，子宫后方偏左见边界清楚的无回声肿物，大小为 8.5cm× 7.9cm×5.8cm，内见网格分隔及密集点状低回声，未探及血流信号。盆腔 MRI：盆腔内于子宫直肠窝及其上方可见椭圆形异常信号，约 7.8cm×6.0cm×7.6cm（上下径×前后径×左右径），在 T_1WI 上信号接近于肌肉，在 T_2WI 上呈明显高信号，壁较厚，内可

见多发线状分隔影；病变主体未见强化；囊壁及线状分隔在 DWI
呈高信号，ADC 呈低信号，增强后可见动脉期及延迟强化。其右上
方另可见约 2.2cm×2.0cm 的类似信号影。子宫受压移位。病变周
围脂肪间隙内可见多发斑片状压脂高信号。子宫受压前移，基本形
态尚可，肌壁见未见明显异常信号，周围脂肪间隙内可见多发条片
状压脂高信号。膀胱充盈一般，壁不厚，腔内未见异常信号。双侧
腹股沟区可见多发小淋巴结。扫描范围内的骨质结构未见信号异
常。考虑囊性病变合并感染可能性大，其周围多发渗出影，考虑炎
症。2017 年 5 月 14 日行腹腔镜探查术，术中见子宫、双侧输卵管
及卵巢外观形态均正常，乙状结肠旁可见直径约 8cm 囊性占位的顶
部，表面有腹膜覆盖，与肠管界限不清，盆腔内未见腹水，请外科
医生台上会诊，考虑盆腔囊性占位性质不明，后腹膜来源可能性
大。建议转入外科完善胃肠镜检查后择期手术治疗。术后第 1 天转
入外科，肛诊：膝胸位，肛缘皮肤正常，肛门括约肌紧张度适中，
未触及肿物，指套无染血。子宫右后方可触及包块，压痛（＋）。肠
镜：钩拉法循腔进镜至横结肠，阻力极大，患者疼痛难以耐受，退
镜。所见横结肠、降结肠、乙状结肠黏膜光滑，血管纹理清。直肠
距肛门 5cm 处见大小约 4cm×3cm 隆起，表面黏膜光滑，呈蓝色，
有搏动感。期间仍给予亚胺培南西司他丁钠 500mg，8 小时一次静
脉点滴抗感染治疗，2018 年 5 月 19 日体温正常，血常规正常，抗
生素降级为注射用头孢哌酮钠舒巴坦钠，于 2018 年 5 月 22 日行剖
腹探查＋盆腔肿物切除术：探查腹盆腔内无腹水，腹膜无转移结
节，肝脏颜色大小正常，未触及肿物，缘锐。胃、十二指肠及脾未
见异常。小肠未见异常，结肠系膜及根部未见肿大淋巴结。盆腔内
可见一肿物，位于骶骨与直肠之间，子宫后方，乙状结肠内侧，将
乙状结肠推向左侧盆壁，肿物与直肠系膜关系密切，包膜尚完整，

笔记

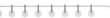
质中，呈囊性，张力较大。遂决定行盆腔肿物切除术。双侧输尿管
直肠及阴道后壁，肿物骶骨之间可完全游离，但与直肠后壁及左侧
盆壁粘连紧密。应用注射器抽取 40ml 肿物内液体，呈黄色混浊，
送细菌培养及肿瘤细胞学检查。7 号丝线缝合穿刺点，肿物减压后，
游离其与直肠系膜之间粘连，并打开左侧部分腹膜返折后，将其完
整切除，约 8cm×7cm×6cm 大小。直肠后壁部分浆肌层破损，应
用 3－0 可吸收线修补破损肠壁。检查直肠系膜，可见另一囊性肿
物，约 2cm×1.5cm×1cm 大小，将其完整切除并单独送检。术后
给予头孢哌酮钠舒巴坦钠（舒普深）抗感染治疗，5 天好转出院。
术后病理结果：（盆腔肿物）可见大量中性粒细胞，部分巨噬细胞
伴退变，未见肿瘤。（盆腔肿物）纤维脂肪组织构成之囊肿（7cm×
6cm×5cm），未见内衬上皮，囊壁内见多量胆固醇结晶、急慢性炎
细胞浸润及个别子宫内膜样腺体，囊腔内大部分纤维素出血及急性
炎性渗出。（直肠系膜结节）纤维脂肪组织构成的结节（3cm×
3.2cm×1cm）中央出血、纤维素渗出及脓肿形成。

【出院诊断】盆腔皮样囊肿继发感染。

病例分析

　　皮样囊肿起源于胚胎早期的外胚层，是胚胎期偏离原位的皮肤
细胞原基而发生的先天性囊肿，是错构瘤的一种，可发生在身体很
多部位，多发于头枕部、眼眶四周及鼻根部等部位，发生在盆腔者
较罕见。皮样囊肿发生部位较深，不与皮肤相粘连，质韧，张力
大，基底部常和深部组织如筋膜或骨膜等粘连；囊肿多呈圆形或椭
圆形，表面光滑，囊肿壁厚，囊内充满干酪样碎屑，偶有牙齿和毛
发，穿刺可抽出混浊的酸臭白色液体。纤维镜下可见纤维囊内是鳞

笔记

状上皮组织，还可以看到各种皮肤附属物，如小汗腺、皮脂腺等。

皮样囊肿生长缓慢，中等大小，绝大多数为单发。临床表现因其所处部位、大小、与周围组织器官关系及有无并发症等而表现不同。盆腔皮样囊肿早期较小，若无并发症时常无症状，往往在直肠指诊或分娩等情况下意外发现，较大时可引起下腹坠痛、便秘、直肠刺激症状、膀胱刺激症、肠梗阻、排尿困难和尿潴留等。盆腔皮样囊肿最常见的并发症为感染、局部脓肿及瘘管形成。感染最常见，占30%～50%，主要表现为下腹痛、发热等炎症反应，炎症可刺激输尿管膀胱引起尿频、尿急及尿痛等尿路刺激征，或刺激直肠引起里急后重等症状。该患者5年前因月经紊乱行妇科超声发现"卵巢肿物"，目前考虑可能为皮样囊肿的早期表现，当时无症状也未定期复查，此次出现发热，并发感染才再次通过检查发现盆腔肿物。

皮样囊肿有着特殊的病理组织学基础，因其各种成分及含量构成不同，因此超声、CT和MRI检查时有不同的影像表现。超声表现多为圆形或椭圆形囊性包块，囊壁厚，边界清晰，可见包膜反射光带。其内部表现为无回声暗区，也可为均匀或不均匀的内回声，亦可为回声不均匀的强回声团，或较多散在分布及强弱不等的光点，彩色多普勒表现（CDFI）示团块内部无明显血流信号。CT表现多为圆形或椭圆形，边缘清晰，囊壁厚薄均匀，囊肿见均质或不均质不同密度影，伴或不伴分隔，增强扫描可见囊内分隔及囊壁呈中度强化。MRI表现多为圆形或椭圆形，边界清楚，囊壁T_1WI和T_2WI呈低信号，囊肿T_1WI和T_2WI信号均匀或不均匀，可伴小片状短T_2钙化信号。多发片状短T_1长T_2脂肪信号，可伴或不伴等T_1短T_2分隔信号。CT尤其是MRI检查对本病有较高的诊断价值，不仅能明确病变，而且对其鉴别诊断也有重要意义。该病例中肿物与

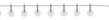

附件毗邻，因此，影像学检查均提示附件区肿物，误把此疾病诊断为卵巢肿物的主要原因为对该病认识不足。

盆腔皮样囊肿需与表皮样囊肿、脊膜突出、脊索瘤、节细胞神经瘤、神经纤维瘤、霍奇金淋巴瘤、直肠平滑肌肉瘤及骶尾部畸胎瘤等相鉴别。一般结合病史、临床表现、体格检查及影像学检查等鉴别，主要是与表皮样囊肿及畸胎瘤鉴别困难，最终还要由病理学确诊。皮样囊肿病理特征是囊壁由鳞状上皮及纤维结缔组织组成，囊内有真皮、皮下组织和皮肤附件等，而表皮样囊肿壁不含皮肤附件结构。畸胎瘤是由三个胚层组织构成，常含有成熟或未成熟的皮肤、骨、软骨、牙齿、神经、肌肉、脂肪、上皮等组织，少数含有胃黏膜、胰、肝、肾、肺、甲状腺及胸腺等组织成分。

皮样囊肿恶变率为 9%～27%，一经确诊，尽早手术，皮样囊肿来源于胚芽细胞，是一种"全能性细胞"，完整切除是唯一的治疗方法，术前应检查肺部及其他部位有无转移。手术难点在于皮样囊肿能否完整剥离和避免副损伤。术中应小心剥离，避免残留，结扎止血，始终保持肿瘤的完整，勿损伤阴道、直肠、尿道和骶前神经丛，否则术后容易复发甚至发生恶变。为尽可能降低剥离难度，避免副损伤，可采取开窗引流减压后再行剥离。该病例盆腔肿物位于骶骨与直肠之间，子宫后方，乙状结肠内侧，将乙状结肠推向左侧盆壁，肿物与直肠系膜关系密切，包膜尚完整，质中，呈囊性，张力较大，因肿物与周围组织致密粘连，先行破窗抽吸减压后再分离粘连，最终完整切除。术后需进行长期随访，超声可作为随访首选的检查方法。鉴于皮样囊肿有自发破裂的风险，因此，对盆腹腔内皮样囊肿需高度重视，以防破裂发生严重后果。

笔记

病例点评

（1）后腹膜肿瘤的位置多与卵巢输卵管相邻，影像学上经常难以鉴别，CT及MRI检查会有帮助，但如果肿瘤与卵巢及周围组织关系紧密，影像学也难以鉴别。该患者症状体征及影像学检查，都与卵巢输卵管来源之肿瘤继发感染非常相似，术前易误诊。

（2）妇科查体，如触诊肿瘤位于子宫后、质地硬、活动差、较固定，应行三合诊检查，如可疑后腹膜肿瘤，应及时请外科会诊协助诊断。

（3）腹腔镜探查可以作为鉴别的一种有效手段。特别应注意，一般后腹膜肿瘤位置深，邻近骶前静脉丛，手术易出血，应做好充分术前准备，必要时中转开腹。

（贺昕红　蔡晓辉　郑一顿）

036　乙状结肠系膜腺肌瘤一例

病历摘要

患者，女，42 岁，因"痛经进行性加重 2 年，经量增多伴经期延长 5 个月"于 2018 年 4 月 2 日入院。既往月经规律，7 天/30 天，量中，有血块，痛经（﹣），末次月经 2018 年 3 月 10 日。2 年前开始痛经进行性加重，持续 1～2 天，视觉模拟评分（visual analog scale，VAS）7 分，需服用镇痛药。5 个月前出现月经量增多，伴大量血块，约为平时血量的 2 倍，伴月经期延长，延长期为 10 天。10 天前于我院行宫腔镜检查＋诊刮术，术后病理提示子宫内膜组织呈增生期改变，大小便无异常，体重无改变。

【既往史】患者 5 年前体检发现子宫平滑肌瘤，3 年前于我院行腹腔镜下子宫平滑肌瘤剔除术，病理为子宫平滑肌瘤，2 年前（术后半年）复查妇科彩超提示子宫平滑肌瘤直径约 1.0cm，后定期复查，子宫平滑肌瘤缓慢增大，末次复查（2 个月前），查体子宫孕 10 周大小，妇科彩超提示多发性子宫平滑肌瘤并发囊性变。孕 4 产 2，2000 年、2007 年剖宫产分娩两活婴，1997 年和 2009 年行人工流产各一次。

【入院查体】外阴阴道未见异常，子宫后位，增大，如孕 10 周大小，子宫前壁可触及一直径约 6cm 的肿物，质硬，活动性差，无压痛。附件：子宫右后方可触及一直径约 5.0cm 的偏实性肿物，边界较清楚，活动好，似与子宫不相连，无压痛，左侧附件区未触及异常。

【辅助检查】CA125、CA199、CEA、AFP（2018 年 2 月 28 日，

我院）：CA125 49.09U/ml，余无异常。肝、胆、胰、脾、双肾 B 超
（2018 年 3 月 19 日，我院）：右肾高回声，考虑血管平滑肌脂肪瘤，
左肾集合系统轻度分离。妇科 B 超：子宫后位，宫体大小为
7.5cm×7.6cm×7.8cm，规则，肌层回声不均匀，前壁见边界欠清
的低回声结节，大小约 6.0cm×5.1cm，向宫腔方向凸出，挤压宫
腔线，内见多发透声区，结节内见血流信号，内见多发暗区，宫腔
线受压，内膜厚约 0.9cm，宫颈未见异常，右侧附件区：右侧卵巢
可见，另于子宫偏右侧见一低回声占位，大小约 5.3cm×4.5cm，
形态不规则，内见囊性透声区，超声提示：子宫平滑肌瘤囊性变，
右侧附件区占位，肌瘤囊性变？血常规：血红蛋白81g/L。

【入院诊断】子宫平滑肌瘤囊性变；子宫腺肌病贫血（中度）；
二次剖宫产术后；腹腔镜下子宫肌瘤核出术后；右肾血管平滑肌脂
肪瘤。

【诊疗】入院后行腹腔镜探查术，术中见：子宫前位，均匀增
大如孕 12 周大小，子宫前壁下段及膀胱反折与膀胱多处致密粘连，
双侧输卵管及卵巢外观未见异常，乙状结肠系膜可见 6.0cm×
5.0cm×4.5cm 实性肿物，质硬，边界不清，前方与腹前壁纤维束
样粘连，粘连带粗约 2.0cm。行全子宫切除术＋双侧输卵管切除
术＋重度盆腔粘连松解术＋乙状结肠系膜肿物切除术。超声刀沿肿
物与肠系膜交界处完整切除肿物，术中可见肿物内流出褐色液体，
肿物切除后检查肠管，肠系膜较薄未穿破肠腔，3－0 可吸收线八字
缝合关闭肠系膜，行直肠充气试验（－），术中分离子宫下段与前腹
壁粘连过程中，粘连广泛致密以致失去正常解剖层次，分离过程中
膀胱破裂，同时行膀胱修补术＋膀胱镜检查术＋左侧输尿管 DJ 管
置入术。术中剖视标本见肠系膜肿物大小为 6.0cm×4.5cm×
5.0cm，肿物囊壁厚约 1.5cm，囊内可见褐色液体，内壁光滑；子

宫大小为 10.0cm×9.0cm×5.0cm，均匀增大，肌壁明显增厚，后壁为著，最厚处 3.0cm，后壁可触及直径约 1.0cm 外凸肌瘤样结节，剖面可见旋涡状结构。病理结果：（肠系膜肿物）镜下增生的平滑肌内见子宫内膜样腺体及间质，结合临床符合腺肌瘤。子宫肌壁弥漫性增厚（厚3cm），切面可见散在蓝紫色出血岛。镜下：子宫肌壁间弥漫型腺肌症。患者术后恢复良好出院。

【出院诊断】子宫腺肌病，乙状结肠系膜腺肌瘤，右侧输卵管系膜囊肿。

病例分析

对于肠系膜的子宫内膜异位病灶，MRI 对于了解和周围脏器关系有所帮助，妇科医师与胃肠外科医师的合作显得尤为重要。肠道的子宫内膜异位症主要累及直肠和乙状结肠，特征为乙状结肠及直肠肠壁多灶性、不对称性增厚或肠壁向子宫的圈和现象；肠道的病灶呈低信号；偶尔可见 T_1WI 和 T_2WI 上的高信号病灶，分别代表出血灶和异位内膜的间质成分。若病灶侵及肠壁肌层，薄层 T_2WI 结合 T_1WI 脂肪抑制对比增强可发现结节与肠壁间脂肪间隔消失；若病灶侵及肠道黏膜和黏膜下层，T_2WI 为"蘑菇帽"征，显示受侵犯的肌层局部增厚向肠腔内凸起，呈不均匀低信号，而黏膜和黏膜下层为高信号，外观似"蘑菇样"，此征象是深部浸润型内异症侵犯肠道的特征性表现。该患者病灶仅累及乙状结肠系膜，并未侵及肌层及肠管黏膜，因此并无"蘑菇征"出现。腹腔镜目前成为子宫内膜异位症诊断的通行手段，术中需仔细探查盆腔，特别是宫骶韧带及卵巢这些部位。组织病理学结果是子宫内膜异位症确诊的基本证据，但临床上也有病例的确诊未能找到组织病理学证据。病理诊断标准：病灶中见子宫内膜腺体及间质，伴有炎症反应及纤维化。特殊部位的子宫内膜异位症，因无特异性诊断方法，术前诊断较困难，容易误诊。

深部浸润型内异症的处理比较困难。若病变未侵及直肠或结肠壁，尽量切除病灶；若有肠壁浸润，但尚无肠腔狭窄，一般不主张切除肠壁或肠管，以切除病灶为宜。如果病灶较大，造成肠腔狭窄甚至肠梗阻或周期性便血，可酌情进行碟形肠壁切除及肠壁缝合，或者行肠段切除及吻合术。该患者病灶并未侵犯肠壁，因此只进行了病灶切除。

🏥 病例点评

（1）诊断难点：子宫内膜异位病灶异位到结肠系膜并形成腺肌瘤，术前与子宫来源的腺肌瘤及肠道来源肿瘤不好鉴别，对于既往有手术史、术前查体感到腹盆腔粘连严重和不能明确来源及性质，可能扩大手术范围的患者需要术前行充分肠道准备。

（2）手术难点：术中发现与子宫关系紧密的实性肿物来源于结肠系膜，易损伤肠管。术前与外科充分沟通，术中及时请外科医生台上会诊协助治疗非常必要。

该病例既往有3次盆腔手术史，术中发现子宫与肠管及膀胱存在广泛致密粘连破坏正常解剖层次，应时刻警惕周围脏器的损伤。术中分离粘连时及时发现膀胱损伤，一起修补，患者预后良好。

（贺昕红　蔡晓辉　郑一顿）

037 圆韧带肌瘤扭转一例

病历摘要

患者，女，29 岁，因"发现右侧附件区肿物 6 个月，下腹痛 10 天，加重 8 天"于 2017 年 11 月 6 日入院。既往月经规律，7 天/30 天，量中，无痛经，末次月经 2017 年 10 月 17 日。半年前体检妇科超声提示右侧附件区占位，具体不详，10 天前无明显诱因出现下腹胀痛，呈持续性，能忍受，8 天前下腹痛加重，外院 B 超检查提示右侧附件区见 6.7cm×5.0cm×3.5cm 低回声实性肿块，边界清晰。盆腔见深约 1.8cm 液性暗区，5 天前就诊于我院，诉腹痛有所缓解，查体子宫右前方可触及一直径约 8cm 偏实性肿物，边界清，张力大，活动度差，压痛（＋）。B 超提示子宫及双侧附件均未见异常，子宫前方偏右侧见实性占位，边界尚清，大小约 7.3cm×5.0cm，内部回声不均匀，未见明确血流信号，为行进一步手术收入院。

【既往史和个人史】未婚，有性生活史，孕 1 产 0，2015 年人工流产 1 次。2011 年于外院行腹腔镜下子宫肌瘤剔除术，自述术前输血 2 袋（具体不详）。

【入院检查】查体外阴：已婚型。阴道：通畅，分泌物量中，色白。宫颈：轻度糜烂，无触血。宫体：中位，正常大小，质地中等，活动可，无压痛。附件：右前方可触及一直径约 8cm 偏实性肿物，边界清，张力大，活动度差，压痛（＋），左侧附件区未触及明显异常。妇科 B 超（2017 年 10 月 30 日，我院）：子宫前位，宫体大小约 4.5cm×5.9cm×4.7cm，规则，肌层回声不均匀，宫腔线居

笔记

中，内膜厚约0.9cm，宫颈未及异常占位，左侧附件区：左侧卵巢可见。右侧附件区：右侧卵巢可见。子宫前方偏右侧见实性占位，边界尚清，大小约7.3cm×5.0cm，内部回声不均匀，未见明确血流信号。查CA125、CA199、CEA、AFP（2017年10月31日，我院）：CA125 113.9U/ml，余正常。

【入院诊断】子宫肌瘤（浆膜下）? 卵巢肿瘤（交界性? 恶性?），腹腔镜下子宫肌瘤剔除术后。

【治疗】入院后行腹腔镜探查术，术中见：子宫正常大小，被肠管、网膜粘连包绕，子宫前壁与膀胱之间见一直径7cm实性肿物，表面被网膜包裹，且与膀胱粘连，双侧附件粘连于子宫后壁并与乙状结肠粘连，超声刀锐性分离粘连带，恢复解剖关系，见子宫与膀胱间实性肿物大小蒂部直径约1.5cm，来源于右侧圆韧带处，逆时针扭转720°，表面呈紫色坏死样，表面光滑，未见异常凸起，右侧卵巢表面见直径1cm实性肿瘤光滑，左侧卵巢、双侧输卵管未见异常，子宫左后壁陈旧凹陷性瘢痕直径约2cm。请泌尿科二线医生台上会诊，不考虑膀胱输尿管来源肿瘤。术中诊断：右侧圆韧带肿瘤。遂行圆韧带肌瘤切除术＋右侧卵巢囊肿切除术＋盆腔粘连松解术。电凝、切断圆韧带肿瘤蒂部，完整切除肿瘤，放入一次性取物袋中旋切后从左侧穿刺口取出。完整切除右侧卵巢表面实性肿瘤。术中圆韧带肿瘤冰冻结果：增生变性之梭形细胞，细胞异型性不明显。术后病理为：（右侧卵巢）梭形细胞瘤样增生（直径0.5cm），结合免疫组化结果符合平滑肌组织瘤样增生。（圆韧带肿瘤）镜下为梭形细胞肿瘤伴大部分退变坏死，结合免疫组化结果符合平滑肌瘤伴退变坏死。患者术后恢复良好，如期出院。

【出院诊断】圆韧带肌瘤扭转伴变性，右侧卵巢平滑肌组织瘤样增生，腹腔镜下子宫肌瘤剔除术后。

病例分析

圆韧带内径 2～6mm，由平滑肌和结缔组织构成，全长 10～12cm，可抵抗 600～900g 的应力。起自宫角前面、输卵管近端的稍下方，向前外走行达两侧盆壁后，经腹股沟管止于大阴唇前端，发生于圆韧带的平滑肌瘤很少见，目前无具体发病率及机制的报道，多为个案报道。发病年龄多为 30～50 岁，多单发，可与子宫肌瘤并存，症状与肌瘤大小、生长部位及变性有关，肌瘤可沿圆韧带走行部位分布于盆腔、腹股沟管及外阴。该患者肌瘤发自宫角外 2cm 圆韧带处，因此位于盆腔部，半年前体检即发现附件区异常占位，因无症状很难确诊，直到肌瘤扭转出现急腹症才手术确诊。圆韧带肌瘤病理形态与子宫平滑肌瘤相同，质硬，有包膜，病理切面为实质性改变，肌纤维束排列紧密，灰白色，镜检见梭形平滑肌细胞呈纵横交错排列，可见纤维间质分隔，有同样的变性，肌瘤组织可检出高水平的雌激素及孕激素受体。该患者术后病理提示梭形细胞肿瘤伴大部分退变坏死，符合子宫肌瘤表现，属于圆韧带肌瘤，蜕变坏死考虑和扭转有关。

（1）诊断及鉴别诊断：盆腔内圆韧带肌瘤因与子宫无明显关系，较少引起月经改变，患者往往因腹部包块或压迫症状就诊，因扭转急性腹痛为首发症状的非常罕见，双合诊推动肿物时，若有腹股沟牵扯痛应高度怀疑圆韧带肌瘤。圆韧带肌瘤可发生在腹腔内段或外段，发生在腹腔内段时，需与浆膜下子宫肌瘤及卵巢肿瘤鉴别，一般术中才能确诊。鉴别诊断：①浆膜下子宫肌瘤：该疾病症状及体征与圆韧带肌瘤极其相似，双合诊推动肿物时，若有腹股沟牵拉痛应高度怀疑圆韧带肌瘤。②卵巢纤维瘤：多见于中老年女性，单侧居多，实性、表面光滑或呈结节状、中等大小，可合并胸水及腹水，病理切片呈灰色旋涡状结构，镜检可见梭形细胞，胞浆伊红色，排列呈编织状，有胶原纤维相隔。③卵巢畸胎瘤：好发于年轻女性及儿童，多为囊实性，单侧多见，腔内充满油脂和毛发，有时可见牙齿或骨质。④卵巢颗粒细胞瘤：为低度恶性肿瘤，肿瘤能分泌雌激素，故育龄期女性多不规则阴道出血，多为单侧，囊性或囊实性，表面光滑，镜检见颗粒细胞环绕成小囊腔，"菊花样"排列，中心含嗜伊红物质及核碎片。⑤圆韧带子宫内膜异位症：妇科检查较难鉴别，需通过有无痛经史及磁共振成像鉴别，磁共振成像可分辨肌瘤和内异症的不同信号强度，有助于鉴别诊断。子宫圆韧带肌瘤分布于腹股沟及外阴者，可被早期发现，但容易被误诊为股疝、肿大淋巴结或脂肪瘤。股疝可于腹腔内压增大时，放松时因部分或全部被推回腹腔而缩小或消失，肌瘤活动与腹腔内压力无关。

（2）治疗原则：圆韧带肌瘤治疗原则与子宫肌瘤相同，若肌瘤小，无症状可观察；肌瘤大有压迫症状、增长迅速，怀疑恶变及疼痛等不适，应手术切除肌瘤。本资料中患者圆韧带肌瘤扭转引起急性腹痛，遂行圆韧带肌瘤切除术，术后恢复顺利。

病例点评

（1）圆韧带肌瘤罕见，圆韧带肌瘤蒂扭转的报道则更为罕见，患者的症状、体征、B超等辅助检查，与卵巢肿瘤和子宫肌瘤都难以鉴别，手术前明确诊断比较困难。确诊仍需要手术中的探查及术后的病理结果。

（2）患者有蒂扭转的临床表现，腹腔镜探查可以作为有效的诊断方法。即使没有症状，盆腔实性肿瘤，也是腹腔镜或开腹探查的手术指征。如果可疑恶性肿瘤，则应做好扩大手术范围或二次手术的准备。

（3）因患者既往有盆腔手术史，术中粘连使解剖关系不清，手术中需要与泌尿系统肿瘤等鉴别，并注意勿损伤周围脏器。

（贺昕红　蔡晓辉　郑一顿）

笔记

038 绝经后子宫内膜异位症相关卵巢癌一例

病历摘要

患者，女，54岁，因"绝经5年，阴道出血1个月"入院。49岁自然绝经，绝经后无激素替代治疗，1个月前无诱因出现间断阴道出血，量少，色鲜红，无腹痛及其他不适主诉。B超提示子宫内膜厚0.7cm，右侧附件区见囊性占位，6.9cm×6.1cm，边界清，囊壁可见多发结节样突起，实性部分未探及血流信号。行宫腔镜检查＋诊刮，病理提示子宫内膜呈增生期改变。

【既往史和个人史】高血压病史2个月，规律口服苯磺酸氨氯地平片1片，每日1次，血压控制可。1988年因宫外孕行开腹单侧输卵管切除术（具体不详）。1988年于北京协和医院行腹腔镜下患侧卵巢囊肿剥除术（病理不详，自述为良性）。既往未行妇科体检。既往月经规律，5天/30天，量中，痛经(±)。孕1产1，1987年自然分娩一女婴，体健。否认家族肿瘤病史。

【入院查体】右下腹可触及一肿物上极，约苹果大小，不活动，无压痛，余全身查体未触及明显异常。妇科查体：外阴已婚已产型；阴道通畅，未见异常分泌物，宫颈萎缩，光滑，无触血，宫体前位，萎缩，活动好，无压痛；左侧附件区未触及占位及压痛，右侧附件区可触及一直径约15cm囊实性肿物，表面光滑，活动可，无压痛。

【辅助检查】血尿常规，凝血功能，肝肾功能均未见明显异常。TCT：NILM；HPV：阴性。B超：子宫内膜厚0.7cm，左侧附件区

227

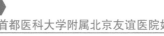

见不规则回声占位，大小约 3.8cm×3.4cm×3.5cm。右侧附件区边界尚清的以囊性为主的囊实性占位，大小约 14cm×8.4cm×7.1cm，囊壁可见多发结节样突起，内见点状血流信号。肿瘤标志物：均在正常范围。

【入院诊断】卵巢恶性肿瘤？子宫内膜增生，高血压（Ⅰ级，中危组），开腹单侧输卵管切除术后，腹腔镜下单侧卵巢囊肿剥除术后。

【治疗】入院后在全麻下行开腹探查术，术中见腹腔内少量淡粉色腹水，量约 30ml，子宫萎缩，表面光滑，右侧卵巢被一大小约 15cm×10cm×8cm 囊实性肿瘤代替，囊性部分壁薄，张力较大，包膜完整，肿物下极与右侧骶韧带及阔韧带后叶致密粘连，右侧输卵管走形其上，外观正常，左侧输卵管缺如，左侧卵巢大小约 4cm×3cm×3cm，左侧卵巢与乙状结肠及左侧盆壁致密粘连。子宫直肠陷凹完全封闭。为完整切除右侧附件，于粘连附着处行腹膜外分离切除病灶及右侧附件，顺利。剖视右侧附件见卵巢多房，其最大囊腔直径约 10cm，囊液为咖啡色稀薄液体，囊内壁光滑，大囊腔内可见一实性肿瘤，大小约 3cm×3cm×2cm，组织较糟脆。冰冻结果提示卵巢囊腺瘤，部分呈黏液性，部分呈子宫内膜样，部分区域达交界，输卵管未见显著变化。遂行全子宫＋左侧卵巢切除术＋骨盆漏斗韧带高位结扎术＋大网膜切除术＋盆腔淋巴结切除术＋腹主动脉旁淋巴结切除术＋阑尾切除术。剖视左侧卵巢标本见内含一囊腔，直径约 3cm，囊液稀薄，囊内壁光滑，另见一小囊腔，直径约 1cm，内为咖啡色囊液。

【术后病理】子宫内膜增生期改变，左侧卵巢内见黏液性囊腺瘤及子宫内膜样囊肿，大网膜未见明确肿瘤，盆腔淋巴结及腹主动脉旁淋巴结均未见癌转移，慢性阑尾炎，腹腔冲洗液未见肿瘤细胞。

笔记

【术后诊断】 右侧卵巢交界性子宫内膜样癌Ⅰa期。

病例分析

Sampson 于 1925 年提出子宫内膜异位症恶变的诊断标准：①癌组织与子宫内膜异位症组织并存于同一病变中；②癌组织与子宫内膜异位症组织学有相关性，有类似于子宫内膜间质的组织围绕于特征性的内膜腺体或有陈旧性出血；③排除其他原发性肿瘤的存在。Scott 于 1953 年又补充了一条标准，镜下可见良性子宫内膜异位症组织与恶性肿瘤组织移行的组织学证据。而由于 Scott 补充的第 4 条标准过于严格，故目前病理学诊断子宫内膜异位症恶变的主要还是满足前三条证据。传统观点认为子宫内膜异位囊肿恶变后组织学类型应为卵巢子宫内膜样癌，发生率也较低，为 1%，但近年来子宫内膜异位囊肿恶变更多地被子宫内膜异位症相关卵巢癌这一说法代替。其主要的组织学类型包括子宫内膜样癌、透明细胞癌及低级别浆液性癌，与黏液性癌及高级别浆液性癌无明显相关性。卵巢癌的发生不仅与子宫内膜异位囊肿本身恶变相关，更与巧克力囊肿局部微环境改变所导致的高水平的铁离子浓度、雌激素含量及各种氧化应激的炎症因子相关，导致这类恶性肿瘤有着共同的生物学基础。有大规模系统性回顾性研究指出，患有子宫内膜异位囊肿的人群患这些卵巢癌的风险是没有子宫内膜异位囊肿的人群的 1.4~8.9 倍，卵巢癌患病率为 2%~17%，而卵巢癌人群中子宫内膜异位症的患病率为 3.4%~52.6%。而另一项大规模的系统性回顾性研究显示，正常人群中子宫内膜异位症发生率为 6.2%，而其中透明细胞癌人群中的发生率为 20.2%，低级别浆液性癌人群中发生率为 9.2%，子宫内膜样癌人群中发生率为 13.9%。有文献报道在所有子宫内膜异位症相关卵巢癌中，子宫内膜样癌发生率最高为 33%，其次为透明细胞癌为 18%，60% 患者为绝经前女性，69% 的患者为Ⅰ期及Ⅱ期患者。但目前子宫内膜异位症相关卵巢癌的流行病学研究仍然较少，且大多证据级别较低，存在较大偏倚，故目前各国指南仍未过多强调子宫内膜异位症与卵巢癌的相关性，只是提到子宫内膜异位症患者发生卵巢癌风险高于普通人群。

临床上发现如下几种情况时均应高度警惕子宫内膜异位症相关卵巢癌的发生：①子宫内膜异位症患者疼痛节律发生改变；②囊肿直径过大（＞10cm）或增长迅速；③影像学提示囊肿内部有实性结节或乳头状结构且提示血流丰富；④CA125 过高（＞200U/ml）。

该患者病理提示同时含有两种组织学成分，黏液性及子宫内膜样，结合术中咖啡色样囊液及囊肿与周围组织致密粘连，考虑其可能绝经前存在子宫内膜异位症，因长期未体检故具体情况缺失，此次病理显示子宫内膜样囊肿部分区域达交界，考虑为子宫内膜异位症恶变引起可能性大，但其黏液性上皮性卵巢肿瘤的起源尚不明确。以往文献认为黏液性癌与子宫内膜异位症囊肿无明显相关性，但有研究分析了 42 例卵巢囊肿病例，发现其中 27 例为纯黏液性成分，20 例为细胞质含有黏蛋白成分的浆液性成分，而 10 例为混合成分，其中 4 例患者患黏液性肿瘤，11 例患者患子宫内膜异位症，4 例患者的输卵管也出现了黏液性化生，该研究表明黏液性成分可能是浆液性成分直接化生而来，也可能来源于子宫内膜异位症或 brenner 瘤甚至成熟囊性畸胎瘤；且原发性黏液性癌很罕见，几乎不起源于卵巢组织，通常会来源于阑尾、结肠、胃等，并同时累及大网膜、腹膜等。该患者在单一囊腔内同时含有两种组织学成分，故不能排除黏液性成分由子宫内膜上皮化生而来。患者既往曾行卵巢囊肿剥除术，具体病理组织学类型不详，但就此次病理结果可见，无论是黏液性囊腺瘤还是子宫内膜异位囊肿均极易复发，如上次卵巢囊肿为此两者之一，此次应视为囊肿复发，这也提示我们无论是黏液性囊腺瘤还是巧克力囊肿均应关注术后随访，警惕囊肿复发。

文献报道绝经后子宫内膜异位症发生率为 2%~5%，由于无论是子宫内膜异位症本身还是子宫内膜异位症相关卵巢癌在绝经期女性的发生率均小于育龄期女性，故对于绝经期女性子宫内膜异位症的管理及诊治目前缺乏深入研究。根据目前已有研究及临床经验，对于绝经后新发的子宫内膜异位症囊肿应严格按照绝经后卵巢囊肿的管理原则处理，充分评估症状、体征、影像学检查、肿瘤标志物等，并计算绝经后女性卵巢囊肿恶性风险指数评分（RMI 评分），目前对于以超声为影像学基础的 RMI 评分系统应用范围最广的共有 4 种计算方式（RMI Ⅰ~Ⅳ），RMI Ⅰ~Ⅲ的计算公式 $= U \times M \times CA125$。其中较为常用的为 RMI Ⅰ及 RMI Ⅱ评分。U 为总超声评分，其评价内容共 5 项：多房、实性成分、双侧受累、腹水、存在转移病灶；M 为是否为绝经状态（如行子宫切除患者则 50 岁以上定义为绝经状态），CA125 为血清 CA125 数值。其中 RMI Ⅰ各项权重为：U = 0（无阳性选项），U = 1（存在一项阳性选项），U = 3（存在两项及两项以上阳性选项）；M = 1（未绝经），M = 3（绝经期）。RMI Ⅱ：U = 1（无阳性选项或存在一项阳性选项），U = 4（存在两项及两项以上阳性选项）；M = 1（未绝经），M = 4（绝经期）；RMI Ⅲ：U = 1（无阳性选项/存在一项阳性选项），U = 3（存在两项及以上阳性选项）；M = 1（未绝经），M = 3（绝经期）；RMI Ⅳ = $U \times M \times CA125 \times S$，其中 S 为肿物最长径，各项权重为：U = 1（无阳性选项/存在一项阳性选项），U = 4（存在两项及两项以上阳性选项）；M = 1（未绝经），M = 3（绝经期）；S = 1（最长径≤7），

S = 2（最长径≥7）。除此之外还有一些新兴的如以 CT 代替超声为影像学基础的 RMI 评分系统，目前对于卵巢癌来说 RMI Ⅰ 及 RMI Ⅱ 较为常用，文献显示 RMI Ⅱ 更适合卵巢癌疑似病例评估，其切割值通常设定为 200（敏感性 78%，特异性 87%），亦有一些中心将切割值设定为 250（敏感性 70%，特异性 90%）。对于交界性卵巢肿瘤，切割值设定为 200 时 RMI Ⅳ 检验效率更佳。大于切割值则高度怀疑卵巢恶性肿瘤，应进行更加详细的检查（如 CT、MRI，甚至 PET‐CT 等），而小于切割值的患者亦并非无恶性可能，可选择腹腔镜作为手术入路进行探查。除此评分系统之外，还有如 IOTA 评分，但此评分系统对超声参数要求较高且计算较为复杂。ROMA 评分系统要求涉及 HE4 的检测值，目前国内应用受限。对于单纯囊肿直径 < 5cm，无症状，单侧单房的患者，如血清 CA125 正常范围，可采取保守治疗，每 4～6 个月复查一次，进行密切随访。对于子宫内膜异位症囊肿，由于绝大多数情况不属于单纯囊肿范畴，故临床处理上可更加积极对待，应充分告知患者风险，知情选择手术。绝经前持续存在的直径 < 4cm 的子宫内膜异位症囊肿，如绝经后囊肿无变化，目前文献显示其恶变的风险会低于绝经前，故可密切随访，但应充分告知风险。

随着人们生活质量的提高，子宫内膜异位症患者绝经期是否可以应用激素替代治疗（HRT）逐渐引起医学工作者重视。目前该类人群 HRT 治疗与子宫内膜异位症相关卵巢癌相关性尚无定论，有文献指出绝经后或围绝经期激素替代治疗子宫内膜异位症患者并不是禁忌证，但对于子宫切除后的子宫内膜异位症病史患者，无孕激素对抗的单纯雌激素治疗是子宫内膜异位症复发及发生子宫内膜异位症相关卵巢癌的独立高危因素，特别是肥胖的患者更应引起重视，故应结合患者个体差异，慎用 HRT。

病例点评

（1）由于子宫内膜异位症患者相比较于正常人群患卵巢癌风险增加，故应密切关注此类人群，遵循手术指征的前提下积极进行手术治疗。

（2）对绝经后怀疑子宫内膜异位囊肿或绝经前即存在的子宫内膜异位囊肿也应严密随访，但由于患卵巢癌风险低于绝经前，故可按照 RMI 评分及绝经后卵巢囊肿相关指南处理。

（3）绝经期子宫内膜异位症患者激素替代治疗目前尚无定论，应在排除高危因素的情况下，个体化治疗，充分交代相关风险。

（蔡逸轩　刘　芸）

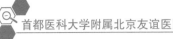

039 宫颈 LEEP 术后发现 VAIN Ⅲ一例

病历摘要

患者，女，64 岁，因"同房后阴道出血 4 年"入院。2 年前因宫颈 HPV 持续感染性，阴道镜病理提示 CIN Ⅲ，给予宫颈 LEEP 术，术后病理提示小灶呈高级别鳞状上皮内病变（CIN Ⅱ～Ⅲ级）。后给予干扰素阴道上药 3 个月，复查 HPV16 阳性，再次行阴道镜病理提示：阴道壁 3 点、9 点呈高级别鳞状上皮内病变（VAIN Ⅱ～Ⅲ级伴 HPV 感染）。

【既往史和家族史】既往无特殊内外科疾病病史。孕 3 产 1，1981 年自娩 1 活婴，人工流产 2 次，既往月经规律，54 岁自然绝经。家族史无特殊。

【全身查体】未见明显异常。

【妇科查体】外阴已婚型，阴道通畅，少许色白分泌物，无异味，宫颈光滑，无触血。宫体：子宫前位，萎缩，质中，活动，无压痛；双侧附件区未及异常包块，无压痛。

【辅助检查】血尿常规、肝肾功能、凝血功能均在正常范围。TCT：未见上皮内病变细胞及恶性细胞，HPV16 型阳性。肿瘤标志物均阴性。

【入院诊断】阴道上皮内瘤变Ⅲ级，宫颈上皮内瘤变Ⅲ级，生殖道 HPV 感染，宫颈 LEEP 术后。

【治疗】入院后行腹腔镜辅助镜阴式全子宫 + 双侧附件切除术 + 阴道部分切除术。术中见子宫萎缩，双侧附件未见异常，腹腔内无腹水，于宫颈及阴道涂碘后见阴道穹隆 3 点及 10 点处碘不着色区，于碘不着色区外 1cm 处环形切除阴道上段黏膜组织长约 2cm。术后患者恢复良好。病理回报：阴道 3 点、10 点呈高级别鳞状上皮内病变（VAIN Ⅲ），其余各点呈慢性炎症，阴道壁断端未见肿瘤，宫颈呈慢性炎症，子宫及双侧附件未见著变。

病例分析

VAIN 是一种较为少见且无明显临床症状的癌前病变，可以通过阴道镜 + 组织活检明确诊断，可分为低级别上皮内瘤变（VAIN Ⅰ）、高级别上皮内瘤变（VAIN Ⅱ 及 VAIN Ⅲ）。有文献报道，其发病率为每年 0.2 ~ 0.6 人/10 万。绝经期、既往 HPV 相关的宫颈浸润性病变或宫颈癌前病变、生殖道 HPV 感染等被公认为是 VAIN 的高危因素。此外，文献中还提出，年龄、吸烟、文化程度、多个性伴侣、过早性生活、免疫缺陷、生殖道疾病、肛门上皮内瘤变等也为 VAIN 高危因素。有文献统计，其中依疾病严重程度 VAIN Ⅰ ~ Ⅲ 的平均发病年龄分别为 44.5 岁、47.8 岁和 61.8 岁。在 VAIN Ⅰ 患者中 HPV 的感染率为 83.3%，在高级别病变中为 91.1%。在一项 Meta 分析中显示，HPV 16 和 HPV18 存留于 50% 以上的外阴癌和 70% 以上的阴道癌中。

一项 400 多例的前瞻性研究显示，宫颈炎合并 VAIN 的发生率为 6%，CIN Ⅰ ~ Ⅲ 合并 VAIN 的发生率分别为 17.2%、18.4%、18.9%。该结果显示，宫颈病变的严重程度与 VAIN 的发生率有密切相关性。有文献报道，因 CIN 行全切后 VAIN 的发生率为 0.9% ~ 6.8%，一项 3000 多例前瞻性研究显示，既往不合并 VAIN 的高级别宫颈上皮内瘤变，在行全子宫切除术后 VAIN 的发生率为 7.4%，平均中位检出时间为 35 个月（5 ~ 103 个月）。随着患者年龄增长，发病率也更高，而 CIN 合并 VAIN 的发生率可高达 17.2%～22.6%。对于 VAIN 的好发部位，有文献报道 84%～90% 发生在阴道上 1/3。所以，对于患有高级别宫颈上皮内瘤变的患者，在进行宫颈组织活检的同时应密切关注阴道病变的情况，应常规行阴道上 1/3 的阴道镜检查，对可疑部位进行组织活检，尤其对于年龄＞50 岁或绝经期女性，或合并 HPV 感染的女性。

目前 VAIN 的筛查与宫颈病变的筛查方法相同，均为液基细胞学（TCT）。一项前瞻性研究显示，TCT 诊断 VAIN（可能同时伴有宫颈病变）的敏感性为 90.2%，而另一项 1400 多例大规模回顾性研究显示，在单纯 VAIN Ⅰ、单纯 VAIN Ⅱ～Ⅲ、子宫切除术后 VAIN Ⅰ、子宫切除术后 VAIN Ⅱ～Ⅲ 的患者中，液基细胞学灵敏度分别为 62.7%、69.8%、70.3% 和 74.5%，HPV 灵敏度分别是 84.5%、88.7%、85.0% 和 91.4%，联合筛查的灵敏度分别是 94.4%、93.9%、97.5% 和 95.9%。两组 TCT 数据的差距可能是由于在合并宫颈病变的同时 TCT 的阳性率提高，而在全子宫切除后单纯 TCT 检测灵敏度逐渐升高也说明了宫颈对于细胞学在检测 VAIN 时会产生影响，故在 VAIN 的患者随访中应尤其重视液基细胞学和 HPV 联合检测（表 2-1）。

表 2-1　不同检查对 VAIN 筛查的灵敏度

检查	单纯 VAIN Ⅰ	单纯 VAIN Ⅱ～Ⅲ	全切术后 VAIN Ⅰ	全切术后 VAIN Ⅱ～Ⅲ
液基细胞学	62.7%	69.8%	70.3%	74.5%
HPV	84.5%	88.7%	85.0%	91.4%
联合筛查	94.4%	93.9%	97.5%	95.9%

一项关于宫颈癌及高级别宫颈上皮内瘤变在子宫切除术后阴道上皮内瘤变（VAIN）的临床研究发现，发生 VAIN Ⅰ 的中位年龄

（47.23 岁）低于 VAIN Ⅱ⁺（50.75 岁），CIN Ⅱ⁺和宫颈癌术后发生 VAIN 的平均时间为（22.01 ± 4.13）个月，CIN Ⅱ⁺及宫颈癌术后 2 年内发现 VAIN 的比例为 65.90%，高于 2 年及 2 年以上（34.10%），其中高危型 HPV 感染率为 95.08%。HPV 感染亚型与既往 CIN Ⅱ⁺或宫颈癌相同者 VAIN Ⅱ⁺所占比例（56.00%）高于 VAIN Ⅰ（17.78%）。而另一项研究中显示，因宫颈疾病切除子宫者发现 VAIN 平均为 3.46 年，而非宫颈疾病原因切除子宫者平均为 8.87 年。CIN Ⅰ、CIN Ⅱ~Ⅲ 和宫颈癌中 VAIN Ⅱ~Ⅲ 的发生率分别为 37.5%、65%、83.3%。此外，生殖道 HPV 感染载量高者其 VAIN 发病率升高，且发病程度也更严重，VAIN Ⅰ 患者中 85.7% 人乳头瘤病毒负荷量检测（HPV - DNA）阳性，而在 VAIN Ⅱ 和 VAIN Ⅲ 患者中阳性率均为 100%。故 CIN Ⅱ⁺及宫颈癌术后应密切随访并监控 VAIN 的发生，尤其 2~4 年内的随访，随访内容除了强调 TCT 及 HPV 的检测外，HPV 分型及定量的检测对识别 VAIN 风险也有重要意义。

大样本研究显示 VAIN Ⅰ、VAIN Ⅱ、VAIN Ⅲ 的占比分别为 31.1%、45.3%、23.6%。VAIN Ⅰ 自然进展率为 48.8%。VAIN Ⅱ⁺中随访观察、局部治疗（药物治疗、物理治疗）、激光消融、病灶切除、放射治疗的疾病复发/进展率分别为 46.2%、62.5%、26.4%、32.7%、0。VAIN Ⅲ/原位癌进展为阴道浸润癌中位时间为 21.4 个月（5~44.8 个月）。研究证明，HPV 感染则是疾病复发的独立危险因素，治疗方案的选择是疾病进展的独立危险因素，其中激光消融和局部切除比观察及局部治疗进展率更高，这可能是由于选择激光消融的病例往往病变范围更大，为多发病灶，且 VAIN 病灶又通常十分隐蔽，肉眼难以发现，如穹隆处或阴道皱褶处的病灶常容易忽视，而选择局部切除的病例则往往倾向于高级别病灶或者

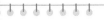

有可以浸润的情况，故也更容易复发，所以，高级别 VAIN 病灶或病灶范围大者应采取较为积极的治疗方案并严密随访。鉴于 VAIN 疾病易复发、易进展的特点，应进行长期随访。

VAIN 治疗方案多样，对于 VAIN 的病例如局部病灶切除、二氧化碳气化消融、冷冻、电熨、腔内放疗等，由于各种治疗方案各有利弊，目前尚无统一指南，故应遵从个体化治疗方案。其中二氧化碳激光气化是保守治疗方法中使用时间较长、应用较广的有效治疗方法，主要应用于局灶性、有性生活要求的病例。有研究显示，在一次手术后有 25% 复发，其中 VAIN Ⅰ、VAIN Ⅱ、VAIN Ⅲ 分别为 22%、27%、26%，复发的中位时间分别为 5.2 个月（1.4~127.8 个月）、6.6 个月（1~85.2 个月）、3.6 个月（1.2~62 个月），但在经过再次激光治疗后总病灶消除率达到 96%。另一项长期的随访研究报道对于 VAIN Ⅱ⁺ 的年轻患者，经治疗后 70%~80% 患者在经过一次或多次的激光消融治疗后，有效地消除了病灶，其中 18% 在 1~2 年后复发，25.5% 在 2~3 年后复发，33.5% 无瘤生存 4~8 年，7.5% 病变持续存在无缓解，4%~5% 疾病进展为阴道浸润癌。由于二氧化碳激光仅适用于黏膜表面的表浅病灶，而 VAIN 病灶又通常十分隐蔽，肉眼难以发现，如穹隆处或阴道皱褶处的病灶常容易忽视，故对于宫颈癌或宫颈病变同时合并 VAIN 的高危病例不建议应用此治疗方法。此外，病灶过大及多发病灶也是激光消融术后复发的高危因素。局部应用氟尿嘧啶适用于病灶面积较大或多发病灶的病例，且无需麻醉和复杂仪器，不良反应较轻。5% 咪喹莫特软膏可适用于年轻、HPV 阳性、多病灶、高级别病变的病例，有文献显示，5% 咪喹莫特软膏对于 CIN Ⅱ⁺ 的完全缓解率达到了 67%~75%，对于 VAIN Ⅰ~Ⅲ 的完全缓解率达到了 57%~86%。手术切除可应用环形电刀或冷刀，常用于无性生活要求的老年患者、病变范围较大、高级别病变或需进一步明确有无浸润癌、保守治疗无效的病例。腔内放疗由于一些潜在的并发症并没有广泛应用，一项单中心关于绝经后 VAIN Ⅲ 女性进行腔内放疗的前瞻性研究显示，在给予中等剂量率（MDR），Z 点给予 48Gy，每周 2 次的治疗方案下，急性放射损伤很轻微，但部分病例出现了晚期放射损伤，其中 G_3 级的阴道狭窄发生率为 25%，G_4 级的阴道糜烂及溃疡发生率为 5%，复发或病灶持续存在率为 14%，其中 4% 通过激光成功切除，10% 发展为浸润及微小浸润癌。

由于人群中 VAIN 发病率总体不高，且并未被大家广泛重视，故相关的大规模高质量研究仍不多，对于不同级别 VAIN 的处理方案、随访注意事项尚无广泛共识及定论，仍有待进一步研究。

病例点评

（1）绝经期、既往 HPV 相关的宫颈浸润性病变或宫颈癌前病变、生殖道 HPV 感染等是 VAIN 的高危因素，所以，对于患有高级别宫颈上皮内瘤变的患者，在进行宫颈组织活检的同时应密切关注阴道病变的情况，应常规行阴道上 1/3 的阴道镜检查，尤其对于年龄 >50 岁或绝经期的女性，或合并 HPV 感染的女性。

（2）无论是 VAIN 的筛查还是治疗后随访，均应采取 TCT + HPV 联合筛查的方法，以提高敏感性及特异性。此外，HPV 分型及定量的检测对识别 VAIN 风险也有重要意义，与宫颈病变同型 HPV 感染或定量值较高的患者 VAIN 发生率更高。

（3）高级别宫颈病变或宫颈癌术后患者应尤其关注 2 ~ 4 年内的随访，此期间为高发时期。高级别 VAIN 病灶或病灶范围大者应采取积极的治疗方案并严密随访。鉴于 VAIN 疾病易复发、易进展的特点，应进行长期随访。

（4）VAIN 治疗方案多样，如局部病灶切除、二氧化碳气化消融、冷冻、电熨、腔内放疗等，目前尚无统一指南，应遵从个体化治疗方案。

（蔡逸轩　刘　芸）

040 腹膜播散性平滑肌瘤一例

病历摘要

患者，女，40岁，主诉"下腹包块2年，月经紊乱9个月"。既往月经规律，7天/28天，经量中等，无痛经。2年前于下腹部可自触及包块，包块逐渐由鸡蛋大小增大为孕5个月大小，包块质地硬，无压痛，活动性好，无尿频、尿急、排便困难、腹痛等不适。曾于外院就诊，诊断为"子宫肌瘤"，建议手术治疗，患者未遵医嘱。9个月前出现月经紊乱，月经周期延长为1~5个月不等，经期延长为7~15天，经量增多，为原月经量的2倍，伴血块，偶有头晕及心慌等不适，2个月前出现阴道淋漓出血，无腹痛，无发热，无尿频及尿痛等不适，15天前于我院门诊行诊断性刮宫术，术后病理提示子宫内膜组织呈增生期改变，术后给予"地屈孕酮片20mg，每日1次，口服"治疗至今，门诊考虑为"子宫肌瘤"为手术治疗收入院。

【既往史】2010年体检时发现右侧肾上腺占位，行儿茶酚胺静脉治疗及腹部增强CT检查，专科会诊后考虑为无功能肾上腺腺瘤；2004年腹腔镜下行子宫肌瘤剔除术，术中用碎瘤器自左下腹穿刺口取出标本，术后病理提示：子宫平滑肌瘤。

【入院查体】体温36.4℃，脉搏75次/分，呼吸18次/分，血压108/72mmHg，身体质量指数为29，一般情况好，心肺听诊无异常，脐部及右侧下腹部可见陈旧性手术瘢痕，腹软，下腹部可触及包块上界达脐上3横指，两侧达腋前线水平，质硬，活动差，无压痛。

241

【妇科检查】外阴：已婚型。阴道：通畅，无阴道出血。宫颈：光滑，无接触性出血。宫体：前位，增大，如孕 5 个月大小，质地硬，活动差，无压痛。附件：双侧附件区未及异常。

【辅助检查】血常规：Hb 103g/L，CA125 80.4U/ml，CA199、CEA 及 AFP 正常。妇科 B 超提示多发性子宫肌瘤，子宫直肠窝实性占位，子宫浆膜下瘤？腹壁内低回声占位。盆腔磁共振检查（图 2 -33）提示脐下偏右侧皮下脂肪层内见类圆形异常信号影，T_1WI 呈等信号，T_2WI 呈高信号，DWI 呈高信号，ADC 图信号不低，边界清，大小约为 1.5cm×1.1cm，增强扫描后病灶均匀性明显异常强化。子宫体肌层及浆膜下多发肌瘤可能大，脐下偏右侧皮下脂肪层内异常信号，脉管源性病变？建议进一步检查。

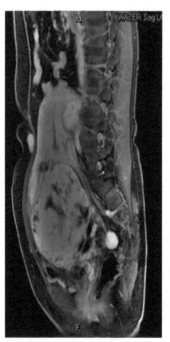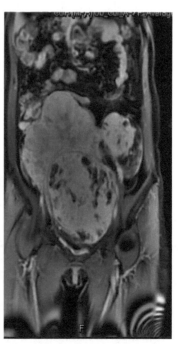

图 2 -33　子宫肌瘤术前盆腔核磁检查

【入院诊断】多发性子宫肌瘤，贫血（轻度），腹腔镜下子宫肌瘤剔除术后，右侧肾上腺腺瘤。

【治疗】行开腹全子宫及双侧输卵管切除术 + 腹腔结节切除术 + 腹壁结节切除术。术中探查见：腹直肌前鞘表面近脐孔处显露一肌瘤结节，大小 1.5cm，表面可见包膜光滑，电刀于前鞘表面完整切除肌瘤结节，大网膜下缘可见一直径 2cm 肌瘤结节，子宫不规则增大如孕 20 周大小，表面可见多个壁间外凸肌瘤样结节，最大直径约 10cm，前壁浆膜面及后壁浆膜面可见膜状黏连带，直肠上段右侧腹膜表面赘生性结节，光滑，直径 2cm，升结肠起始部系膜处外生赘生性一结节，表面光滑，大小 8cm，探查腹盆腔未触及其他异常结节（图 2 -34）。

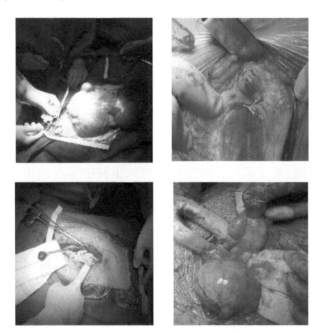

图 2 -34　术中探查情况

【术后病理】子宫底、体部，浆膜下，肌壁间多发性平滑肌瘤，子宫内膜呈增生期改变，宫颈慢性炎，双侧输卵管未见显著改变。大网膜结节、腹直肌前鞘结节、肠系膜表面结节，均为平滑肌瘤。

【出院诊断】多发性子宫平滑肌瘤，腹膜播散性平滑肌瘤，腹腔镜下子宫肌瘤剔除术后，右侧肾上腺腺瘤。

病例分析

腹膜播散性平滑肌瘤病（leiomyomatosis peritonealis disseminata, LPD）是一种罕见的良性疾病，又称多发性腹膜平滑肌瘤，1952年由 Willson 等人首次报道。Taubert 等人在1965年明确定义了这种疾病的特点，并将其命名为腹膜播散性平滑肌瘤病。该病表现为多个小结节弥漫地分布于盆腹腔腹膜，发病率很低，多见于育龄妇女。分子学研究表明，LPD 是一种单克隆性转移性病变，为一种罕见的临床疾病，鲜有恶变。目前认为该病可能与腹膜多潜能干细胞化生、雌激素水平、子宫内膜异位症和遗传相关，多见于育龄期女性，偶发绝经后女性或男性，表现为腹腔内腹膜表面多个大小不等的平滑肌肿物。近年来，因为腹腔镜下肌瘤粉碎器广泛使用，越来越多的证据提示医源性因素是导致 LPD 的原因之一。术中肌瘤粉碎后肌瘤碎片残留于腹腔，这些碎片植入腹腔中邻近的正常组织而继续生长，该病例中腹腔内大网膜及肠系膜处结节可能即为此情况；也可种植于腹壁穿刺切口处，该病例中原脐部穿刺孔肌瘤结节可能即为此情况。目前医源性腹膜播散性平滑肌瘤病已逐渐引起临床医生的重视。

腹膜播散性平滑肌瘤病的术前诊断较困难，临床症状不典型，可无明显症状，有的患者表现为盆腹腔疼痛、盆腹腔不适、盆腹腔压迫症状如尿频、尿急和排便困难等，也有发生肠梗阻的可能，缺乏明显的临床症状和体征，患者影像学和实验室检查均不能对腹膜播散性平滑肌瘤病明确诊断，术前误诊率较高，多为术中发现。因此目前对于腹膜播散性平滑肌瘤病患者均为术后切除组织病理学检查才获得明确诊断。

（1）鉴别诊断：该病可与以下疾病进行鉴别诊断：①良性转移性平滑肌瘤：是无核分裂象或仅有极少核分裂象的良性子宫平滑肌瘤，罕见扩散到盆腔或腹膜后淋巴结，主要以肺部发现平滑肌瘤多见，其切除组织病理学检查结果显示，子宫与转移的肌瘤均由分化良好的平滑肌构成。②寄生性平滑肌瘤：多源于有蒂浆膜下肌瘤，因蒂部血运障碍或其他原因导致肌瘤脱离子宫，并从其他部位获得血供，进行异位寄生性生长，组织学特征类似良性子宫平滑肌瘤，在盆腔表现为分叶状肿块。③子宫肉瘤：临床表现与子宫肌瘤相似，术前诊断较困难。对于迅速长大伴有疼痛的子宫肌瘤均应考虑有无子宫肉瘤可能。辅助诊断可依据阴道超声、诊断性刮宫等，确诊主要依据组织病理学检查。④腹膜间皮瘤：原发于腹膜脏层和壁层，有向腹腔内突入生长倾向，表现为局限性肿块或弥漫性小结节，常为实性包块，为不规则的微乳头，病理检查细胞均为双向分化结构，腹水中可见异型间皮瘤细胞。⑤静脉内平滑肌瘤病：其特点是在组织学上呈良性平滑肌瘤病变，以蠕虫样生长方式向子宫和盆腔静脉、腔静脉扩散，有时扩散可远达心脏。部分静脉内平滑肌瘤病来源于子宫平滑肌瘤病，部分可能是血管平滑肌的新发病变。临床可表现为盆腔、腹腔或心脏症状，盆腔磁共振检查提示：子宫存在平滑肌瘤并向脉管系统内突出，心脏症状可通过超声心动检查评估。

（2）治疗方法：腹膜播散性平滑肌瘤病大部分为良性肿瘤，具有复发性的生物学行为和雌、孕激素依赖性，对于无生育要求的患者，可施行全子宫切除术及双侧附件切除术，并且尽可能切除受累组织，对于有保留生育功能要求的患者，切除肉眼可见的肌瘤，术后尽可能避免雌、孕激素的刺激，也可术后辅助药物治疗，如应用促性腺激素释放激素激动剂及芳香化酶抑制剂等，从而达到抑制肿瘤生长和复发的目的。

（3）预防：为避免医源性腹膜播散性平滑肌瘤病的发生，行腹腔镜下子宫肌瘤剔除术，使用子宫肌瘤粉碎器时最好在标本袋中进行粉碎操作，术后要用生理盐水反复冲洗剥离创面，尽量减少碎屑残留，手术结束拔出穿刺器械前也要仔细冲洗后再拔出穿刺器械，以免肌瘤碎屑种植到腹壁。

病例点评

LPD 可能与性激素、腹膜多潜能干细胞化生、医源性因素及遗传因素有关。绝经期发病及应用 GnRH-a 结节消退不明显病例，LPD 与子宫内膜异位症同存的现象及非随机 X 染色体失活的发现提示多种发病机制共存的事实。国外大样本研究提示，腹腔镜子宫肌瘤剔除术后发生 LPD 的概率为 0.1%。如何避免医源性因素引发 LPD 逐渐引起妇科医生的关注，目前国外已经将剔除肌瘤置入组织粉碎袋内旋切粉碎作为子宫肌瘤剔除术的常规操作，能够有效防止肌瘤组织在盆腹腔种植播散。

（刘　超　刘　芸）

04.1 Lynch 综合征相关性子宫内膜癌 一例

病历摘要

患者，女，46 岁，主诉"经量增多 1 年，阴道出血 15 天"。患者既往月经规律，7 天/24 ~ 25 天，量中等，无痛经，末次月经 2017 年 12 月 24 日。患者于 1 年前无明显诱因出现经量增多、经期延长，经量增加为平时月经量的 2 倍，经期延长至 8 ~ 10 天，有血块，月经周期无明显改变，伴乏力，伴有经间期阴道排液，为透明液，无异味，每次持续约 1 周，多时需用卫生巾，偶有同房后少量出血，未重视，未就诊。6 个月前出现痛经进行性加重，VAS 评分：7 分，伴出汗，影响正常工作，无恶心、呕吐，口服镇痛药腹痛有所好转，持续 3 ~ 4 天，3 周前因痛经于当地医院就诊，查血红蛋白为 53g/L，行宫颈组织活检：①（宫颈 3 点、6 点、9 点、12 点）小块宫颈黏膜显示为慢性炎；②（宫颈赘生物）子宫内膜样腺癌。15 天前无诱因出现阴道出血多，出血量约为平时的 3 倍，伴头晕及心慌，当地医院给予输红细胞悬液 2U，后复查血红蛋白为 65g/L，建议转上级医院治疗，后于我院门诊就诊，考虑为"子宫内膜癌"收入院。自发病以来，患者大小便正常，体重无明显减轻。

【既往史和家族史】体健，否认高血压、糖尿病病史，无激素类药物服用史。其姐姐患结肠癌（发病年龄 <50 岁），母亲患胃癌去世。

【月经史和婚育史】患者 14 岁初潮，既往月经规律，7 天/24 ~ 25 天，量中等，无痛经，末次月经 2017 年 12 月 24 日。孕 2

产 1，自然分娩一活男婴，现体健。

【入院查体】体温 36.3℃，脉搏 78 次/分，呼吸 17 次/分，血压 120/80mmHg，身高 160cm，体重 50kg，身体质量指数为 19.5，贫血貌，睑结膜苍白，口唇苍白，全身浅表淋巴结未触及肿大，双乳房未触及包块和压痛，乳头无内陷及异常分泌物。心肺未探及异常，腹软，未触及包块，无压痛及反跳痛，移动性浊音阴性，肠鸣音正常存在。双下肢活动好，腓肠肌无压痛，病理反射阴性。

【合诊检查】外阴：已婚已产型。阴道：通畅，少量血迹，前穹隆可触及 0.5cm 触痛结节，阴道无浸润结节。宫颈：宫颈膨大增粗，无触血。子宫：前位，增大如孕 9 周，质中，活动差，无压痛，双侧主韧带明显增厚，质地韧，双侧骶韧带稍增厚。附件：右侧附件区增厚，无压痛；左侧附件区未及明显异常。

【辅助检查】肿瘤标志物：CA125 246.30U/ml，CA199 182.70U/ml，CA724 23.25U/ml，CA50 70.40ng/ml，血常规提示 Hb 56g/L。妇科超声：子宫体大小为 8.7cm×9.3cm×7.6cm，宫腔线居中，内膜厚 2.2cm，回声不均，内可见丰富血流信号，与后壁分界不清，后壁可见一不均质回声区，范围 7.6cm×5.1cm，右侧附件区：右侧卵巢增大，大小为 6.3cm×4.6cm，内见一低回声区，范围为 4.0cm×3.6cm×2.6cm，宫颈及左侧附件区未见异常。全腹部＋盆腔 CT 平扫＋增强扫描：子宫内膜增厚不均质，符合内膜癌，深肌层受侵；宫颈间质受侵不除外，右侧附件区囊实性肿块，卵巢受侵可能性大；腹主动脉下段旁、左髂总血管旁淋巴结轻度增大，肝脏多发囊肿；肝右叶另见动脉期显著强化灶，小血管瘤可能。

【检查及治疗】入院后输入 2U 红细胞悬液后，行宫腔镜检查＋诊断性刮宫术：宫腔压力 70mmHg，流速 80ml/min，镜下见宫颈管形态正常，宫颈管前壁黏膜色灰白，糟脆，与宫腔前壁病灶延续，其下界达内口下方 1.5cm。宫腔形态大致正常，宫腔内布满灰白色、糟脆组织，表面可见粗大、断裂的异形血管，双侧输卵管开口为异常内膜遮蔽不可见（图 2 –35）。

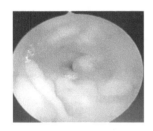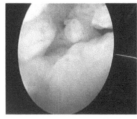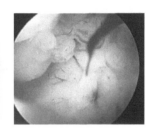

图 2 –35 宫腔镜下所见

诊断性刮宫病理回报：（宫腔）子宫内膜样癌，考虑中 – 高分化。（宫颈）子宫内膜样癌，考虑中 – 高分化。

胃镜检查提示：慢性浅表性胃炎伴糜烂。结肠镜检查提示：结肠多发息肉。PET – CT 回报：①子宫体积明显增大，密度不均匀，宫腔内 FDG 代谢明显增高，结合病史，考虑子宫内膜癌；右侧附件区软组织肿块影，局部与子宫分界不清，FDG 代谢增高，考虑右侧附件区转移；腹主动脉下段右旁及盆腔内（左侧髂总动脉旁、子宫右前、右后方）多发 FDG 代谢增高淋巴结，考虑淋巴结转移可能大。②右侧乳腺区 FDG 代谢增高影，同机 CT 未见明显异常密度灶，其前方见一点状钙化灶，建议进一步行乳腺 B 超或 MRI 检查除外恶性病变。③甲状腺密度欠均匀，未见 FDG 代谢异常，建议结合甲状腺 B 超检查。

甲状腺超声：未见异常。乳腺超声检查提示右乳低回声区，BIRADS – US 4b 级，进一步请乳腺外科会诊，建议行乳腺穿刺活检。病理检查提示：见腺癌细胞。

术前诊断：子宫内膜癌（Ⅲ期?），子宫内膜癌合并卵巢癌? 右乳腺癌，贫血（中度）。

　　患者于 2018 年 1 月 16 日行开腹探查术，术中探查见腹腔内少量淡粉色腹水，量约 50ml，子宫增大如孕 10 周大小，子宫直肠陷凹及右侧骶韧带可探及散在分布的质硬癌结节，右侧主韧带质地硬，右侧卵巢被一直径约 6cm 肿瘤替代，质地硬，形状不规则，包膜完整，与大网膜粘连，左侧附件及右侧输卵管外观未见异常；右侧膀胱腹膜表面可见直径约 0.5cm 的癌簇，直肠壁表面可见 2 个癌结节，直径大小分别为 0.5cm 和 1cm，大网膜表面未见异常。探查左侧髂内、髂外及髂总淋巴结可触及增大，淋巴结最大直径约 1cm，右侧盆腔淋巴结未触及增大，腹主动脉旁可触及增大淋巴结，最大直径约 1cm。行广泛子宫切除术 + 双侧附件切除术（骨盆漏斗韧带高位结扎）+ 盆腔淋巴结清扫术 + 腹主动脉旁淋巴结切除术 + 大网膜切除术 + 直肠前壁肿瘤切除术。

　　术后病理回报：子宫内膜高分化子宫内膜样癌。癌瘤侵犯肌层大于 1/2，肿瘤累及宫颈内口及右侧宫角。宫颈呈慢性炎。左侧输卵管系膜胚胎残留囊肿，左侧卵巢黄体囊肿。右侧卵巢内见透明细胞癌，并见部分呈子宫内膜样癌改变。右侧输卵管脉管内可见癌栓。另送（直肠表面肿物）结节状纤维结缔组织内见癌巢浸润（3 枚，直径 0.3～0.5cm）。（大网膜）脂肪及纤维结缔组织内未见癌累及，并见淋巴结 3 枚，未见癌转移。（右盆腔）淋巴结 3/16 枚，（腹主动脉旁）淋巴结 2/20 枚，内见癌转移。（左盆腔）淋巴结 14 枚，未见癌转移。免疫组化：MSH2（＋）、MSH6（＋）、PMS2（－）、MLH1（＋）（图 2 -36）。

　　腹腔冲洗液涂片：未见明确肿瘤细胞。妇科手术后 2 周，于乳腺外科行右侧乳腺切除术。术后病理提示（右侧）乳腺中级别导管原位癌。其余乳腺组织呈乳腺病改变。脉管内未见明确癌栓。切缘未见癌残留，肿瘤距深切缘 0.2cm。术后 3 周拔除尿管，排尿顺利，残余尿小于 80ml。术后（行紫杉醇＋卡铂）静脉化疗＋阴道近距离放疗＋盆腔外照射＋腹主动脉旁淋巴引流区外照射。

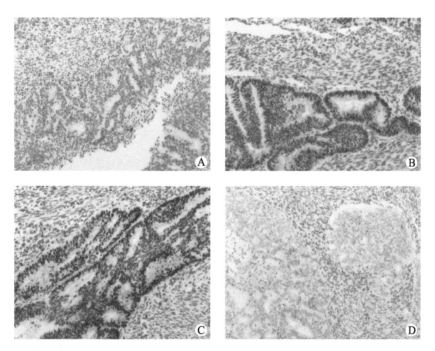

注：A. MLH1（IHC×10）；B. MSH2（IHC×10）；C. MSH6（IHC×10）；D. PMS2（IHC×10）。

图 2-36　子宫内膜癌组织 MMR 蛋白免疫组化学染色示 PMS2 蛋白失表达，肿瘤细胞核阴性，周围间质细胞阳性表达为内对照

【出院诊断】子宫内膜癌（ⅢC$_2$ 期 G$_1$），右乳腺导管原位癌，左侧卵巢黄体囊肿。

病例分析

子宫内膜癌是女性生殖系统三大恶性肿瘤之一，2014 年发布的北京市癌症数据显示其发病率居生殖系统恶性肿瘤之首。依据病史、查体及妇科超声检查无法明确诊断为子宫内膜癌，传统的确诊方法是进行分段诊刮，但传统的诊断性刮宫假阴性率为 2%～10%，

笔记

对微小或隐匿病灶容易漏刮，不能协助进行术前分期，不利于病理检查等局限性。对于子宫内膜癌患者，术前如何选择最佳的影像学评估手段，目前并无共识。与非对比增强磁共振成像（magnetic resonance imaging，MRI）、超声或计算机断层扫描（computed tomography，CT）相比，对比增强 MRI 对检测子宫肌层浸润或子宫颈受累情况似乎是最好的影像学诊断，大多数研究表明，其对子宫肌层浸润的敏感性为 80%～90%；而对子宫颈浸润的敏感性的结论各不相同，范围为 56%～100%。与 CT、正电子发射计算机断层扫描（positron emission tomography，PET）或 PET－CT 相比，对比增强 MRI 也是检测是否有淋巴结转移的最好影像学方法。在高分化、肌层浸润 < 50% 的子宫内膜癌患者中，淋巴结转移风险为 3%～5%，而在低分化、浸润深度 > 50% 的患者中，淋巴结转移的风险高达 20%，因此，对于存在以下任何特征，均建议行淋巴结切除：①组织学类型为浆液性癌、透明细胞癌或高级别癌；②子宫肌层浸润深度超过 50%；③巨大肿瘤（病灶直径 > 2cm 或充盈子宫内膜腔）结合该患者病史、查体、宫腔镜下见宫腔满布癌灶、术前影像学检查及诊断性刮宫病理，术前评估考虑存在肌层浸润超过 50%、宫颈间质浸润、盆腔淋巴结及腹主动脉旁淋巴结有转移，同时卵巢肿瘤不确定为转移或原发可能，综合评估后对患者制定广泛子宫切除＋双侧附件切除（骨盆漏斗韧带高位结扎）＋盆腔淋巴结清扫、腹主动脉旁淋巴结切除＋大网膜切除＋转移病灶切除的手术方案。与术后病理相对比，对宫颈是否浸润的术前评估上存在偏倚，行广泛子宫切除增加了患者手术创伤与风险，我们对此进行经验总结：对于术前影像学评估考虑为宫颈间质浸润可能的子宫内膜癌患者，最好行宫腔镜下宫颈定位活检，宫腔镜检查联合宫颈定位活检对诊断宫颈浸润的准确率高，国内研究显示为 93.29%。宫腔镜检查在子宫内膜癌早期诊断中的优势：能够直接观察宫腔内病变形态和范围，同时可在直视下定位活检，能够直接行宫颈管深部活检，明确是否存在宫颈间质浸润，初步判断临床分期，为制定精准的手术方案提供参考。Baker 等人研究认为，宫腔压力＜70mmHg 时，无液体从输卵管溢出至腹腔，宫腔镜检查并未增加细胞学阳性率。

该患者因"经量增多 1 年余，阴道出血 15 天"入院，结合宫腔镜检查及诊断性刮宫的病理结果，子宫内膜癌诊断较容易；肿瘤标志物 CA125 升高预测子宫内膜癌宫外转移，一项回顾性研究显示，肿瘤标志物 CA125 高于 40U/ml 对预测淋巴结转移的敏感性为 78%、特异性为 81%；妇科超声及盆腔 CT 检查均提示右侧附件区存在囊实性占位，CT 及 PET－CT 检查均提示淋巴结有转移，术前诊断容易只考虑为子宫内膜癌Ⅲ期伴卵巢转移，在制定手术治疗方案时仅按照子宫内膜癌进行手术病理分期，容易遗漏大网膜的切除。因此术前需要与卵巢癌伴子宫内膜转移相鉴别，同时还要与子宫内膜癌及卵巢原发性双癌相鉴别，这样才能制定更为全面的治疗方案。子宫内膜癌女性中，5% 有同时性卵巢原发癌；卵巢癌女性中 10% 有同时性子宫内膜原发性癌。子宫内膜癌和卵巢癌的组织学变化通常相同，因此很难明确是两个单独的原发肿瘤，还是癌变从子宫内膜转移至卵巢，抑或少数情况下癌变从卵巢转移至子宫内膜。1987 年 Scully 和 Young 提出一个较为完整的双癌的诊断标准，以区别子宫内膜癌伴卵巢转移、卵巢癌伴子宫内膜转移和子宫内膜及卵巢同是转移癌。子宫内膜癌和原发性卵巢癌的双癌的诊断标准：①两个癌灶没有直接联系；②通常没有子宫肌层的浸润或仅有浅表的肌层浸润；③没有淋巴和血管的浸润；④肿瘤主要存在于卵巢和子宫内膜；⑤两个肿瘤常局限于原发灶或仅伴有小转移；⑥常伴有子宫内膜的不典型增生；⑦卵巢内有时伴有子宫内膜异位症；

笔记

⑧两个肿瘤的组织学类型可以相同也可以不同。2001年Zaino等人根据不同的组织学类型，将子宫内膜和卵巢原发性双癌分为3组：A组，子宫内膜和卵巢均为子宫内膜样癌；B组，子宫内膜和卵巢均为非子宫内膜样癌，但两者的组织学类型相同；C组，子宫内膜癌和卵巢癌是两个完全不同的组织学类型。对于双癌治疗国内外没有明确的指南可循，目前国内外主要的治疗方案仍是手术治疗和术后的辅助治疗。手术范围包括全子宫双侧附件（骨盆漏斗韧带高位结扎）、大网膜及盆腹腔淋巴结切除，加以阑尾切除。术后的辅助治疗包括卵巢癌的化疗和子宫内膜癌的放疗等，化疗和放疗的先后以组织学分级和肿瘤的浸润程度为依据。该患者根据术后病理结果，确诊为子宫内膜癌（$\mathrm{III}C_2$期G_1）。术后给予紫杉醇联合卡铂化疗3个疗程，同时行盆腹腔内放疗。

子宫内膜癌为女性生殖道常见恶性肿瘤之一，约5%子宫内膜癌具有家族遗传性。Lynch综合征（Lynch syndrome，LS），即遗传性非息肉性结直肠癌综合征，是由DNA错配修补（mismatch repair，MMR）基因突变引起的一种常染色体显性遗传病，其中最常见的是MLH1、MSH2、MSH6、PMS2的胚系突变。MMR基因突变将导致家族成员结直肠癌、子宫内膜癌、卵巢上皮性癌、乳腺癌、膀胱癌、肾癌及胃癌等肿瘤发病率增加。LS患者结直肠癌的发病率为40%~80%，子宫内膜癌的发病率为20%~60%，卵巢癌的发病率为9%~12%，其中子宫内膜癌是LS最常见的肠外肿瘤，这类子宫内膜癌被称为Lynch综合征相关性子宫内膜癌（Lynch syndrome associated-endometrial cancer，LS-EC）。有研究显示，子宫内膜癌患者中有2%~6% LS患者。LS-EC临床特点：发病年龄较早；无雌激素过多刺激表现（无肥胖、糖尿病、多囊卵巢综合征等病史）；伴或不伴阴道出血；可同时或异时伴发卵巢癌（多为透明

笔记

细胞癌、子宫内膜样癌）；身体质量指数偏低等特征。目前有研究表明，在普通人群中，月经初潮早、绝经年龄晚、未产及绝经后激素药物的使用可增加患子宫内膜癌的风险，激素类避孕药的使用、多产可降低子宫内膜癌的发病风险，对 Lynch 综合征患者来说，激素因素与子宫内膜癌的发病风险尚不明确。目前诊断 Lynch 综合征最有效的方法是利用 DNA 测序 *MMR* 基因，但由于费用昂贵，临床广泛应用价值较低，一般先进行预筛查（即 MMR 蛋白的免疫组化检测），然后行单一靶基因检测。目前推荐对存在以下情况的结直肠癌和子宫内膜癌患者进行 Lynch 综合征筛查：①结直肠癌符合 Bethesda 修订标准或 Amsterdam 标准；②年龄 < 50 岁的子宫内膜癌；③已知家族中有 Lynch 综合征。对已发生子宫内膜癌或结直肠癌患者或是根据临床病理特征高度怀疑 Lynch 综合征相关性子宫内膜癌患者每隔 2 ~ 3 年行常规肠镜检查，并同时行免疫组化检测，首选 MMR 蛋白免疫组化检测。该患者一级亲属有结肠癌、胃癌家族史，现患者本人同时发现子宫内膜癌及乳腺癌，发病年龄 < 50岁，所以对该患者进行 Lynch 综合征相关性子宫内膜癌的筛查。筛查结果为癌灶中表达 MLH1、MSH2、MSH6 蛋白，定位于细胞核，而 PMS2 蛋白不表达，可疑为 Lynch 综合征突变基因携带，建议患者行遗传咨询并行遗传基因检测，但遗憾的是，患者因经济原因未行检测，虽然未检测，但并不影响其治疗，治疗方法同散发型子宫内膜癌。有研究认为，具有 *MMR* 缺陷的结直肠癌患者预后较 *MMR* 系统正常的结直肠癌要好，但在子宫内膜癌中还没有定论。LS-EC 病理组织学特征有：具有多样性和异质性，病理类型包括 I 型（子宫内膜样癌）和 II 型（透明细胞癌、浆液性癌、未分化癌、癌肉瘤）；病灶多发生于子宫体下段；癌周淋巴细胞聚集、肿瘤内浸润淋巴细胞增多及癌细胞呈髓样生长；内异症相关卵巢上皮肿瘤发病

率增加等。部分文献认为，Lynch 综合征的内膜癌侵袭性更强，较年轻的患者发生非内膜样癌，肿瘤好发于子宫体下段，可合并卵巢透明细胞癌等。NCCN 指南推荐，在 Lynch 综合征家系高危成员中，已完成生育的 35 岁以上的患者可行预防性子宫全切及双侧输卵管卵巢切除，有效率达 100%，但患者对此类手术治疗方式的认可度较低。

从子宫内膜癌中筛选出 Lynch 综合征非常重要，因为一旦筛选出 Lynch 综合征，意味着该个体发生结直肠癌等相关肿瘤的风险极高，需要每年进行肠镜检查，同时其亲属也面临肿瘤易感的问题，通过遗传咨询及相关基因检测可使整个家族获益。

病例点评

（1）子宫内膜癌为女性生殖道常见恶性肿瘤之一，约 5% 子宫内膜癌具有家族遗传性。对于同时发生两种以上肿瘤、发病年龄 <50 岁及有 Lynch 综合征家族史的子宫内膜癌患者，要对其肿瘤样本进行针对错配修复蛋白的检测以明确诊断。

（2）子宫内膜癌患者中 5% 有同时发生卵巢癌可能，卵巢癌患者中，10% 有同时发生子宫内膜癌可能，术前很难明确诊断。不管患者是转移癌还是同时性原发癌，都要根据每种癌症的分期采取推荐的联合治疗方案。

（刘　超　刘　芸）

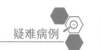

042 子宫内膜异位症相关性卵巢癌一例

病历摘要

患者，女，41岁，因"检查发现双侧卵巢囊肿1月余"于2018年5月17日入院。患者平时月经规律，7天/25~27天，量中，有血块，无痛经，末次月经2018年5月12日。1个月前于月经间期出现左下腹持续性坠痛，持续5小时自行缓解，无尿频、尿急、尿痛及发热史，无下腹坠胀，无月经改变，无阴道异常流液、流血等不适，就诊我院查超声提示：左侧卵巢囊性占位大小约2.7cm×2.3cm，右侧卵巢囊实性占位大小约8.3cm×8.5cm×6.7cm，建议手术治疗收入院。

【既往史】2004年因右侧卵巢囊肿破裂于某医院行开腹双侧卵巢囊肿剥除术，术后病理提示：双侧卵巢子宫内膜异位囊肿，术后无特殊治疗；2005年因头盆不称于某医院行剖宫产术，术中可见局限的"火焰状"腹膜子宫内膜异位病灶，术后恢复良好；2010年因子宫瘢痕于某医院第二次剖宫产分娩，并同时行绝育手术及右侧卵巢子宫内膜异位囊肿剥除术。

【妇科检查】外阴：发育正常，已婚型。阴道：通畅，后穹隆未触及异常结节。宫颈：光滑，分泌物色白，无异味。子宫：前位，常大，活动可，无压痛。附件：右侧附件区可触及一实性包块直径约10cm，界清，质硬，不活动，无压痛；左侧附件区可触及一囊性包块直径约4cm，边界清，质韧，活动好，无压痛。肿瘤标志物：CA199 61.3U/ml，CA125 17.8U/ml，CEA 1.36ng/ml。

笔记

妇科 B 超：子宫后位，宫体大小约 7.2cm×6.8cm×5.8cm，内膜厚约 1.2cm，后壁见低回声结节，大小约 2.2cm×1.4cm，宫颈未触及异常占位。右侧附件区：右侧卵巢见边界清楚的以实性为主的囊实性占位，大小约 8.3cm×8.5cm×6.7cm，实性区不规则，内可见点状血流信号，囊性区可见细点样回声。左侧附件区：左侧卵巢见多发边界不清的囊性占位，大小约 2.7cm×2.3cm，内可见细密点样回声。这提示子宫肌瘤，左侧卵巢非纯囊性占位，右侧卵巢囊实性占位。

盆腔磁共振检查提示：①右侧卵巢囊实性肿块伴出血，考虑恶性可能；②左侧卵巢多个囊性病变，考虑黄体囊肿伴出血可能；③多发子宫肌瘤；④子宫腺肌症可能。

【入院诊断】右侧卵巢癌？左侧卵巢子宫内膜异位囊肿？多发性子宫肌瘤、子宫腺肌病、卵巢子宫内膜异位囊肿剔除术后、子宫肌瘤剔除术后、瘢痕子宫、肥胖症。

【诊疗】该患者因突发经间期下腹痛，超声检查发现盆腔包块；妇科检查提示右侧附件区可触及实性包块，质硬，活动差；超声检查提示右侧卵巢见以实性为主的囊实性占位，实性区不规则，可见血流信号；血清肿瘤标志物 CA199 轻度升高。所以，术前考虑为右侧卵巢癌？结合患者年轻，且既往有 2 次卵巢子宫内膜异位囊肿剔除手术史，术后未定期随诊，所以不除外卵巢子宫内膜异位囊肿复发恶变可能。2018 年 5 月 22 日行开腹探查术，术中见：少量血性腹水，子宫稍大，子宫表面可及多个直径 1~2cm 肌瘤结节，子宫左前壁与腹膜可见条状肌性粘连，子宫前壁与膀胱粘连，分界不清，双侧输卵管可见节育瘢痕组织，右侧输卵管缠绕粘连于卵巢周围，与其包裹成为一体，右侧卵巢增大，直径约 8cm，多房，部分囊腔内为暗红色液体，部分囊腔内可见黄色内容物，右侧输卵管卵巢粘连于子宫后壁并与乙状结肠侧壁、盆底腹膜广泛致密粘连，左侧输卵管与左侧卵巢粘连，左侧卵巢增大，直径约 4cm，直肠及部分乙状结肠与子宫后壁致密粘连，子宫直肠陷凹完全封闭。肠壁表面无异常结节，大网膜未见异常，肝、膈表面未触及异常。因术中粘连严重，分离粘连过程中右侧卵巢肿瘤有小的破裂，一并切除右侧附件及连带部分后腹膜，送术中冰冻标本。病理提示：（右侧附件）肿瘤呈腺样、乳头样结构，细胞有异型性，考虑为恶性，最终待石蜡及免疫组化结果。术中诊断：右侧卵巢上皮性恶性肿瘤。遂行全子宫+左侧附件切除术（漏斗韧带高位结扎）+大网膜切除术+盆腔淋巴结清扫术+腹主动脉旁淋巴结切除术。

【术后病理】右侧卵巢透明细胞癌，（囊壁增厚隆起处），其余囊肿壁呈子宫内膜样囊肿改变，另见游离组织为子宫内膜呈囊腺性增生性改变，输卵管见透明细胞癌。子宫底肌壁间多发性平滑肌瘤伴玻璃样变性。子宫内膜呈增殖性改变。宫颈呈慢性炎。左侧卵巢囊性黄体，左侧输卵管未见显著变化。大网膜、脂肪组织、（左侧盆腔）淋巴结12枚、（右侧盆腔）淋巴结18枚、（左侧腹主动脉旁）淋巴结8枚、（右侧腹主动脉旁）淋巴结15枚均未见癌转移。腹腔冲洗液涂片：查见增生显著的间皮细胞伴退变及非典型性，未见明确肿瘤细胞。

【出院诊断】子宫内膜异位症相关性卵巢癌：右侧卵巢透明细胞癌（Ic_1期）、左侧卵巢黄体囊肿、多发性子宫肌瘤、卵巢子宫内膜异位囊肿剥除术后、二次剖宫产史、肥胖症。

病例分析

（1）目前已有研究表明，子宫内膜异位症是卵巢癌发病的高危因素，甚至是癌前病变，其可能机制：①异位子宫内膜细胞可能转变为癌细胞；②子宫内膜异位症与卵巢癌可能因共同的危险因素而共存，如遗传易感性、免疫调节异常和环境因素。卵巢子宫内膜异位症恶变的主要细胞学类型为子宫内膜样腺癌、卵巢透明细胞癌和少数为低级别浆液性腺癌，被称为子宫内膜异位症相关性卵巢癌（endometriosis associated ovarian cancer，EAOC）。肿瘤抑制基因 *ARID1A* 常在子宫内膜异位症相关性卵巢癌中受损，*ARID1A* 基因突变可见于癌前病变，且可能是子宫内膜异位症转变为癌的早期标志，但目前没有证据表明，预防性切除子宫内膜异位症可以降低卵巢癌风险，尚不清楚子宫内膜异位症女性有无其他类型卵巢癌的风险。子宫内膜异位症恶变、EAOC 与非 EAOC 之间的差别，是目前研究的热点。该患者术前通过查体、超声检查及盆腔磁共振检查考虑为卵巢恶性肿瘤；但该患者的恶性风险指数 <200，提示卵巢癌发生低风险。多风险评分系统可用于鉴别良性和恶性附件包块，最准确的模型为恶性风险指数Ⅰ和恶性风险指数Ⅱ，后者与前者采用相同因素，但每种因素赋予不同的分值。这些分值是通过计算超声分数、绝经状态和血清 CA125 的乘积得来的，将 200 分作为卵巢恶性肿瘤的参考值。资料显示，EAOC 患者术前因为血清 CA125 水平正常或稍高，不同于非 EAOC，且未绝经女性血清 CA125 受很多因素影响，所以单采用恶性肿瘤风险指数评估 EAOC 可能造成偏差。超声检查是评估附件区包块的首选的影像学检查方法，与磁共振相比价格便宜且可重复性强。恶性卵巢肿瘤的超声特征：具有非强回声的实性成分，且为结节状或乳头状；腹水；存在较厚的膈（>2~3mm）；实性成分中有血流信号，上述超声影像学特点对诊断 EAOC 缺乏特异性。因此在临床工作中，要仔细识别具有子宫内膜异位症恶变风险的高危人群，包括：①肥胖或长期服用雌激素者；②病程长的患者；③达那唑治疗史，达那唑是治疗子宫内膜异位症的有效药物之一，其不良反应是高雄激素血症，有研究显示雄激素过剩与

卵巢癌的发生、发展密切相关；④卵巢子宫内膜异位囊肿直径 >
10cm。对于 EAOC 目前尚缺乏有效的早期筛查手段，亟待更多的关
于 EAOC 的基础及临床研究，为 EAOC 的早期筛查提供更多的依
据。起初，临床沿用 Sampson 和 Scott 提出的 EAOC 病理诊断标准：
①同一卵巢中同时存在恶性肿瘤组织与子宫内膜异位症组织；②存
在子宫内膜间质包绕腺体；③排除其他肿瘤的转移；④显微镜下可
观察到由异位组织向恶性转化。由于肿瘤生长迅速而破坏其起源组
织，从而不易找到内异症组织学依据，确定内异症与癌之间的交界
区较困难，因此，符合上述标准的子宫内膜异位症相关性卵巢癌非
常少见。目前关于 EAOC 的诊断标准（Van Gorp 标准）：①卵巢癌
与子宫内膜异位症发生在同侧卵巢，且存在病理连续性；②卵巢癌
与子宫内膜异位症发生在同侧卵巢，但不存在病理连续性；③卵巢
癌与子宫内膜异位症发生在对侧卵巢或内异症发生为包括子宫、输
卵管、宫旁组织、肠道、腹膜、子宫骶韧带等性腺外器官。该患者
术后病理检查提示：右侧卵巢透明细胞癌（囊壁增厚隆起处），其
余囊肿壁呈子宫内膜样囊肿改变，另见游离组织为子宫内膜呈囊腺
性增生性改变，输卵管见透明细胞癌。符合子宫内膜异位症相关性
卵巢癌的诊断。近年的研究证实，EAOC 作为上皮性卵巢癌中的一
种特殊亚型，具有以下临床特点：发病年龄较小，绝经前患者比例
较高；术前 CA125 水平较低；期别较早，肿瘤细胞减灭术的满意率
较高；较少发生耐药，无瘤生存期和中位生存期长；子宫内膜异位
症为其预后的独立影响因素。

（2）子宫内膜异位症是一种慢性病，难以治愈。文献报道，子
宫内膜异位症年复发率为 5% ~ 20%，5 年累计复发率高达 40% 以
上，子宫内膜异位症应该被视为需要使用药物治疗避免反复手术治
疗，需要终身管理的一种慢性疾病。手术是目前治疗子宫内膜异位

症的主要治疗方法之一，但手术不能解决子宫内膜异位症复发的问题。因此，内异症患者术前要充分评估是否需要手术，选择合适的手术方式及手术时机，与患者充分沟通告知。卵巢子宫内膜异位症的手术适应证：卵巢囊肿直径≥4cm；合并有不孕症；合并深部浸润型子宫内膜异位症；与恶性肿瘤鉴别。该患者既往月经规律，无痛经、腹痛及性交痛等症状，第一次以右侧卵巢子宫内膜异位囊肿破裂急诊就诊，行双侧卵巢子宫内膜异位囊肿剥除术；术后 1 年剖宫产分娩时，术中发现腹膜型子宫内膜异位病灶，未给予处理，双侧卵巢未见异常病灶；术后 6 年再次剖宫产手术时发现右侧卵巢子宫内膜异位囊肿，术中行右侧卵巢子宫内膜异位囊肿剥除术。通过复习患者既往手术记录，不能进行准确的 r-AFS 评分，两次手术过程中仅对卵巢子宫内膜异位囊肿剥除，对于腹膜型子宫内膜异位症并未给予处理，该患者术后未服用药物治疗，也未进行定期随诊，所以术后复发似乎是必然的。研究表明，子宫内膜异位症复发的主要原因是前次手术不彻底，复发会使子宫内膜异位症侵及更多的器官组织，浸润程度会更深。因此，手术治疗的彻底性是影响内异症治疗预后的主要因素之一，在子宫内膜异位症的手术治疗中要特别强调病灶切除的彻底性，将肉眼可见的病灶彻底切除，无法切除的病灶处用能量器械实施病灶消融。对于年轻的子宫内膜异位症患者，保守手术只是去除了病灶，并没有去除病因，且如果病灶广泛、复杂、隐匿很难完全去除，那么需应用药物治疗进行终身管理，避免反复的手术。目前尚无理想的长期管理方案。常用的药物有口服复方激素类避孕药、口服孕激素、促性腺激素释放激素激动剂（GnRH-a）和放置左炔诺孕酮宫内释放系统等。有研究发现复方激素类避孕药可缓解痛经并可降低术后复发，但有研究表明长期用药与间歇用药对术后痛经缓解率并无统计学差异，且长期用药停药后不良反应的发生率较高，说明复方激素类避孕药无长期的保护作用。另外，GnRH-a 常被用于预防子宫内膜异位症复发、缓解疼痛，但其导致的低雌激素血症引发的不良反应限制了该药的长期应用，一般使用6~12个月。针对停药后的复发、疼痛问题，有日本学者提出采用 GnRH-a 序贯方案延长用药时间，序贯方案包括：GnRH-a 与达那唑序贯方案，GnRH-a 与低、中剂量口服避孕药物序贯方案，以及 GnRH-a 与孕激素序贯方案等，序贯治疗方案如何选择及使用时间如何界定尚未明确。若患者术后无生育要求，可选择放置左炔诺孕酮宫内释放系统，其对预防子宫内膜异位症疼痛复发风险效果与 GnRH-a 类似，该系统一经置入可持续发挥作用5年，目前不失为一个较好的长期管理方式。对于生育期女性，保守手术较为常见，但术后存在高复发风险，因此，掌握手术适应证，强调术后预防复发，努力争取个体化治疗，避免重复性手术，进行科学有效的随访、评估和管理是今后研究的重点。

病例点评

（1）子宫内膜异位症是育龄期女性常见病、疑难病，作为一种慢性疾病，具有迁延难愈的特点。对于生育年龄女性，保守手术后复发风险高，因此，术后对复发的预防干预尤为重要，要坚持长期管理原则。

（2）子宫内膜异位症虽是一种良性妇科疾病，但具有恶性行为，并增加卵巢癌风险，尤其是透明细胞癌和子宫内膜样癌。临床工作中要识别子宫内膜异位症恶变的高危因素，掌握好手术指征，选择合理的术式，分年龄阶段管理，重视术后的长期综合治疗。

（刘　超　刘　芸）

043 功能失调性子宫出血一例

病历摘要

患者，女，25 岁，因"月经稀发 6 年，阴道出血 10 天"于 2018 年 4 月 10 日入院。患者 6 年前出现月经周期较前延长，为 30~90 天。经量减少，经期缩短为 2~3 天，未诊治；10 天前月经来潮，量为既往月经量 2~3 倍，伴血块，就诊于我院急诊，查白细胞 22.25×10^9/L，血红蛋白 64g/L，急诊入院。患者自发病以来，精神、饮食、睡眠可，大小便正常，体重无明显变化。

【既往史】2012 年于北大医学院行肾脏穿刺诊断为 IgA 肾病。1 个月前因血清肌酐升高，病情加重，行透析治疗，自诉既往白细胞在（16~18）$\times 10^9$/L，无不适。高血压病史 6 年，既往口服硝苯地平控释片 30mg（每日 1 次）调节血压，2 个月前给予调整药物为硝苯地平控释片 30mg（每日 2 次）控制血压，自诉自测血压 130/60~70mmHg。

【入院查体】体温 37.5℃，脉搏 122 次/分，呼吸 22 次/分，血压 179/107mmHg，身高 158cm，体重 80kg；发育正常，贫血貌，心肺听诊未及异常。妇科检查：阴毛分布正常，皮肤表面可见多发疖肿，其中数个表面破溃。阴道口可见少量血性分泌物。肛诊见子宫正常大小，子宫体压痛阳性。双侧附件未触及异常包块，压痛阳性。

【辅助检查】血常规（2018 年 4 月 10 日）：白细胞数 22.25×10^9/L，中性粒细胞 70.0%，血红蛋白 64g/L，血小板 369×10^9/L。生化（2018 年 4 月 10 日）：钾 4.14mmol/L，谷丙转氨酶 8U/L，天

门冬氨酸氨基转移酶（AST）9.1U/L，尿素氮35.91mmol/L，肌酐1070.6μmol/L，白蛋白29.1g/L。凝血功能（2018年4月10日）：血浆凝血酶原时间（PT）10.8秒，活化部分凝血活酶时间（APTT）22.6秒，空腹血糖（FBG）8.10g/L，尿纤维蛋白降解产物（FDP）5.3mg/L，D-二聚体1.5mg/L。性激素六项（2018年4月13日）：雌二醇（E_2）70pg/ml，孕酮（P）0.77ng/ml，催乳素（PRL）20.07ng/ml，垂体促卵泡素（FSH）4.72mIU/ml，促黄体生成素（LH）10.75mIU/ml，促甲状腺激素（TSH）33.44ng/dl；妇科B超（2018年4月17日，我院）：提示子宫内膜厚0.7cm，余未见明显异常。

【入院诊断】异常子宫出血，肾功能不全（尿毒症期），贫血（中度），IgA肾病，高血压，肥胖症。

【诊疗经过】入院后阴道出血减少为每日3片日用卫生巾，可渗透。给予输红细胞2U、纠酸、抗生素及对症治疗。于4月11日（次日）因血清肌酐（Cr）1075.3μmol/L，伴胸憋、不能平卧，考虑患者慢性肾功能不全（尿毒症期），心功能不全，紧急行肾替代治疗转入ICU。入ICU后给予深静脉穿刺置管规律血滤治疗（每周3次），血清Cr维持在700μmol/L左右。并给予相应降压、输血对症治疗，血红蛋白维持在70g/L。因体温波动37.0～38.0℃，血象波动在（20～28）×10^9/L，胸片示左下肺炎，考虑"肺部感染"给予注射用头孢哌酮钠舒巴坦钠1.5g q12h抗感染治疗。患者经过规律肾替代治疗后，血象下降，波动在（14～18）×10^9/L。连续应用抗生素2周后体温下降至正常，子宫无压痛，病情稳定后转入二级医院行肾替代治疗。

【出院诊断】IgA肾病：慢性肾功能不全（尿毒症期）、急性左心功能不全、心功能Ⅱ级（Killp分级）、肾性贫血（中度）、肺炎，排卵功能障碍性异常子宫出血，脂肪肝，高血压 3 级（高危），肥胖症。

 病例分析

排卵功能障碍性异常子宫出血（既往称为功能失调性子宫出血）多由于下丘脑－垂体－卵巢轴发育成熟不全或延迟，在下丘脑－垂体与卵巢之间尚未建立起完善的反馈调节机制，在垂体促卵泡素和黄体生成素的作用下，卵泡发育分泌雌激素，但雌激素对下丘脑正反馈应尚不能形成正常月经周期中 FSH 和 LH 高峰，因而卵巢中虽有卵泡发育但不能排卵。肥胖患者容易发生排卵障碍，引发月经不规律甚至功能失调性子宫出血。

药物治疗：

（1）一般患者体质往往较差，应加强营养，改善全身情况，可补充铁剂、维生素 C 和蛋白质，贫血严重者尚需输血。出血期间避免过度疲劳和剧烈运动，保证充分的休息。流血时间长者给予抗生素预防感染，适当应用凝血药物以减少出血量。

（2）药物治疗中内分泌治疗有效，但对不同年龄的对象应采取不同方法。青春期少女以止血、调整周期、促使卵巢排卵为主进行治疗。具体方法有：①止血：对大量出血患者，要求在性激素治疗 6 小时内见效，24 时内出血基本停止，若 96 小时以上仍不止血，应考虑有器质性病变存在。可以根据患者情况选择雌激素、孕激素、雄激素和止血药物等。②调整月经周期：使用性激素控制流血量并形成周期是治疗中的一项过渡措施，一方面暂时抑制患者本身的下丘脑－垂体－卵巢轴，使其能恢复正常月经的分泌调节；另一方面直接作用于生殖器官，使子宫内膜发生周期性变化，并按预期时间脱落，控制出血量。一般连续用药 3 个周期。在此过程中务必积极纠正贫血，加强营养，以改善体质。③促进排卵：适用于青春期功血和育龄期功血尤其不孕患者。

正常情况下，肾脏对抗生素的清除率几乎与肾小球滤过率一致，肾小球滤过功能降低时，即使使用常规剂量的抗生素也会产生严重的毒副作用。因此，临床在应用抗生素之前，必须对肾功能做出正确评估。常用抗生素大多数都有不同程度的肾毒性，主要通过对肾脏的直接毒性作用或过敏反应造成损伤。由于抗生素引起的急、慢性肾脏损伤临床非常常见，其可为一过性，也可为永久性。抗生素按肾毒性程度的强弱可分为：①重度肾毒性抗生素，如新霉素；②中度肾毒性抗生素，如氨基糖苷类抗生素（庆大霉素、卡那霉素、丁胺卡那霉素、妥布霉素和链霉素）、多黏菌素、万古霉素、四环霉素和磺胺类；③轻度肾毒性抗生素，如青霉素 G、新青霉素Ⅰ、新青霉素Ⅱ、氨苄青霉素、羧苄青霉素、先锋霉素Ⅳ、先锋霉素Ⅴ和先锋霉素Ⅵ。充分了解抗生素对肾脏的损伤特点，采用相应的防治措施如多饮水、碱化尿液、增加血容量和纠正电解质紊乱等，有助于临床抗生素的安全有效使用。肾功能不全对抗生素代谢的影响：慢性肾衰竭时，许多因素（如恶心、呕吐、糖尿病、胃轻瘫，以及胃肠道水肿或者尿毒症性胃肠炎等）都可导致抗生素的吸收减少或延缓，为保证治疗效果，酌情调整剂量或改变给药途径。同时肾功能不全时对抗生素的清除率降低，容易出现药物在体液和组织中的蓄积，延长药物作用时间，可能引起各组织和器官的损伤，需酌情延长给药间隔。按照肾功能减退程度调整药物剂量，做到个体化用药。肾功能不全时的给药方案应首先准确评价肾功能，确定给药的负荷量和维持量，通常首次剂量可用负荷量，以后减少剂量。

笔记

由于肾功能不全导致的激素不能及时灭活、代谢产物不能及时排泄而对机体尤其是性腺轴功能的影响，导致卵巢排卵障碍，血浆催乳素、雌激素升高，且常伴有糖尿病、高血压等合并症，均为子宫内膜病变发生的高危因素。对子宫内膜组织的直接影响导致子宫内膜病变的发生，子宫内膜病变的发生与肾功能不全的持续时间及程度相关，因此，对肾功能不全患者，要积极血液透析、肾移植，同时要警惕子宫内膜的病变的发生。

🔳 病例点评

（1）该患者体形肥胖，胰岛素抵抗导致子宫内膜增生，合并肾功能不全引起的凝血功能障碍，导致功能失调性子宫出血，肥胖合并慢性肾功能不全（尿毒症期）急性发作，在未用任何激素类药物后血自然停止，属幸运。

（2）排卵障碍性异常子宫出血，和肥胖、高血压互为因果。如果肥胖、高血压不纠正，必将再次出现不规则出血，应监测月经情况，必要时周期应用黄体酮撤退性出血，甚至行宫腔镜检查。

（3）患者肾功能不全，应充分考虑到肾脏疾病对性腺轴和凝血功能的影响，进而影响月经。该患者目前凝血功能未见异常，但仍应警惕全身疾病对月经的影响。

（陈 瑛 甄 敏 肖 漪 朱嘉琦）

笔记

044. 颅咽管瘤一例

病历摘要

患者，女，14岁，因"矮小、发育迟缓"就诊。自幼身高一直较同龄人高，至9岁在平均身高水平，10岁即开始生长缓慢，低于正常年龄。为早产儿（具体孕周不详），出生体重2~2.5kg，查染色体46XX，骨龄小于实际年龄。激素：催乳素（PRL）45ng/ml（升高），雌二醇（E_2）22pg/ml，孕酮（P）0.6ng/ml，瘦素（leptin）17.66ng/ml（16.4~10.91ng/ml，升高），类胰岛素一号增长因子（IGF-1）123.199ng/ml（下降，生长激素缺乏症和特发性矮小症均降低，生长激素缺乏症下降较明显），行可乐宁激发试验、精氨酸激发试验、LHRH激发试验，考虑诊断为儿童生长激素缺乏症，建议参加下丘脑性矮小症的治疗，但患者未参加，未治疗。15岁时未行经，仍矮小，外院就诊，头颅MRI提示颅咽管瘤可能性大，建议手术治疗，家属选择经单鼻孔蝶窦入路肿瘤切除术，术后病理回报：见垂体组织，部分细胞增生，未立即复查MRI。16岁时复查MRI发现与术前基本相似的占位病变，考虑手术失败或复发不除外。内分泌科就诊，因生长激素可使肿瘤生长，不建议使用，观察随诊。患者17岁时未行经，矮小，骨龄13岁，建议生长激素治疗，顾虑生长激素刺激肿瘤生长，未治疗。19岁时仍未行经，建议妇科激素替代，拒绝。20岁因车祸多发骨折。21岁开始人工周期治疗，用数月替勃龙片，后改用戊酸雌二醇片/雌二醇环丙孕酮片复合包装，雌激素撤血试验(+)，持续至今。23岁时身高146cm，体重44kg，测骨密度骨量减少，加补钙治疗。

【辅助检查】14 岁时检查结果：①激素：PRL 45ng/ml（升高），E_2 22pg/ml，P 0.6ng/ml，瘦素（leptin）17.66ng/ml（升高），IGF-1 123.199ng/ml（降低）。②盆腔超声：子宫大小为 1.5cm×0.9cm×1.2cm，左侧卵巢大小为 1.4cm×1.0cm×1.3cm，右侧卵巢大小为 1.4cm×1.0cm×0.8cm；③头颅侧位片未见异常。可乐宁激发试验、精氨酸激发试验、LHRH 激发试验结果如表2-2至表2-4所示。

表2-2 可乐宁激发试验结果

服药时间（分钟）	结果（ng/ml）
0	0.682
30	0.407
60	0.478
90	0.913

表2-3 精氨酸激发试验结果

服药时间（分钟）	结果（ng/ml）
0	0.417
30	0.501
60	0.430
90	0.363

表2-4 LHRH 激发试验

服药时间（分钟）	结果	
	FSH（U/L）	LH（U/L）
0	3.73	1.06
30	6.56	3.93
60	7.37	3.84
90	10.13	3.40

注：LH<5IU/L，下丘脑-垂体并未提前激活。

15 岁时检查结果：①头颅 MRI：鞍区 1.3cm×1.2cm×1.0cm 占位，鞍区占位 9.7mm，颅咽管瘤可能性大。②激素：PRL 63.25ng/ml（升高），E_2 22.13pmol/L，P 0.6ng/ml，LH 2.5IU/L，FSH 5.78U/L。

16 岁时检查结果：①激素：PRL 1ng/ml，E_2 18pg/ml，LH 1.08mIU/ml，FSH 7.17mIU/ml，IGF-1 99.9ng/ml（降低）（正常值：150～350ng/ml）。②甲状腺功能正常。

17 岁时检查结果：①盆腔超声：子宫大小为 3.2cm×1.4cm×0.8cm，左侧卵巢大小为 1.9cm×0.7cm×0.9cm，右侧卵巢大小为 1.7cm×0.8cm×1.0cm。②激素：PRL 未测，E_2 19pg/ml，LH 2.68mIU/ml，FSH 6.23mIU/ml。③甲状腺功能正常。④骨龄 13 岁。

19 岁时检查结果：①激素：PRL 2.41ng/ml，E_2 11pg/ml，LH 3.16mIU/ml，FSH 6.12mIU/ml。②盆腔超声：子宫大小为 1.7cm×0.9cm×1.6cm，左侧卵巢大小为 2.0cm×0.9cm×1.6cm，右侧卵巢大小为 1.6cm×0.9cm×1.4cm。

21 岁时检查结果：①MRI：颅咽管瘤术后，1.3cm×1.4cm，垂体柄右偏。②骨龄 16 岁。③甲状腺功能正常。④激素：FSH 6.8IU/L，LH 3.93IU/L，$E_2$12pg/ml，PRL 4.36ng/ml。

23 岁时检查结果：①激素：FSH 7.03IU/L，LH 5.79IU/L，PRL 2.83ng/ml，孕酮 0.55ng/ml，$E_2$57pg/ml，睾酮 48ng/ml。②甲状腺功能正常。③骨密度：骨量减少。

【诊断】颅咽管瘤。

病例分析

颅咽管瘤是由外胚叶形成的颅咽管残余的上皮细胞发展起来的

笔记

271

一种常见的胚胎残余组织肿瘤，为颅内最常见的先天性肿瘤，好发于儿童，成年人较少见，好发于鞍上。该病虽可发生在任何年龄，但大部分病例发生在 15 岁以下。大多数颅咽管瘤呈间歇性生长，故总体上看肿瘤生长较慢，其症状发展也慢；颅咽管瘤因压迫腺垂体使其分泌的生长激素、促甲状腺激素、促肾上腺皮质激素及促性腺激素（Gn）明显减少，表现为生长发育迟缓、皮肤干燥及第二性征不发育等。因压迫下视丘可有嗜睡、尿崩症、脂肪代谢障碍（多为向心性肥胖，少数可高度营养不良而呈恶病质）、体温调节障碍（体温低于正常者多）等。普通实验室检查无特殊。内分泌功能检查多数患者可出现糖耐量曲线低平或下降延迟，血 T_3、T_4、FSH、LH、GH 等各种激素下降。少数表现为腺垂体功能亢进，大多数表现为程度不等的腺垂体及相应靶腺功能减退。一般来说，MRI 在显示肿瘤的结构及其与邻近脑组织（如视交叉）的关系方面优先于 CT，但不能像 CT 那样显示钙化灶。

颅咽管瘤的治疗：由于肿瘤对周围重要结构的浸润压迫及手术可能产生的影响，术前及术后均要检查下丘脑—垂体轴、肾上腺功能及水、电解质平衡等。治疗原则：能够完全切除的肿瘤应尽量完整切除；体积大的肿瘤或与周围组织粘连严重时可做部分切除，术后辅以局部放射治疗。

病例点评

（1）该患者原发性闭经，颅咽管瘤已经压迫垂体，使其垂体功能受损，包括生长激素分泌受损，影响身高。

（2）患者小时候选择手术治疗失败，未再选择手术治疗，给予激素替代疗法，因 Gn 可使肿瘤生长，不建议使用，观察随诊。患者 17 岁时未行经，矮小，骨龄 13 岁，建议 Gn 治疗，但担心生长激素刺激肿瘤生长，未治疗，导致身高矮小（146cm）。

（3）治疗方式需要长期激素替代治疗。待患者有生育要求时可以 Gn 促排卵助孕。

（陈　瑛　甄　敏　肖　漪　朱嘉琦）

笔记

045 原发性闭经一例

病历摘要

患者，女，17岁，因"矮小、未行经"就诊。其母孕期平顺，生产顺利。8岁前身高正常发育，8岁之后较正常同龄儿童矮小，智力正常。11岁时曾因矮小于北京儿童医院检查，测骨龄11岁相当于6～7岁，双侧乳腺区未见乳核及乳腺组织发育。GH激发试验（2004年9月9日，北京儿童医院）0分钟0.15ng/ml（正常值：0.06～5.00ng/ml），30分钟0.20ng/ml，60分钟0.14ng/ml，90分钟0.26ng/ml，120分钟0.31ng/ml。建议生长激素治疗，家长未同意。13岁复诊再次建议生长激素，患者拒绝。

【入院查体】发育外观正常，无明显唇上胡须，汗毛轻，乳房发育Ⅰ级，腋窝无明显毛发。妇科检查：外阴发育差，无性毛，基本无大阴唇，小阴唇短小，前庭可见尿道口，后可见一入口，无明显处女膜，棉签可入1cm，顶端为盲端。肛查：未触及明显宫颈及宫体，双侧附件区未触及明显包块。

【辅助检查】B超（2010年11月19日）：未见子宫样回声，左侧卵巢长约2.3cm，右侧卵巢长约2.4cm。性激素六项（2011年5月11日）：PRL 11.7ng/ml，E_2 22pmol/L，P 0ng/ml，LH 0.2mIU/ml，FSH 1.01mIU/ml，TSH 1ng/dl。血清硫酸脱氢表雄酮（DHEA－S）6.3ng/ml。染色体：46XX。血浆皮质醇：上午8点1.42ng/dl；下午4点2.05ng/dl。甲状腺功能：FT_3正常，FT_4 0.42ng/dl（减低），TSH 8.88μIU/ml（正常值：0.53～6.05μIU/ml）。

【诊断】原发性闭经46XX（垂体性？），先天性无子宫，甲状腺功能低减。

【治疗】戊酸雌二醇片 2mg qd，钙尔奇 D 片 1 片 qd，甲状腺素片 50mg qd。

病例分析

　　闭经是妇产科的一种常见症状。按既往有无月经来潮，闭经分为原发性和继发性两类。原发性闭经指年龄超过 14 岁，第二性征未发育；或年龄超过 16 岁，第二性征已发育，但月经尚未来潮者。原发性闭经多为先天性发育缺陷或遗传异常所致。按生殖轴病变部位分类，闭经可分为下生殖道及子宫性闭经、卵巢性闭经、垂体前叶性闭经、下丘脑性闭经。按 WHO 分类，闭经可分为 I 型、II 型、III 型。按第二性征发育情况，闭经可分为第二性征存在、第二性征缺乏两类。按导致闭经病变性质分类，闭经有先天性、内分泌紊乱、肿瘤、损伤性、感染性及全身因素性闭经。此外，闭经还分生理性闭经和病理性闭经，以及真性闭经和隐性闭经。

　　原发性闭经应该与青春期延迟相鉴别。当青春期发育比正常人群性征初现的年龄晚 2.5 个标准差时，称青春期延迟。在女性通常指 13 岁以后仍未出现乳房发育，或 15 岁时仍无月经初潮，或乳房发育后 5 年仍无月经初潮。如果到 17 岁仍无第二性征发育，则应警惕可能存在疾病，不应仅认为是青春期生理性延迟。从上述概念可见，原发性闭经是以月经来潮为界定指标，而青春期延迟是以青春期发育包括第二性征发育为界定指标，是特定的年龄段内的一种异常状态。

　　原发性闭经只是一种异常的临床症状，而非临床病因诊断。原发性闭经病因非常复杂，应了解原发性闭经的病因，寻找病因，进

笔记

行病因治疗，方能取得较好的效果。原发性闭经的治疗决策包括：治疗时机的确定、治疗方案和治疗方法的选择。治疗目的应不仅针对病因，还应针对闭经对青春期少女生长发育和生殖健康以下几方面的影响：①身心健康的精神心理问题；②最终身高和性发育幼稚；③对有内源性雌激素的闭经患者的子宫内膜保护。原发性闭经患者到了生育年龄有生育要求时，可根据闭经的不同分型采用不同的药物诱发排卵及辅助生殖的治疗。世界卫生组织（WHO）将闭经归纳为3型：Ⅰ型为无内源性雌激素产生，FSH 水平正常或低下，PRL 正常水平；Ⅱ型为有内源性雌激素产生，FSH 及 PRL 水平正常；Ⅲ型为 FSH 升高，提示卵巢功能衰竭。对于中枢性性腺功能低落的Ⅰ型闭经患者，在采用雌激素治疗促进生殖器官发育，子宫内膜已获得对雌、孕激素的反应后，可采用尿促性素（HMG）联合绒促性素（hCG）促进卵泡发育及诱发排卵。由于可能导致卵巢过度刺激综合征，严重者可危及生命，故使用促性腺激素诱发排卵必须由有经验的医生在有 B 超和激素水平监测的条件下用药。对于Ⅱ型闭经患者，由于患者体内有一定内源性雌激素，可首选枸橼酸氯米芬作为促排卵药物。对于Ⅲ型闭经患者，由于其卵巢功能衰竭，采用促排卵药物治疗多无效。对于有生育要求，诱发排卵后未成功妊娠，或合并输卵管问题的闭经患者或男方因素不育者可采用辅助生殖技术治疗。

原发性闭经可见于子宫发育不全或缺如等先天性生殖道发育异常、先天性卵巢发育不全或缺如，原发性垂体促性腺功能低下及先天性肾上腺皮质增生等疾病，少数应除外下生殖道闭锁引起的假性闭经。检查项目包括：

（1）妇科检查：注意外阴发育和阴道发育情况，有无阴蒂肥大，阴道、处女膜有无梗阻、畸形、萎缩，子宫有无及大小，卵巢是否增大。

（2）全身检查：注意一般发育及营养状况、精神神经类型、智力水平、有无躯体畸形。必要时测量身高、体重、指距及第二性特征发育情况，有无肥胖、多毛、溢乳等。

（3）卵巢功能检查：①阴道黏液结晶检查，了解雌激素水平；②宫颈黏液结晶检查，了解雌激素水平及有无孕激素影响；③基础体温测定，了解有无排卵及黄体功能；④雌孕激素水平测定，了解卵巢功能。

（4）子宫检查：①宫腔镜检查，了解宫腔深度、宽度、形态有无畸形，宫腔有无粘连，取内膜检查有无病理改变；②腹腔镜检查，直视子宫及性腺外观，除外先天发育异常，必要时取卵巢活检；③子宫输卵管碘油造影，了解宫腔形态，有无畸形，输卵管是否通畅，除外结核病；④药物试验检查，孕激素和雌激素试验，观察子宫内膜有无反应。内分泌治疗方法是重要的治疗方法之一，需要长期应用。

病例点评

（1）该患者为原发性闭经，诊断（垂体性＋先天性无子宫）明确并合并甲状腺功能低下。

（2）长期雌激素治疗和甲状腺激素治疗，维持第二性征、骨量和心血管保护作用及甲状腺功能。

（3）患者成年有生育要求可以促排卵，但因为无子宫无法受孕。

（陈　瑛　甄　敏　肖　漪　朱嘉琦）

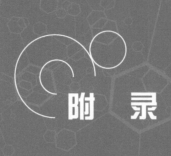

附　录

首都医科大学附属北京友谊医院简介

　　首都医科大学附属北京友谊医院始建于1952年，原名为北京苏联红十字医院，是新中国成立后，在苏联政府和苏联红十字会援助下，由党和政府建立的第一所大型医院。1954年位于西城区的新院址落成时，毛泽东、周恩来、刘少奇、朱德等老一辈革命家为医院亲笔题词。毛泽东主席特别题词"减少人民的疾病，提高人民的健康水平"。

　　1957年3月，苏联政府将医院正式移交我国政府，周恩来总理亲自来院参加了移交仪式。1970年，周总理亲自为医院命名为"北京友谊医院"。

　　德高望重的老一辈医学专家为北京友谊医院的创建和发展做出了无私的奉献，包括钟惠澜教授，中国科学院生物学部委员，我国第一位热带病学家；王宝恩教授，第一个在国际上提出并首先证明了早期肝硬化的可逆性；李桓英研究员，著名麻风病防治专家，获国家科技进步一等奖；祝寿河教授，儿科专家，第一个提出654 – 2可以改善病儿微循环功能障碍；于惠元教授，施行了我国第一例人体亲属肾移植手术。

目前，首都医科大学附属北京友谊医院是集医疗、教学、科研、预防和保健为一体的北京市属三级甲等综合医院，是首都医科大学第二临床医学院。医院设有西城院区和通州院区，其中通州院区位于北京城市副中心。拥有硕士培养点31个、博士培养点27个。研究生导师137名；教授、副教授近140名。近60名教授在中华医学会各专业学会、北京分会及国家级杂志担任副主委以上职务。

医院综合优势明显，专业特色突出，共有临床医技科室54个。胃肠、食管、肝胆、胰腺疾病诊治，肝移植，泌尿系统疾病诊治，肾移植，血液净化，热带病、寄生虫及中西医结合诊治是医院的专业特色。消化内科、临床护理、地方病（热带医学）、普通外科、重症医学科、检验科、病理科、老年医学等临床医学专业获批国家临床重点专科项目，医院设有北京市临床医学研究所、北京热带医学研究所、北京市中西医结合研究所和北京市卫生局泌尿外科研究所，拥有消化疾病癌前病变、热带病防治研究、肝硬化转化医学、移植耐受与器官保护4个北京市重点实验室。

建院以来，医院得到了各级党委和政府的支持鼓励与悉心指导，也牢记着党和政府及人民群众的殷切希望与盈盈嘱托。在"仁爱博精"的院训精神指引下，医院始终坚持"全心全意为患者服务"，服务首都，辐射全国，大力加强人才队伍建设和医院文化建设，努力使病人信任、职工满意、政府放心。

首都医科大学附属北京友谊医院妇科简介

　　首都医科大学附属北京友谊医院妇科作为建院伊始的重点科室，多年来致力于女性健康及疾病诊治，在国内率先开展了宫颈癌筛查及宫颈疾病联合诊治、腹腔镜手术、阴式手术，近年来更是秉承靳家玉等老一辈妇产科专家的严谨求实的工作作风，大力开展妇科微创手术，全方位推进妇科新技术、新理念的临床应用，更于2018年获得北京市医管局第一批北京市临床重点专科项目资助，在妇科恶性肿瘤、子宫内膜异位症、盆底功能障碍性疾病等疑难复杂病例的诊疗中取得了长足的进步。

　　友谊医院妇科包括妇科微创诊疗中心、日间宫腔镜一站式服务中心、盆底功能障碍性疾病诊疗中心、子宫内膜异位症诊疗中心、妇科内分泌特色门诊、不孕症特色门诊，充分利用综合医院多学科诊疗优势形成具有友谊医院特色的妇科诊疗体系。更于2019年12月获批亚太地区妇科内镜培训基地，为妇科内镜医师培训搭建了长期成长的平台。随着科学技术的发展以及对医学的不断探索发现，希望我们继续以仁心仁术、以仁爱之心治疗患者，以广博的知识作为诊疗的基础，以博大的胸怀去带动妇科同道，与时俱进以精湛的医术为患者带来希望，以精准医疗作为我们的妇科的前进方向。秉持友谊医院"仁爱博精"的院训，在新医学时代赋予它新的含义！